堅持到底

真愛永遠沒有看破的一天

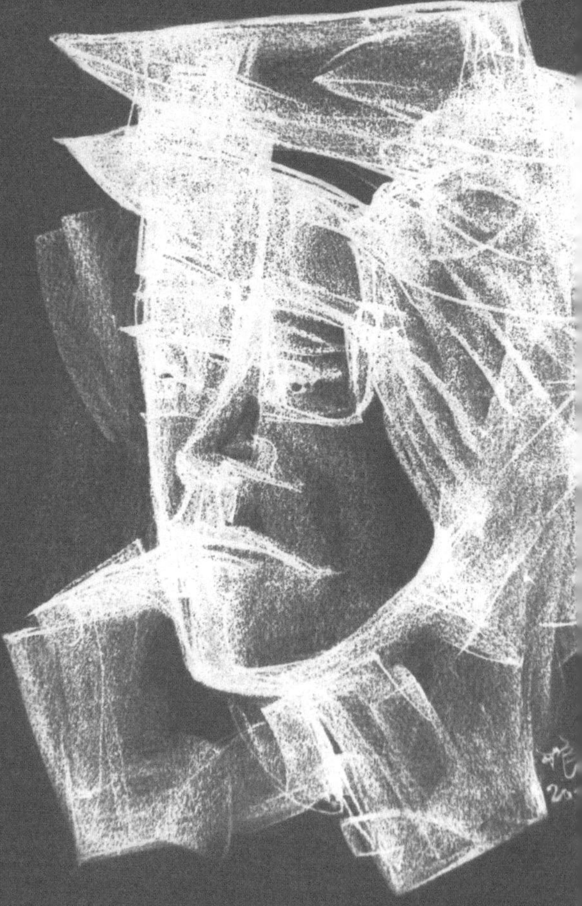

陳永興——口述

曾秋美 黃一城——紀錄整理

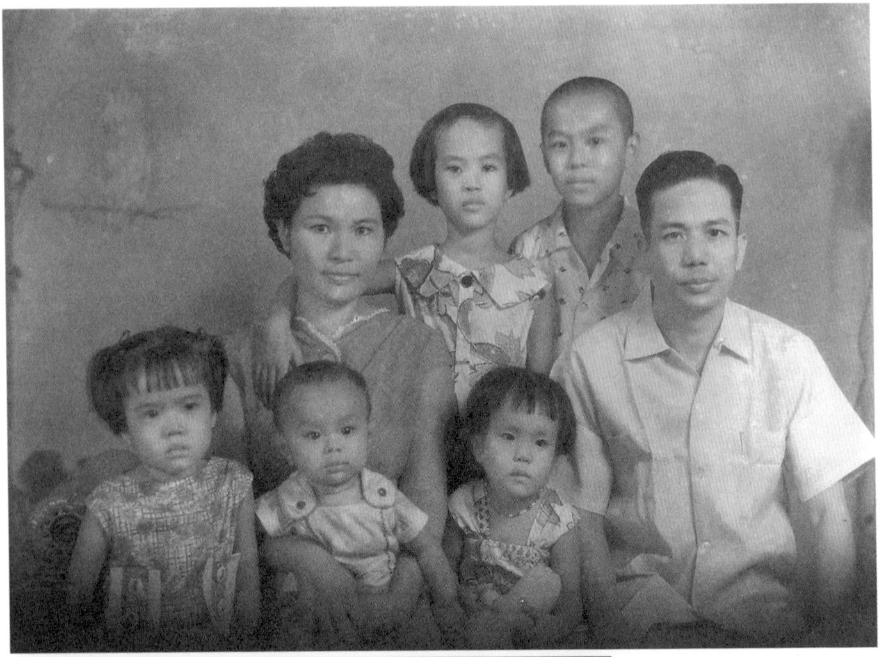

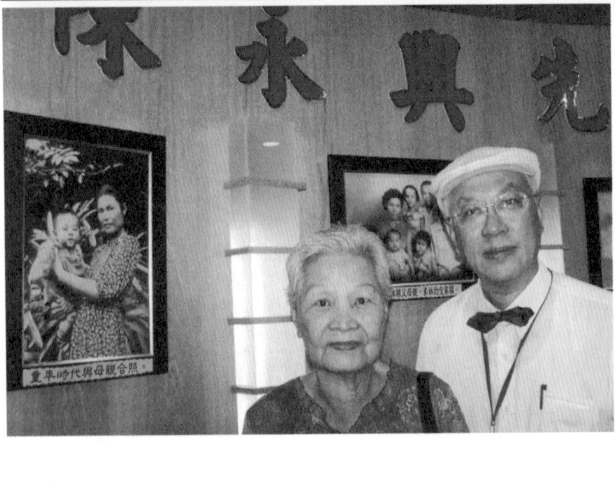

上：與父母、兄弟姊妹合影。

下：與母親陳蘇秀金合影。

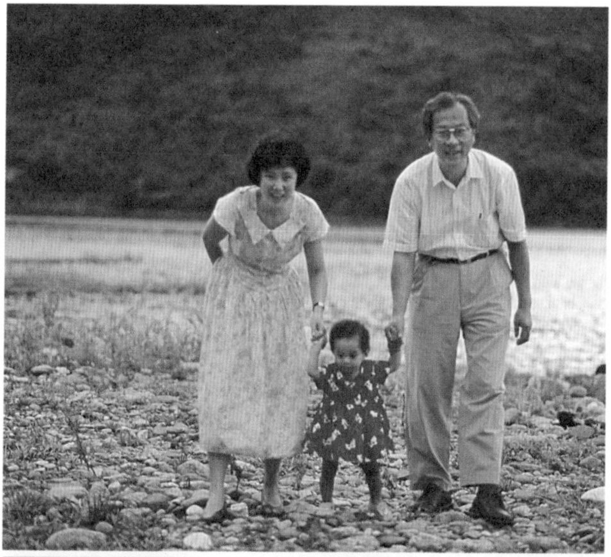

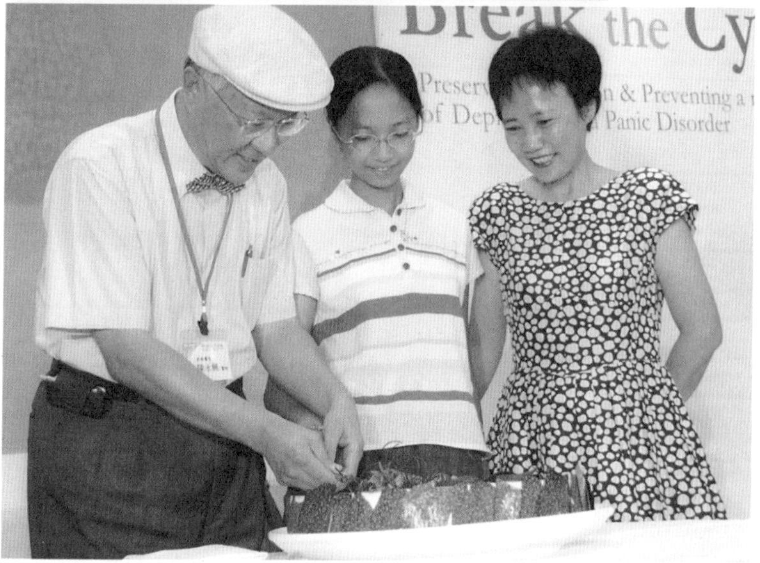

上：陳永興全家於花蓮鯉魚潭留影。

下：陳永興醫師全家合影。

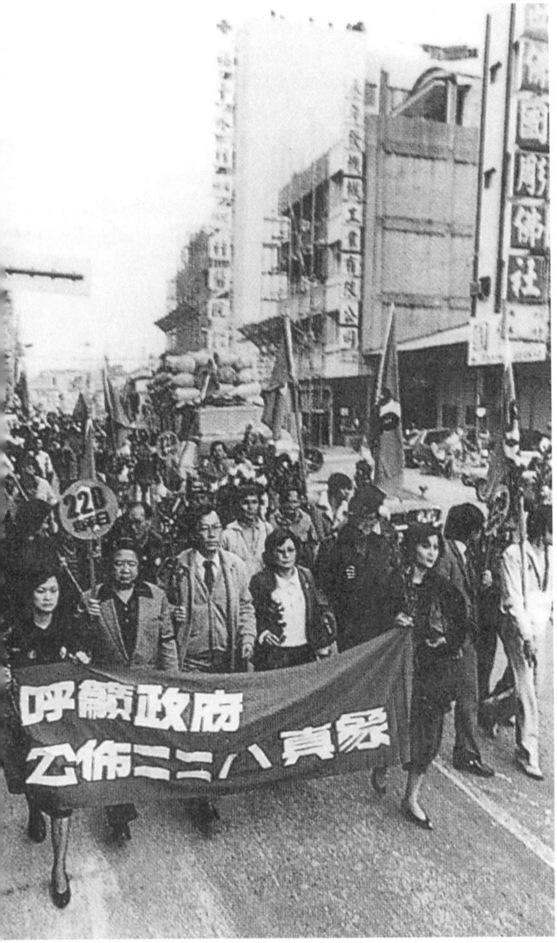
呼籲政府
公佈二二八真象

左：二二八紀念遊行突破禁忌。

右：二二八公義和平運動演講。

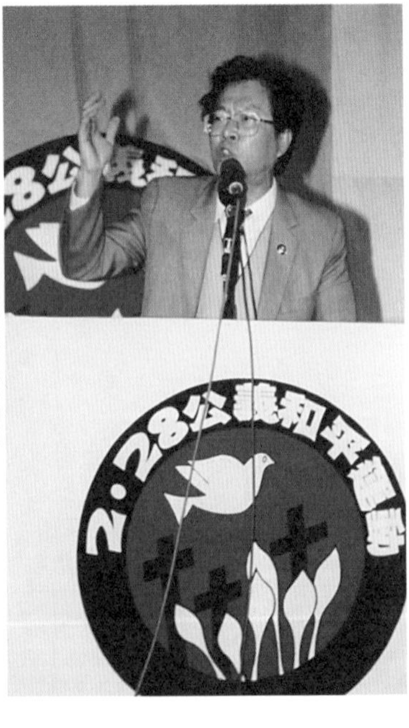
2·28公義和平運動

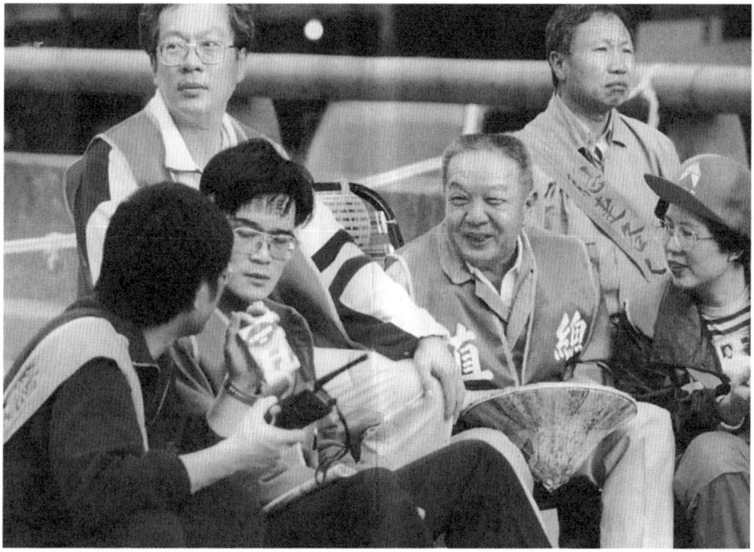

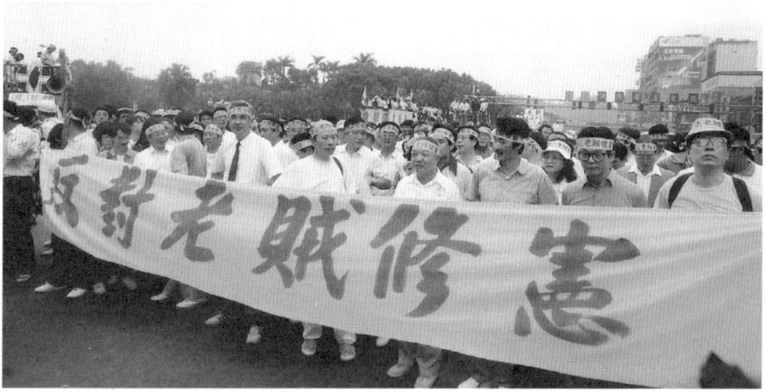

上：與黃信介（右三）發起總統直選靜坐於台北火車站。

下：與黃信介等人參與群眾運動，反對老賊修憲。

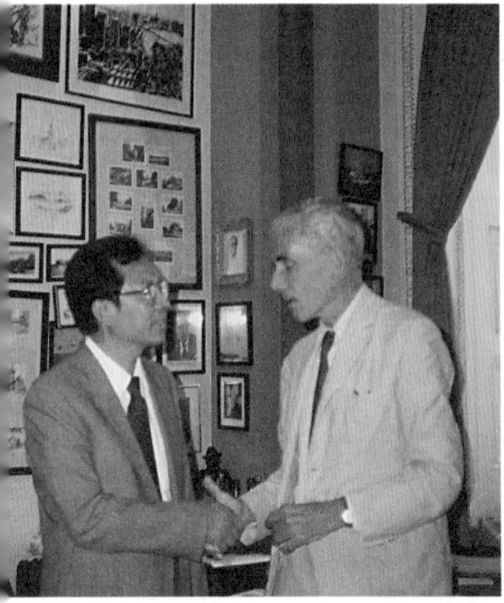

左：拜訪美國國會眾議員索拉茲（中間）。

右：拜訪美國國會參議員斐爾。

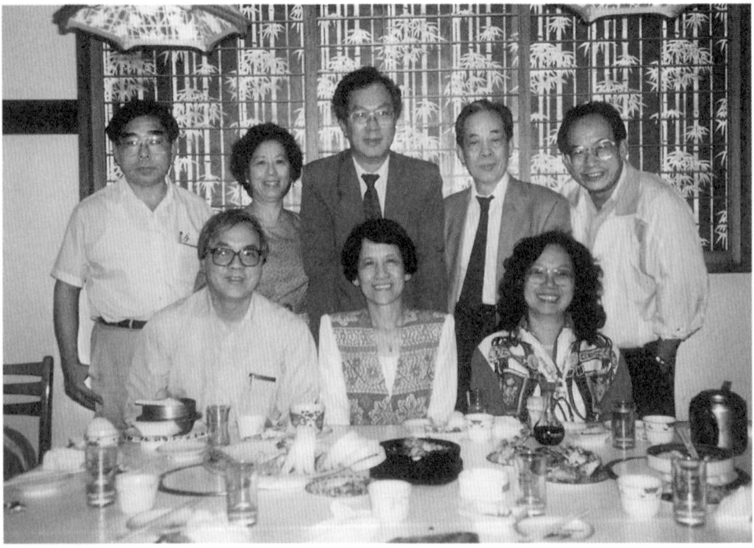

與黃昭淵教授（後：左一）、張富美教授（前：中間）、廖述宗教授（後：右二）等人合影。

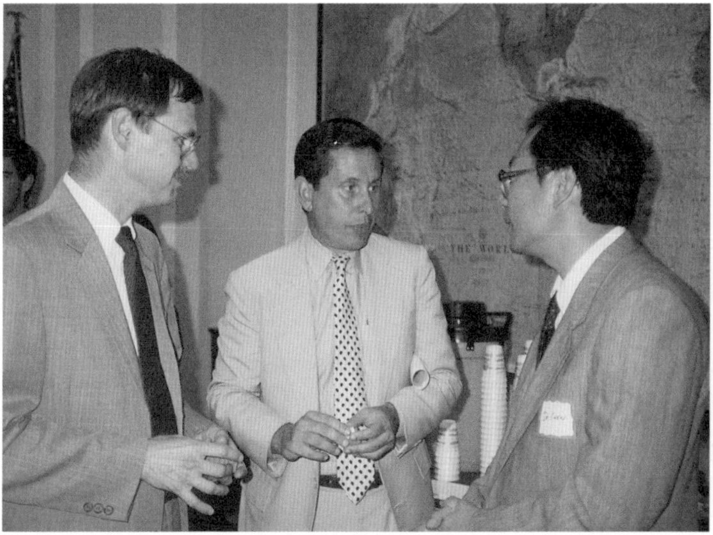

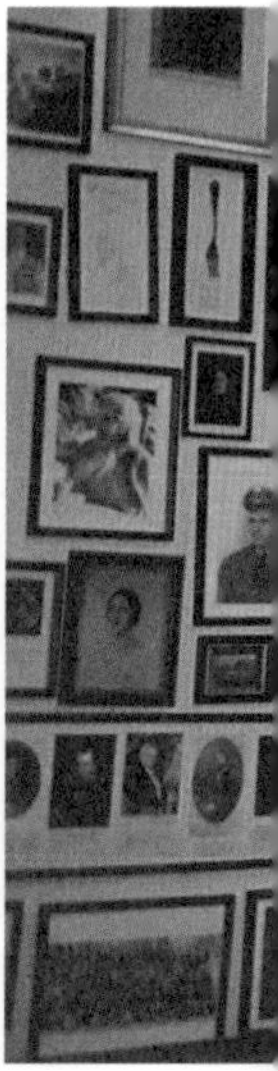

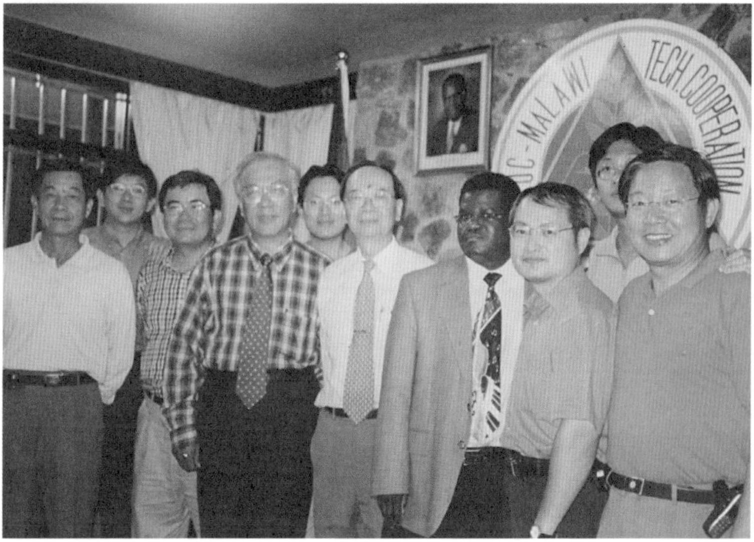

前往非洲馬拉威支援人道醫療。

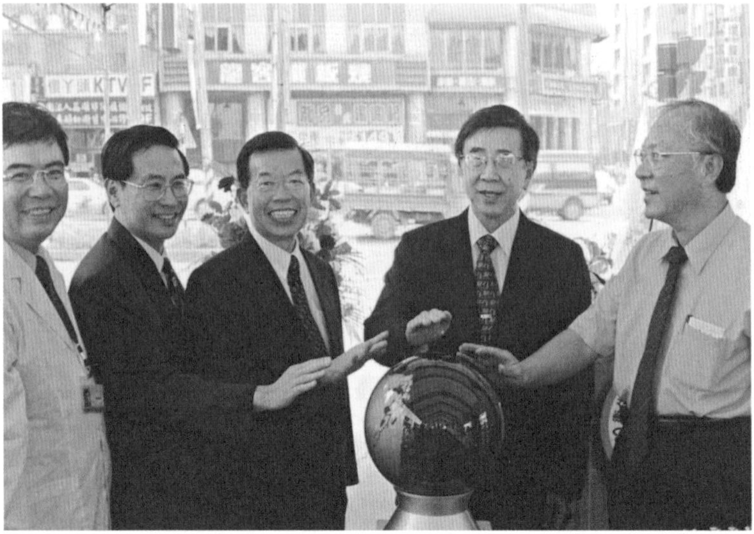

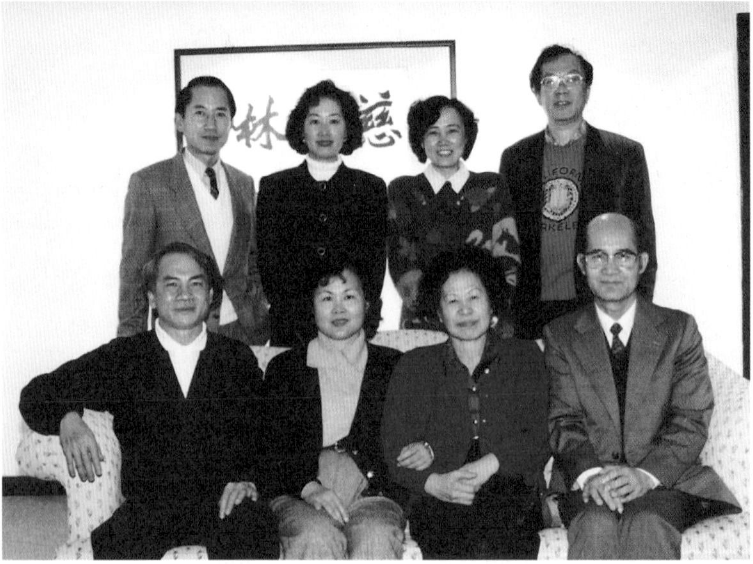

上：與謝長廷市長、李明亮署長（右二）攝於高雄。

下：與高俊明牧師夫婦（前：右一、右二）、林義雄夫婦（前：左一、左二）、劉祥仁醫師夫婦（後：左一、左二）合影。

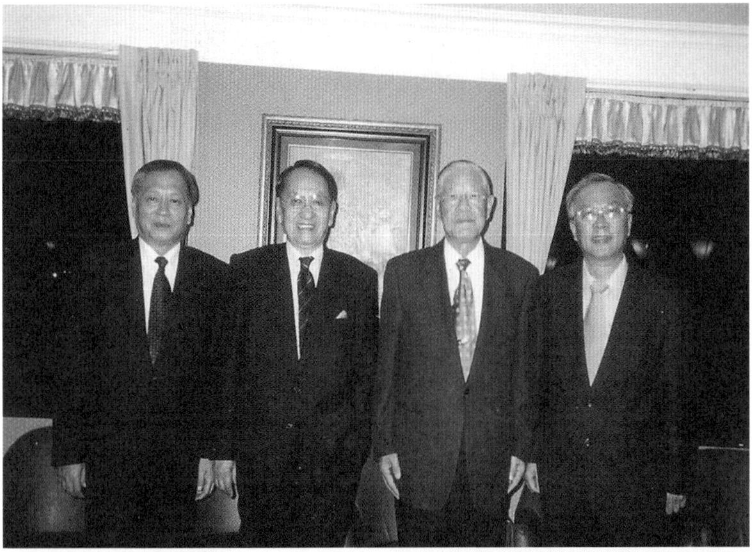

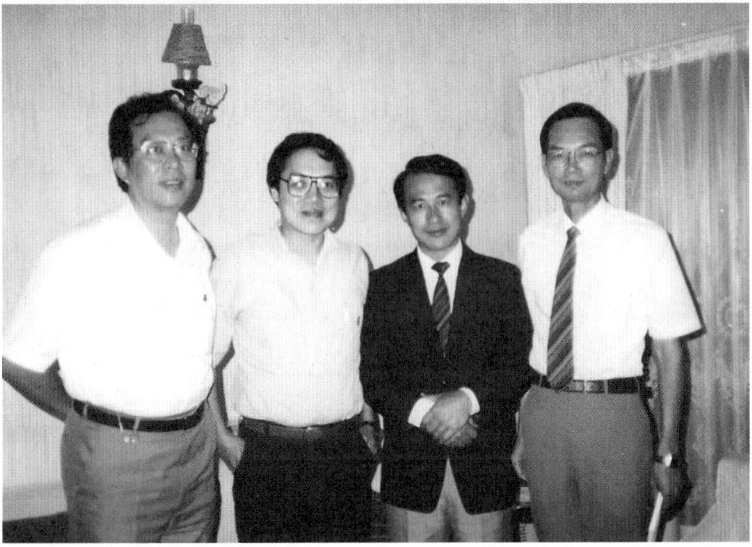

上：與李登輝總統、林誠一董事長（左一）、彭明敏教授（左二）為民主台灣共同努力。

下：與陳芳明（左二）拜訪陳定南縣長（左三）。

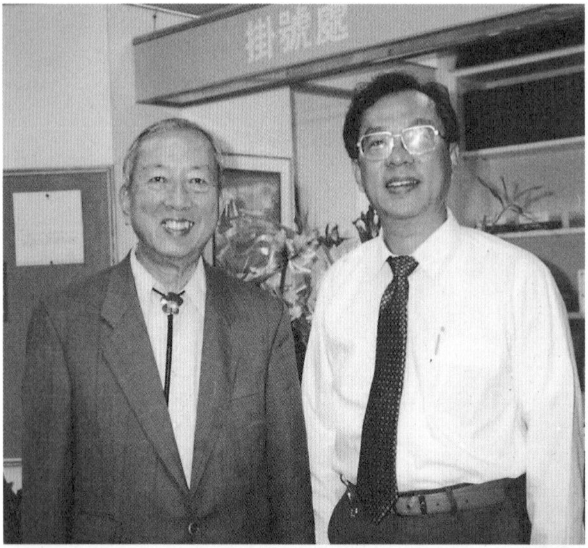

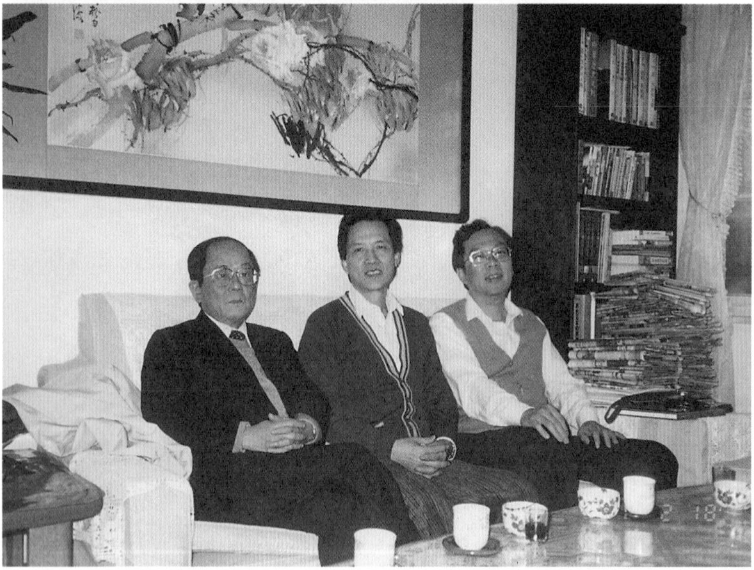

上：與李鎮源院士合影。

下：與老朋友林鐘雄教授（左一）、鄭欽仁教授（中間）合影。

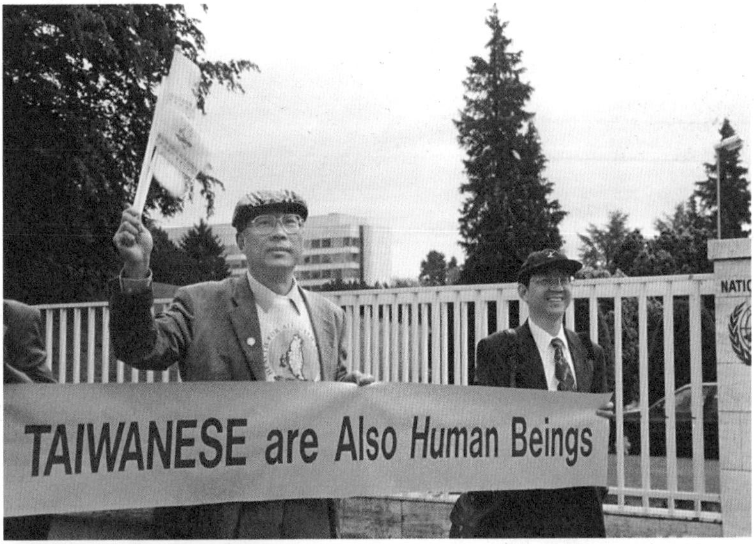

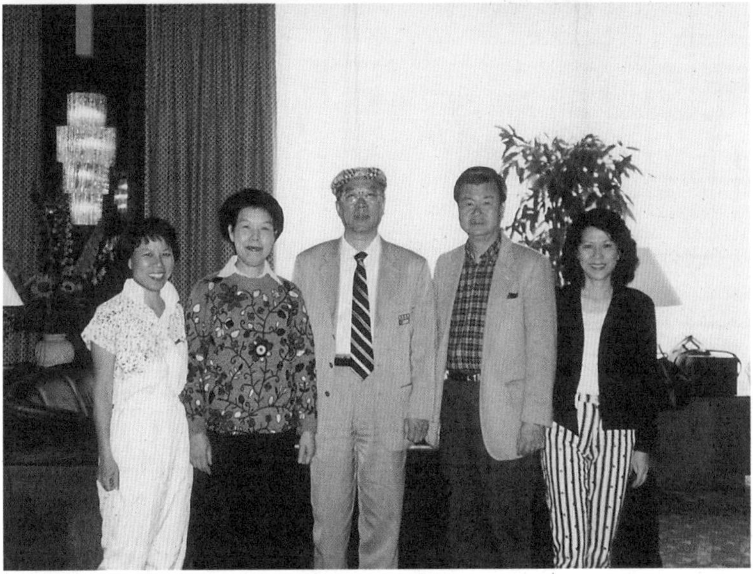

上：前往日內瓦爭取台灣加入W.H.O。右為黃文鴻教授。

下：爭取台灣加入W.H.O.與何美鄉教授（左一）、張博雅署長（左二）、吳樹民醫師夫婦（右一、右二）攝於日內瓦。

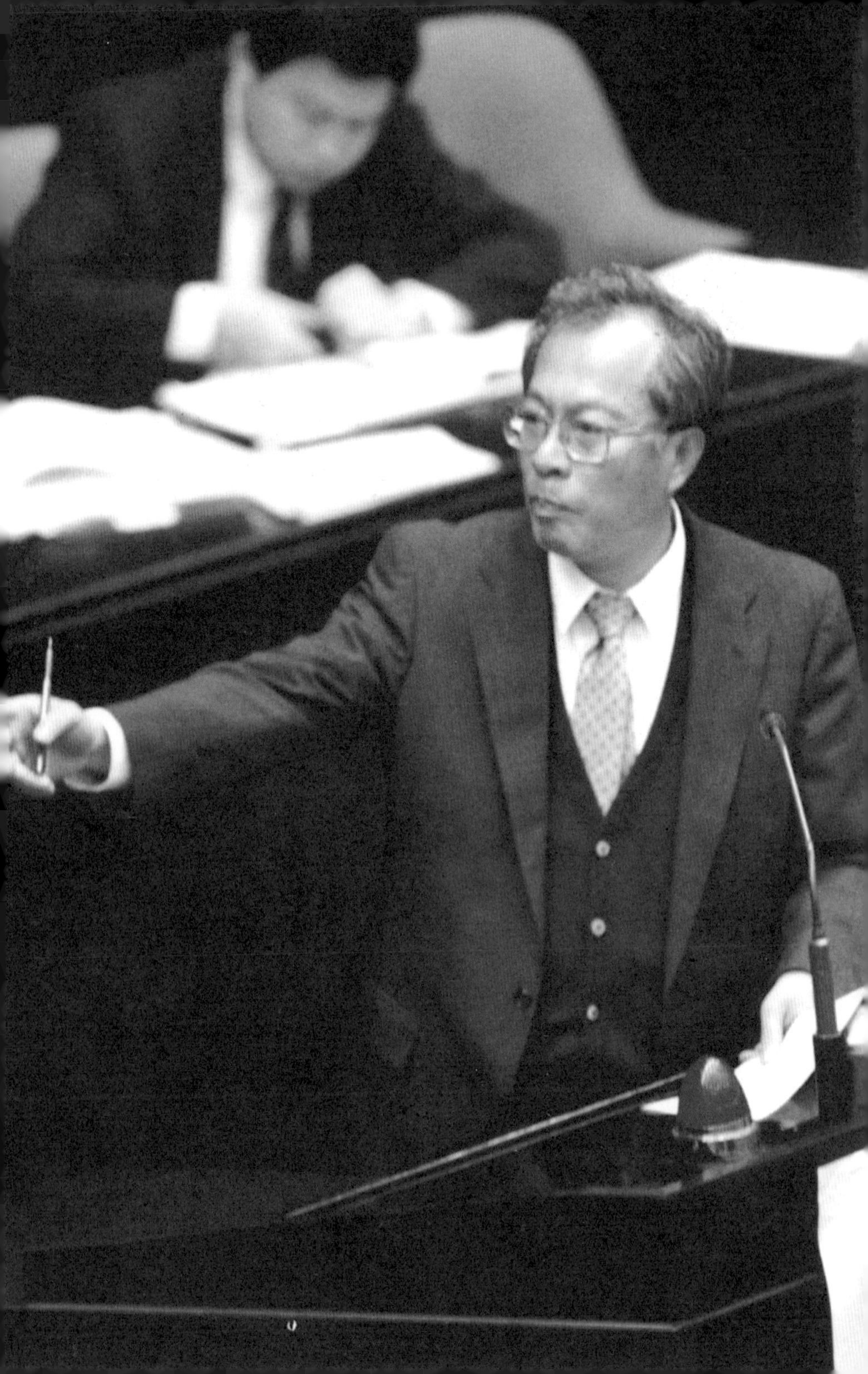

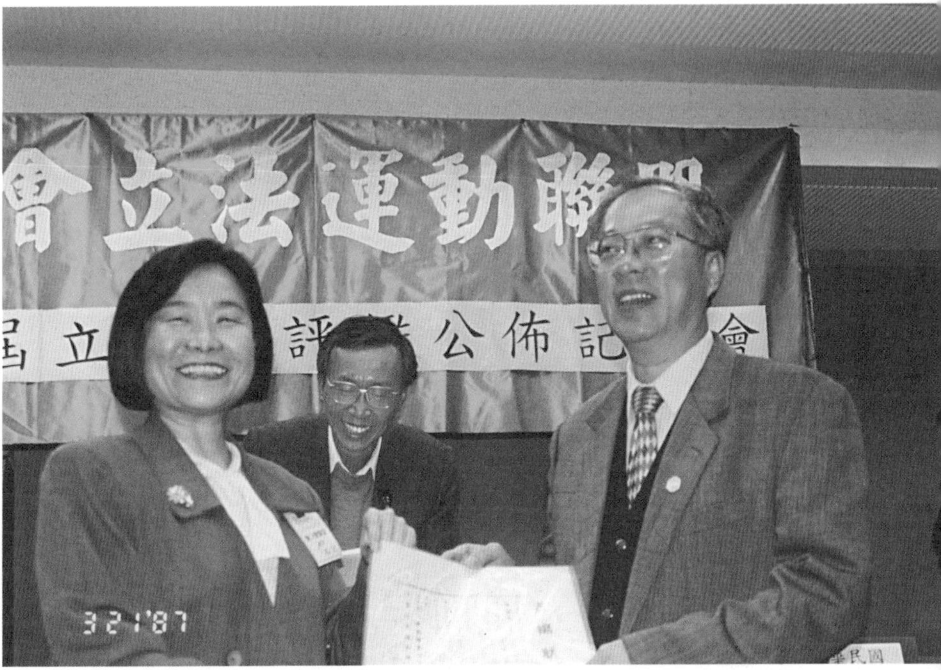

上：於立法院被評選為表現最佳立委。

右：於立法院質詢。

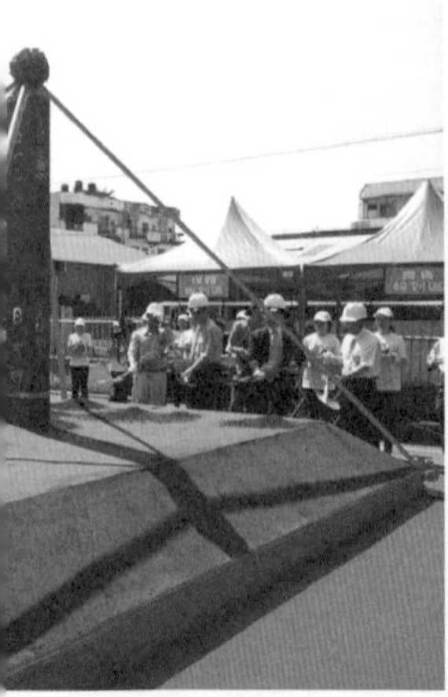

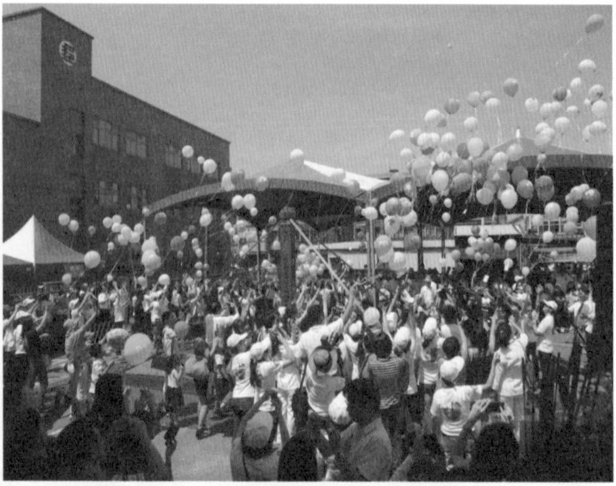

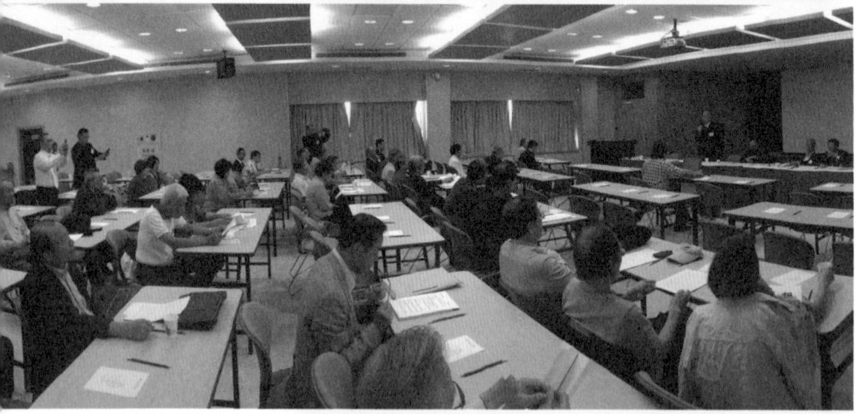

上左、上右：

二〇一二年七月十四日老人醫療大樓動土儀式暨聖母醫院六十週年院慶。

中：二〇一三年三月二十三日民報發起人第二次籌備會。

下：與李遠哲院長、吳念真導演商議創刊《民報》。

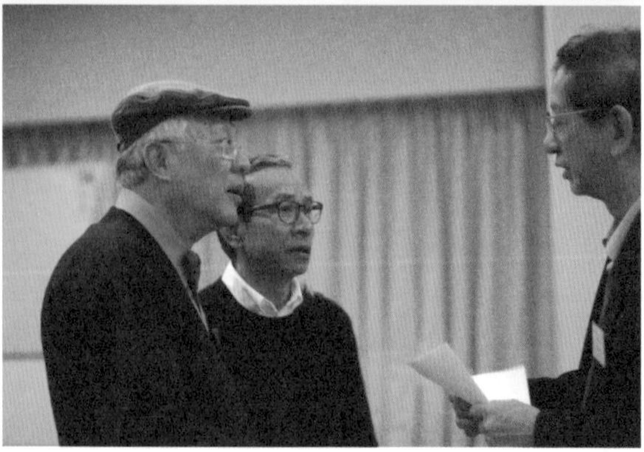

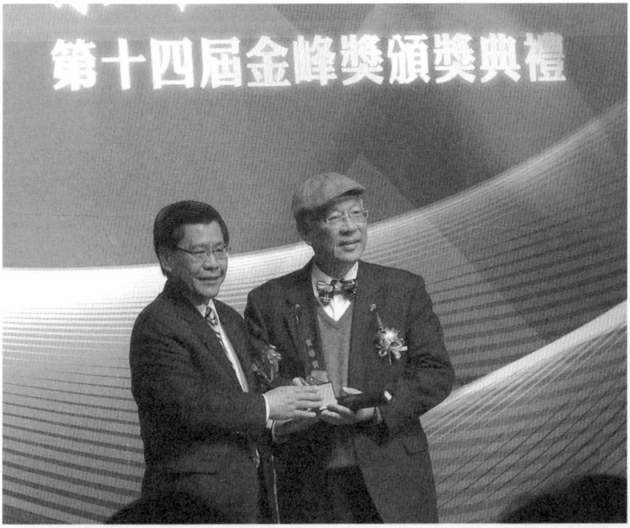

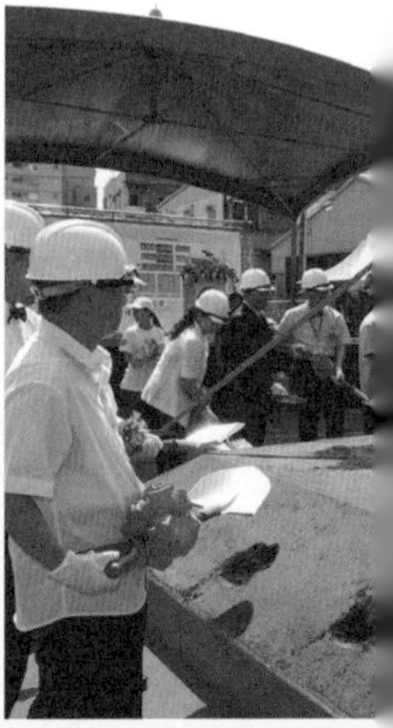

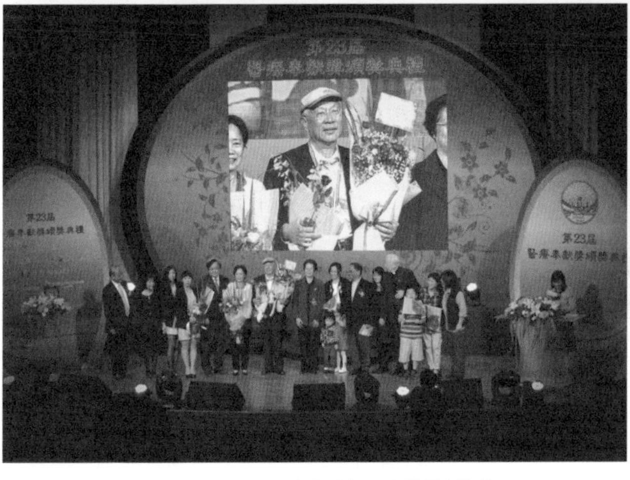

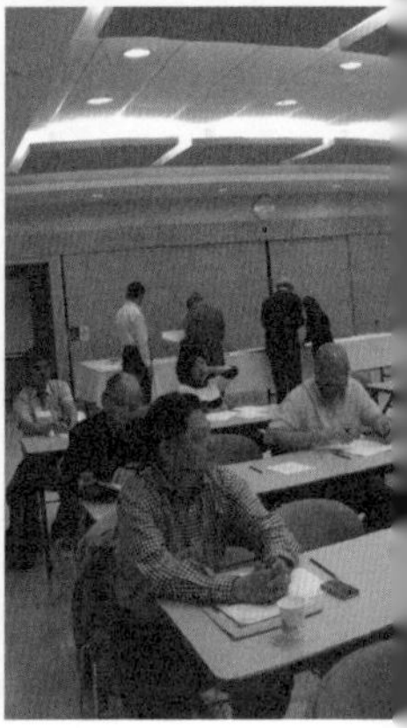

上：二〇一一年十二月二十二日，因募款公益活動獲頒金峰獎。

下：二〇一三年十月二十六日醫療奉獻獎頒獎典禮。

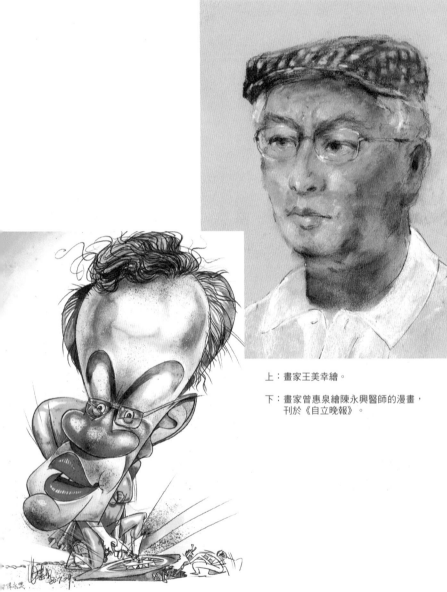

上：畫家王美幸繪。

下：畫家曾惠泉繪陳永興醫師的漫畫，
刊於《自立晚報》。

目次

推薦序一

陳永興醫師與我

李筱峰

我今天可以站在大學的講台上教授台灣歷史，爲我們的台灣歷史與文化、爲我們台灣下一代的子女，奉獻一點心力，這個機會是陳永興醫師給我的。

我在大學時代因爲寫文章批判國民黨的教育而遭勒令退學，卻反而因此結識陳永興，改變了我的一生。

我這一生的第一份工作（《八十年代》雜誌編輯），是陳永興醫師介紹的。

我會去考研究所，開始走入台灣史研究的領域，也完全是因爲陳醫師的鼓勵與催促。

我在研究所念書的時候，陳醫師是（除了家父之外）我唯一的生活資助人。

陳永興醫師是我此生最大的恩人。

或許有人忍不住要問，我與陳醫師到底是何親何故？或者我又是何德何能讓陳永興醫師給我如此大恩大德？其實，陳醫師不是特別要幫助我個人，而是在實踐他說過的「一個天生熱情的理想主義者……傻傻地尋找著相同的傻子」的哲學。永興不只幫助過我，他還幫助過許許多多識與不識的人。其背後的動機，不是基於個人的私利或關係，而是基於以下六個字——「台灣情，人類愛」。這六個字是我與永興這樣的「傻子」此生最大的生命動力。

說到我與永興的相遇、相知、相惜、相敬，我忍不住要請讀者朋友們容許我將過去寫過的一篇文章〈眞愛永遠沒有看破的一天〉引錄出來。我認爲透過我這篇舊作，可以了解陳永興這個人，裨便在閱讀本書之前，做個上路之前的暖身。

真愛永遠沒有看破的一天

一九九三年的年底，我用自己的生死，在一場選舉的演講場上發下重語。那場選舉，是陳永興醫師在花蓮縣競選縣長，對手拿不出毛病來攻擊他，就以他是「外地人」來排斥他。投票的前夕，我以助選員的身分，在花蓮市內的一場政見發表會上，面對著數千名民眾，在介紹陳永興的種種事蹟之後，我情不自禁地慷慨陳詞：「各位啊，請您們聽清楚，在我的生命中擁有像陳醫師這樣的朋友，我死也甘願了！但是，我還要嚴正告訴各位，這位讓我死也甘願的朋友，如果只因為他沒有在花蓮土生土長，就遭到花蓮人的排斥，我是死不甘願啊！」我接著說：「台灣的每一寸土地，都是陳永興的故鄉，在台灣的每一個地方，陳醫師都不是外地人，他是選總統的料子，願意到花蓮地方來服務，那是花蓮的大幸。」我一生中，不曾發下如此重話，即使替阿扁總統助選，也不曾講出這樣生死相許的語句。

那一場選舉，陳永興落敗了，一個從學生時代就推動山地服務的人物，卻在山地縣遭到排斥，我真是死不瞑目！

不過，我仍苟全性命至今。死並不足懼，只是，留著殘存的生命，如果還能夠繼續做一些有意義的事情，我何不珍惜？況且，永興講過的一句話，經常在我的耳邊響起——「真愛永遠沒有看破的一天。」

在進入廿一世紀的此時，台灣已躋身民主國家之林，然而，在追逐權位的政治界裡，卻充斥著翻雲覆雨、爾虞我詐、圓滑突梯的政客。陳永興彷彿淡出在這群政客之外。這倒不是他要自我放逐，而是在勾心鬥角的政治環境中，陳永興或許有些難以適應了。雖然還沒有到「黃鐘毀棄」的程度，但是當我看到「瓦釜雷鳴」的政客們正在揚眉瞬目之際，我就忍不住要替陳永興叫屈。我必須承認我這種心情，是一種憤世嫉俗的知識分子的犬儒心態。因為我實在難以忍受，過去不曾投身民主運動，甚至專門效忠獨裁政權的人，今天卻在別人奮鬥出來的民主成果之中，怪東罵西，不可一世；相對之下，半生投身學生運動、社會運動、民主運動的陳永興，他所付出的辛酸血淚，彷彿變得廉價而一文不名？

政黨輪替後，有一次，彭明敏教授請我與一群志同道合的師友們餐敘，大家談到教育部長的理想人選，都不約而同提到陳永興，彭教授不僅非常有同感，而且用一句簡潔有力的話形容他——「陳永興是一個偉大的人物」。自從蔣家政權結束後，好久沒有聽到這樣的形容詞了。這種話如果出自身為永興的好友的我，或許會令人感到肉麻，但是出自長者彭教授之口，卻讓我感到適切而溫馨。

以前國民黨政權編寫的課本，告訴我們許多「偉人」小時候的故事，例如，偉人小時候在河邊看魚逆游而上，就悟到人生的大道理之類的神話。這種虛妄的神話，沒有發生在陳永興的孩童時代。

自孩童時代起，陳永興就是一個愛哭又心軟的小孩。他沒有看魚的經驗，可是小時候看到街上有出殯的行列經過，他卻會和喪家一樣哭得很傷心；有一次他望著家裡鳥籠中的兩隻小鳥，覺得他們無自由很可憐，就偷偷打開鳥籠放生，結果討來父母的一陣罵。直到當了醫學院的實習醫師，他仍心軟愛哭，醫院裡有病患病逝，他也跟著家屬哭泣，指導教授警告他當醫師必須堅強、不許亂哭，他才堅忍下來。有一次我聽伯母這樣敘述陳永興少年時代的事情：「他上了初中之後，父母給他零用錢，他總是嫌不夠，平常也沒看到他喜歡花錢呀？每天中午帶的便當，他總是要求盡量多裝些飯菜，可是，回家吃晚飯時又餓得不得了的樣子。這引起我們的注意，經過查訪，才曉得原來他的零用錢都送給家庭窮困的同學了。每天的便當，也固定幫助一位同學，由兩個人分著吃。」

一九六八年，永興已經是高雄醫學院的大一學生。有一天報載高雄地區有個人家，父母俱亡，遺下三名孤苦無助的小孩。永興看到了，按著報載的地址找到這三名孤兒，最大的男孩小學六年級，依次是四年級、二年級。他們在父母的靈前哭著焚香。永興擁著他們，把帶去的東西和錢給他們，最大的男孩顫聲哭泣。就這樣子，從一九六八年到一九六九年這一年之間，陳永興每個傍晚都強迫自己由學校匆匆趕回家，吃飯、洗澡，然後瞞著家人出去當家教，把每個月家教所得的六百元，加上自己原有的六百元零用錢，拿去幫助那三名孤兒。

進一步，陳永興在學時期又發動高醫的同學，組成醫療服務隊，每星期一到六輪流分派一個小組到高雄市中正路的浸信會私立麻痺兒童育幼院去義務工作。一方面替麻痺兒童進行物理治療，一方面指導他們的功課，陪著這些父母不管的孩子玩。這種工作歷時三年半，他都瞞著家人，直到有一天，許多小兒麻痺的院童到他家裡要找「陳老師」，才被家人知道。在麻痺育幼院工作的同時，他也參加高雄「生命線」的義工服務，做了兩年多的義工。

這位醫學院的醫科學生顯然不滿足於僅在都市裡面當義工，一九七三年，已經是高雄醫學院醫科五年級學生的陳永興，糾集了一群在各大學院校就讀的朋友（他們都曾經於高中時代一起住宿於台南市的一所天主教的學生宿舍——「百達宿舍」），組成了「百達山地服務團」，利用寒暑假，奉獻出自己的時間、勞力、精神、金錢、愛心與智慧，深入南台灣的山地——霧台、大武、阿禮、佳暮、去怒和好茶等六個海拔一千公尺以上的山地部落，去從事多方面的義務服務工作。工作的內容包括醫療服務、農業指導、學童課業輔導、青年問題座談、民眾教育、社區調查、家庭訪問、土木測量、工程建築、儲蓄互助講座、烹飪示範。所有的醫藥、書籍、文具、運動器材、衣物，都是由團員自己辛苦募款籌來的。這個山地服務團每年暑假上山一個月，寒假上山兩週，參與服務團的青年朋友，前後遞傳有數百人。永興曾經編著有《山地服務在霧台》一書加以介紹。

以唯利是圖的世俗眼光來看，從年少時代起，陳永興真是一個「傻子」、一個「戇人」。但他不在乎世俗的眼光，學生時代他有一篇題為〈狂狷的傻子〉的文章，曾經深深打動我的心，他這樣說：「我，一個天生熱情的理想主義者，面對著這無可救藥的世界，選擇了做一個無可救藥的傻子，不放棄滿腔的熱血與熱情，滿腔的關切與期待，我要傻傻地尋找著跟我相同的傻子，也許會有數不盡的人笑我傻，但我不重視他們，我重視的是那些不笑我傻的人，當這些理想的傻子互相發現的時候，人生是多麼的美妙；而當傻子們集合起來的時候，世界將是多麼的美好。」

我與這個傻子的結合，是我這一生中極大的驕傲，容我記下一筆：

一九七一年，我考進政大教育系。當年蔣政權的代表被逐出聯合國，台灣的處境艱難，蔣家專制政權依然籠罩台灣。改革救亡的熱望，充斥在每一個關心國是的知識青年身上。當時台灣唯一的一本崇尚民主、提倡革新的刊物《大學雜誌》遂成為關心國是的知識分子的橋梁。我每個月必讀《大學雜誌》，而且從一位讀者，開始變成一位作者，在《大學雜誌》上面投稿發表有關教育改革的文章。我身為《大學雜誌》的讀者與作者，對於《大學雜誌》上面的每一個作者的名字，都備感親切，使我有「吾道不孤」的喜悅。我當時便是在這份喜悅中，發現「陳永興」的名字。他當時以一個醫學院學生的身分，也在《大學雜誌》上面發表了許多文章，例如〈求學時代的社會服務〉、〈人們需要愛〉、〈妓女，誰來關心你們〉、〈大專青年課外活動問題之探討〉。當時，他人在高雄，我在台北木柵，我只聞其名，而無機會認識他，但心裡想，有機會一定要認識這位志同道合的人物。

終於，我和他相見的機會來了。然而這個機會，卻是拜我生命中一次痛苦的經歷之賜。我因為繼續在《大學雜誌》上面發表批判教育的文章，到了三年級時（一九七四年七月〕，政大當局終於不能容忍，而以「侮辱師長、破壞校譽」的罪名，將我勒令退學。收拾行囊，告別木柵，我回到台南的家裡。父親的慍色、母親的喟嘆、阿嬷的眼淚、阿公的眉結，更加助長我內心的波瀾與折騰。就在回家的第二天，我接到了一張從高雄寄來的限時信，定神一看，原來正是那位我久聞其名，一直想認識的「陳永興」。他在信上告訴我，他得知我的遭遇，非常難過，已拜託住在台南的郭楓老師來看我（我在補習班曾經上過郭老師的課，他是我極敬重的老師，他已在前一天來看過我），信上並問我有何需要幫忙之處？當時退學令已經公佈，任何忙都幫不上了。然而在「上下交征利」的時代裡、在我的心情跌入谷底的時刻，陳永興這封突如其來的信，充滿著無限的溫情與關愛，滋潤我即將乾涸的心靈。直到今天，我仍無法忘懷當時我接到這封信時內心的溫暖與激動。大約過了兩天，我家的門鈴響了，我出去開門，一個身材魁梧的青年，戴著鴨舌帽，跨在一部重型機車上面。「我是陳永興……」我們終於見面了，他的神情有些嚴肅，不善於迎逢客套，卻自然流露一種關懷別人的精神力量。從此，他成為我的莫逆之交，我們建立了情逾手足的友誼。古人說：「君子以文會友，以友輔仁。」我們不僅以文會友，更是以理想、以對台灣的深愛會友。

相較於今天政治界裡面許多生怕別人出頭的人，陳永興剛好相反，他是一個很會照顧人，很喜歡成就別人的人，而且經常在別人困頓顛沛之時，雪中送炭。試舉數例：有一位青年因為在高中時代參加讀書會而遭國民黨下獄七年，在綠島獄中進修，不僅英日文極佳，對台灣史研究也頗有心得，但是出獄後一時頭路無著，陳永興慨然開出十二張支票給這位朋友，要他每月支領一張做生活費，希望他好好利用一年時間寫一部「台灣史」，給我們這個歷史被國民黨摧殘的社會大眾閱讀。

八〇年代前後，由於我當時任職的黨外刊物《八十年代》雜誌經常遭新聞局長宋楚瑜停刊，我深感意興闌珊，永興鼓勵我去研究所深造。一九八二年我進入台灣師大歷史研究所當研究生，為了專心課業，沒有擔任專職工作。當時陳永興正接辦《台灣文藝》，他順此機會「請求」我把家裡的住址做為《台灣文藝》的編輯部，要我幫忙收一些稿件信件，我當然沒有問題。沒想到，此後他每月給我約八千元現金，號稱是「編輯部辦公費用」，我不拿也不行。我知道這是他設計出來要幫助我生活，又要減輕我心理壓力的「藉口」。如今回想他支助我讀研究所的那段時日，我仍忍不住熱淚盈眶。

陳永興選擇了最不熱門的精神科，當了精神科醫師。但他不以「醫人」為滿足，他還要醫社會、醫國家。因此，他除了從事醫療工作之外，他也寫文章，希望喚醒沉醉的大地，他從事文化工作、人權工作，更投身民主運動。

一九七〇年代起，「黨外」民主運動隨著選舉層次的提高而更加蓬勃發展，「黨外」運動的前輩康寧祥的幾次重要選戰，幕後就有陳永興糾集一群青年朋友幫忙助選，當時轟動選民的《選戰快報》就是陳永興幕後主編的。

一九七九年年中，康寧祥發行的重要黨外刊物《八十年代》雜誌，其實陳永興是主要策動者，雜誌創辦之初，他還糾集了數位學者包括鄭欽仁、李永熾等教授參與社務及編務。

他和一般政治人物不同的是，他不僅關心政治，他更關心文化的創建。一九八二年，他不忍承傳數十年的《台灣文藝》中斷，慨然接辦《台灣文藝》。由於他的苦心與付出，一九八四年他榮獲台美基金會頒發的「社會服務人才成就獎」。

一九八五年他負笈美國加州柏克萊大學深造，進修公共醫療衛生的學科，於一九八六年返台，接任「台灣人權促進會」第二任會長。也協助陳文成文教基金會成立。

做為一個台灣子弟，陳永興不僅認真研讀台灣文史，他的內心深處蘊含著相當濃烈的歷史深情。一九八七年初，蔣家政權的戒嚴還未解除，他與鄭南榕、李勝雄帶頭發起「二二八公義和平運動」，為上萬蒙冤受屈的台灣英靈告慰，替成千上萬的受難家屬發音，也為被塵封扭曲的台灣歷史平反。他甘冒戒嚴的大法，險些遭逮捕入獄，終於突破二二八的禁忌。今天我們能將這個台灣的國殤日訂為國定假日，卻很少人記得陳永興是當年突破禁忌的先驅者。

時序進入九〇年代，民主化的台灣需要更多的政治人才，堅持不參政許久的陳永興終於步上政壇。一九九二年他擔任民主進步黨不分區國大代表。一九九三年李登輝總統提名他為監察委員人選，他上陽明山國民大會會場，卻不向國大代表拉票，最後沒有被國大接受而告落選，他成為唯一的落選者。其實，他的落選，不是因為他不拉票，而是一個正直耿介之士，很難被一大群追逐權位的政客接受；一個堅守台灣主體立場的人物，更難被一群死守大中國意識型態的保守勢力容納。可是陳永興在乎這群「硜硜然小人哉」的政客要不要接受嗎？

一九九三年底，陳永興接受民主進步黨徵召參選花蓮縣縣長，再度落選。好在，一九九五年終於在花蓮當選立委。他在立委任內對教育文化問題，尤其用心。

然而，隨著政治甜頭的日漸增多，民進黨內棄守初衷、改變原則的人也開始出現，甚至掌控民進黨的走向，而使得民進黨開始變質。一九九八年陳永興毅然退出民進黨。

一九九九年，謝長廷當選高雄市長，延攬陳永興出任高雄市衛生局長。在我看來，這是大才小用。阿扁新政府成立時，包括彭明敏在內的人士，向阿扁推薦陳永興入閣（任衛生署長或教育部長），可惜未被接受。二〇〇二年沒有台灣主體意識的教育部長曾志朗要被撤換之前，「台灣北社」向阿扁推薦教育部長名單，其中也將陳永興列入推薦名單之中，可惜仍沒有被阿扁接受。論才情、論投入民主運動的時間早晚及深淺、論對台灣的深情與付出……陳永興絕不在阿扁之下。可是，現實的政治，好像不在論這個。（略）

在永興出版本書的前夕，我不厭其煩回顧這段陳年舊事，仍忍不住內心的忻然與感動。然而，除了受恩感激、惺惺相惜之外，我要在最後收斂起我的感性，而以史學工作者的立場，理性地爲本書下一個斷語：以陳醫師六十年來的經歷，本書必然具有豐富的史料價值。在研究台灣的社會運動史、學生運動史、民主運動史、選舉史、政治史、醫療史、文學史，乃至於台灣的精神史、思想史上，這本書必然可以提供參考的意義。誠如歷史學者A.L.Rowse說的：「閱讀傳記是最便捷的方式，可以學到許多歷史。」陳永興醫師的《堅持到底》尤然。

於國立台北教育大學台灣文化研究所
二〇一〇年八月十九日

推薦序二

傲慢的食夢獸

陳芳明

永興與我的這一世代在邁入三十歲前後，立即面對了台灣歷史翻轉最爲劇烈的時期。那個年代不容遲疑，彷彿是開啓攸關命運的一道門縫，跨入與退出都在一念之間，而且是稍縱即逝。就在歷史之門虛掩的時刻，永興與我都決心投入，從此不再回頭。那是一九八〇年代，他回到台灣的政治現場；我因爲是思想犯，只能選擇隔海介入。即使遠在二十餘年後回首再看，內心猶存微微震動。

活在封閉的台灣，原就屬於拼命的事業，而涉入政治，尤其冒險。最動人心魄的記憶，莫過於永興在島上發起二二八事件平反運動。一九八七年我四十歲，也是歷史事件的四十週年。小我三歲的永興，結合李勝雄與鄭南榕而形成巨大勇氣，展開史無前例的和平追求。沒有他們的行動，就沒有日後的道歉、賠償、建碑、寫史的一連串官方回應。整個海島能夠逐漸掙脱歷史枷鎖，在心理上拭去長期蒙上的陰影，都應該回歸到那年他們的果敢行動。

然而，今日奢談歷史事件的政治人物，卻把這個節日拿來消費，累積個人的問政資本，一方面空談和平，一方面撕裂族群。甚至做爲發起人的永興，也在朋輩之間遭到奚落批判，用以彰顯他們的高風亮節。平反的嚴肅意義，和平的眞實精神，都在十餘年來的政治鬥爭過程中消耗殆盡。然而，台灣社會的發展速度，是以進兩步退一步的節奏緩緩前行。永興揹負著各種包袱永遠走在前端，那種義無反顧的身影，看來特別孤獨。

我在一九八九年第一次返鄉，便投宿在永興的住家。當時台灣猶停留在開放與保守之間擺盪，政治氣氛充滿各種躊躇與遲疑。對於未來，我們既抱持期待，卻又有一定程度的幻滅。但是，兩人對於民主運動從未有退卻之意。尤其在一九九二年我正式返台後，擔任民進黨發言人，第一次與台灣社會有了深刻的接觸。永興受到提名，轉戰於東部花蓮。經過幾次受挫的戰役，他終於當選花蓮的立委。那時我已回到學界任教，卻目睹了他超出負荷的往來奔波。

他永遠是橫跨在兩個空間，既是立委，也是醫師；既住花蓮，也往返台北。在擁擠的時間裡，他從未放棄最初的關懷，那就是人權問題與醫療制度。許多投入政治場域的朋輩，終極目標都是在追逐權力，他反而背過身子，注視許久以來的夢與理想。當民主政治愈來愈趨向成熟之際，伴隨權力而來的誘惑也開始構成挑戰。我見識太多當年在黨外運動的年輕友朋，從最底層的雜誌出發，一字一句地寫下每個人所懷抱的血淚之夢。當他們開始因社會逐漸開放而往上攀爬，似乎也一步一步遠離從前的誓願。對於時代的喟嘆與感傷，莫甚於此。追求民主，不就在於提升人性人格與人權嗎？但是我竟親眼看見，在權力高於一切的政治運動裡，有多少美麗的靈魂遭到折損。

永興從來沒有忘記參加政治的初衷，他始終堅守人權的立場。他促成的陳文成博士紀念基金會到今天還在運作，他奠基的台灣人權促進會也還是與台灣社會不離不棄。在權力與關懷之間，他選擇入世的醫學道路。政治只不過是一種啓蒙的方式，如何讓更多年輕心靈覺醒，才是他的終極關懷。如果政治開始往下墜落，甚至挾泥沙俱下那般，把人格與理想一併席捲而去，他必然是選擇遠離。

他留下的軌跡非常鮮明：高雄市衛生局長、聯合醫院院長、凱旋醫院院長、台北醫學院教授，到現在的羅東聖母醫院。凡走過之處，他一定是把醫療制度與人權觀念牢牢結合在一起。在台灣社會，醫院一直被視爲一種牟利象徵，對於病患往往沒有給予恰當的尊重。他每到新的醫院，必然都是從行政改革做起，使醫院變成更適合人居住的空間。

如果說他是一隻食夢獸，亦不爲過。但是，並不在消耗夢想，而是在消化之後再付諸實踐。年少時期他投身於挑戰與批判，爲的是要衝撞一個龐大的保守體制。經過傷痕纍纍的追求之後，他總是孤獨地舔舐自己的血跡。在最困頓的時刻，他並不畏懼，也毫不後悔。畢竟台灣歷史已擺脫需要突破的階段，已然到達必須重建人文思維的時刻。他的自我療癒，不帶任何自憐的情緒，而是投射炯炯眼神，朝向充滿希望的未來。自憐只會帶來退卻，自卑只會創造怨懟。他非常明白歷史的改造，需要的是勇於實踐。從這點來看，他可能是我朋友中極爲傲慢的一位。

跨過新世紀時，海島上的住民都受到貪腐事件的傷害。這可能是貪腐者表現得最爲民主之處，因爲每個人都很公平地遭受了等高同寬的創害。累積三十餘年的民主資產，中間還有無數生命的流血犧牲，卻在一夜之間被出賣殆盡。永興與我的這一世代，開始迎接一個沒有夢的時代。

每次看見他額上提前報到的白髮，總覺得歷史的回報是如此絕情，如此殘酷。在他六十年的生命裡，他始終選擇孤獨前進。對人權的尊重，以及因此而延伸出來的對病患關懷，他未嘗有一日懈怠下來。他是多麼傲慢的一位朋友，無視於冷酷的政治，無悔於積極的介入。展開他與我之前的，是一片秋天的歲月；但是，收割的季節卻從未到來。他給朋友的激勵，他對自己的期許，永遠比沉淪的社會還要高一點點。即使是那麼一點點，也就足夠。他帶來的溫暖，已經容許我與我的世代繼續燃燒下去。

於政大台文所

二〇一〇年九月十八日

推薦序三

讀傳記，閱眞情

賴其萬

我與永興兄眞正見面認識算是很晚，記得那是一九八五年左右，他到Kansas City來演講，晚上聽了他的演講，隔天早上送他到火車站搭車赴St. Louis。在這短短不到兩天的相處，發現他不只口才好，能把他對台灣的關懷非常感性地表達出來，並且有一種我說不出來的誠懇眞摯，而他在追求自己認爲正確的、該做的那份擇善固執、鍥而不捨的熱情與勇氣，也讓我留下極深的印象。

第二次有機會聽他講話，是我在一九九八年回國參加花蓮慈濟醫學院的教學行政工作後，隔年請他到學校與學生談他對服務方面的心路歷程。當天他面對著上百位慕名而來的醫學生，侃侃而談他不尋常的大學生活。我到現在還記得他勸學生的一句話：「能做別人所不想做，但自己覺得最重要的事，就是我們台灣目前最需要的人。」對於一個曾經踏上精神科醫師之路，而後「變節」改行變成神經科醫師的我，他的一句話也給我留下很深的印象，「做一個好的精神科醫師，一生一世也可能看不出你的成就結果，也沒有人會給你鼓掌，但如果你能一生一世地照顧病人而不後悔，那才是愛心的表現。」雖然我虛長永興兄幾歲，但他這句話使我不得不承認，他的心理年齡遠比我成熟。

當我有機會看完永興這本自傳，我不得不對他這一甲子過得這般轟轟烈烈有說不出的讚嘆。他認識了那麼多的人，發生了那麼多的事，做了那麼多一般人不會做或不敢做的事，而在人生的轉捩點又做了如此多與一般人不同的選擇，到底是什麼力量促使他有勇氣做出與眾不同的決定？在美麗島事件風聲鶴唳的肅殺之氣籠罩下，他居然挺身做了他認爲應該做的事，他在這本書的這句發自肺腑的話感動了我，「……那時，總是覺得那些人對台灣的民主運動都很有貢獻，美麗島事件發生，也覺得他們是在替我們坐牢，所以我一直盡力在照顧他們的家屬或是幫忙他們。」

記得我還定居美國時，永興兄送給我他的書《柏克萊沉思》，當時一口氣看完以後，一方面對他的用心與見地佩服得五體投地，但一方面也不禁自問，我滯留異鄉多年，爲什麼從來沒有想過這些問題。後來由報章雜誌看到他回國後參與二二八平反運動、獻身人權工作、進而從政當過立法委員。當我看到他在書中提到他在高雄衛生局長任內，不向不法妥協而引來黑道殺手的傷害時，我才想起事發當時，我應邀到赫爾辛基，在台灣人歐洲同鄉會年會演講，在會中有人報告剛由台灣傳來的有關永興兄遇襲的事件，結果同鄉們群情激昂，雖然還不清楚凶手的動機，但大家都認爲台灣政府應該不能容忍這種不法人士橫行霸道，會中還發起聯署要求政府一定要緝凶嚴辦，在會場裡可以充分感受到海外的台灣同鄉對永興兄的「不甘」與「疼惜」。事後永興兄也與我談及這事件複雜的後續問題，而對台灣根深蒂固的政治黑暗，慨歎「改革比革命艱難」。

永興兄後來離開政界，走入學界，在台北醫學院的人文醫學方面多有著墨，也對學生產生很大的影響，最近他應聘擔任羅東聖母醫院院長，而我們彼此因爲工作繁忙也較疏於聯繫。有機會讀到這本書，最後幾篇他給醫院同事的信，我看得出永興兄又找到了他可以全心全意投入的好地方，也打從心裡替他高興，同時也替羅東聖母醫院找到這麼一位感性、眞誠、認眞、有正義感、有勇氣、有能力又肯負責任的院長而高興。

一個月前永興兄邀我爲他的自傳作序，當時不假思索就答應了下來，最主要的原因是因爲我對這位近乎傳奇性的人物充滿好奇，所以爲了先睹爲快，我就不自量力地答應下來。當我看完本書，才發覺他的這本傳記也剛好填補了我離開台灣二十幾年的空白，讓我對故鄉有更深一層的認識與感情。

永興兄，謝謝你讓我有機會透過這本書更認識你，也更佩服你。希望你十年後慶祝七十大壽時，我們的家園會更好。

於和信醫院

二〇一〇年九月十五日

推薦序四

歡喜甘願做憨人

許天賢

我的生命獻給你，做你路用到一世，時刻暝日獻給主，歸榮光你萬年久。
我的手愛你命令，為著我主做差用，我腳亦愛為你獻，常常替你行無倦。
我的聲音給你用，歡喜謳咾主無停，我獻口唇來振動，播傳福音來救人。
我的錢銀獻給你，用出攏趁你旨意，我的才情你賞賜，甘願還你做器具。
我的愛疼求主助，愛你贏過此世間，今我立志獻自己，永永專專歸與你。

作曲：A調／莫札特（Wolfgang Amadeus Mozart, 1756-1791）
作詞：韓菲吉兒女士（Frances Ridley Havergal, 1836-1879）

上面這首詩歌是台灣基督長老教會在主日禮拜奉獻時，以台語發音，會眾常唱的一首聖詩。

當我收到陳永興醫師寄來他六十歲自傳的文稿，要我爲他寫序，我讀完後，感觸很多。而整天整晚，這首聖詩竟然縈繞在腦海中。

詩中的「你」，可以是「人民」，可以是「台灣」，可以是「上帝」！

換句話說，陳永興醫師六十歲的年日中，爲人民奉獻，爲台灣奉獻，爲上帝奉獻，在今日那麼會計較的台灣社會，他不計較，不爭名不爭利，他「心甘情願，歡喜做憨人！」

就像詩歌所說，他把「生命、手腳、聲音、嘴唇、錢銀、才情」都毫無保留地奉獻！

在台灣的醫界裡，大多數的醫師想的是如何成爲名醫，如何爲自己的口袋增加ＰＦ，以致醫德、醫療倫理都不被重視，更甭寄望他們會關心人民、關心台灣而奉獻他們的青春、時間、生命！

除了那些一生奉獻給台灣的外國傳教師以外，今日台灣的醫師，已經很少看到像陳永興醫師這樣肯奉獻犧牲的人物了！

二〇〇八年七月的某一天，他突然打電話給我說他要受洗。我起先很高興向他恭喜，並問他要在哪個教會接受洗禮，我要去參加。他卻跟我表示說他希望在台南受洗，並請我爲他主持洗禮儀式。後來就決定於二〇〇八年八月二十四日在台南中會湖美教會舉行。當天有高俊明牧師、門諾醫院院長黃勝雄醫師、蔡明華律師、新樓醫院院長黃祖源醫師、醫療副院長蔡江欽醫師、學術副院長吳東壁醫師、劉啓舉醫師及其他同仁去參加。

陳永興醫師是我一九八四年在義光教會當首任牧師時的慕道友（義光教會原是林義雄律師在一九七九年美麗島事件後，咸認其母親、女兒三人遭到國民黨當局謀殺死亡的住宅，後來在鄭兒玉牧師及長老教會一群人努力之下變成教會），也是在台灣民主獨立運動中的戰友同志，更是這一生當中難得的朋友。

暨是信仰的同伴，又是戰友、好友，我很高興爲他的六十歲回憶錄《堅持到底》寫序！願上帝永遠引導陳醫師人生的路程！

這是一本好書，好的回憶錄，更是一本見證台灣民主運動史，以信仰見證上帝之愛的好書！除了台灣人民應該讀，更應該是今日醫學院學生及醫師必讀的著作！希望各位讀者除了享受閱讀本書的樂趣之外，更能默想、思考、學習作者的不屈不折、奉獻犧牲的精神！

於新樓醫院院牧部

二〇一〇年八月十六日

自序

人生六十新開始，爲主作工不嫌遲

陳永興

我爲什麼出版這本《堅持到底》？現代人不像古人「人生七十古來稀」，現在台灣社會的平均餘命將近八十歲，我的父親是七十八歲過世，而母親現已八十五歲仍健在，所以如果說要出一本「六十回憶」的自傳，未免太早了，因爲人生下半場才要開始。未來的我將會是什麼樣子？如果看我六十歲以前的人生是那麼的充滿變化，也許很難預料將來的我又會經歷什麼樣的生活。但是，我覺得人生六十以後已經進入最後階段，如果以出生到求學爲第一階段，學校畢業到成家立業、服務社會爲第二階段，那麼六十歲以後的人生是第三階段，也是最後階段，就是追尋生命意義、邁向死亡的階段。在這時期開始感受到死亡的必將來臨，開始思考這一生活著爲了什麼？剩下不多的日子想做什麼？這大概就是我出版這本書的緣由！

在本書中，我對自己六十歲以前的所做所爲、所思所言做了一個大概的交代，爲的是我希望六十歲以後開始過不一樣的人生。我向自己的六十歲告別，因爲我受洗成爲基督徒，我變成一個新的人了，我必須學習耶穌基督過著爲主作工的生活，我不再追求世界的美好事物，而只一心渴慕上帝的眞理，過去的我已死，未來的我在耶穌基督的十字架上重新復活。對我而言，六十歲以後是重新開始的生命，我只有向著標竿直跑，走向上帝爲我預備的道路，等待那最後回到天主懷抱的永恆生命之中，接納人生最終的死亡和眞愛。

我應該感謝生命中和我有緣分認識、交往、共同努力過的所有親人、朋友，也感謝爲這本書整理口述文字紀錄和照片的曾秋美、黃一城、鄭志勤，還有爲這本書寫序的李筱峰兄、陳芳明兄、許天賢牧師、賴其萬醫師，以及邱萬興和曾惠泉提供的相片和漫畫，還有出版社的編輯們王郁兮、陳美玲、美編許秋山和發行人林衡哲醫師，他們在很短的時間內就完成我交託的使命，使本書得以順利出版。另外，我也要感謝多年好友畫家王美幸爲此書作畫。最後，我將此書出版所得完全奉獻給羅東聖母醫院，做爲本院籌建老人醫療大樓的經費，也謝謝所有讀者朋友的支持和贊助，我更感謝我的母親、太太和女兒，她們讓我選擇無悔的人生，全心全意爲主作工不嫌太遲。

於羅東聖母醫院

二〇一〇年八月十二日

新版序

堅持到底——眞愛永遠沒有看破的一天

陳永興

這本書原名《無悔之旅》，是二〇一〇年十月，我就任羅東聖母醫院院長一年時出版的，當時的心情是告別「人生六十」，也是受洗成爲基督徒後，想要奉獻餘生爲主工做，把六十年人生歲月所經歷過的遭遇做一告白，也是對自己無悔的人生旅程做一交代。書出版後獲得不少讀者迴響，總共也再版五刷，非常感謝有緣份的朋友和讀者厚愛。

原來的出版社是林衡哲醫師所主持的望春風出版社，因爲林醫師年歲漸增身體違和之後，決定停止出版的重擔。我自己這四年來在羅東聖母醫院卻愈忙愈多事，每天不但有處理不完的病患、家屬和醫療同仁的問題要解決，醫院的行政、財務、人事、管理上也有開不完的會議，加上要籌建老人醫療大樓必須四處奔波募款，舉辦很多藝文活動、演講、展覽、音樂會，幾乎每天都有做不完的工。但是眞的要感謝上帝，每天早上當我在羅東運動公園走路四十分鐘，我都邊走邊祈禱：「感謝上帝，讓我還有健康的身體、有足夠的力氣，繼續為主工做、為弱小的兄弟服事，感謝上帝賜我勇氣和智慧可以面對許多困難事工的挑戰！」

最近一年來，我除了醫院內、外的工做要忙，我自己更下定了決心要創辦《民報》，為台灣的媒體注入新希望，也為台灣人民發出心聲，為台灣前途做出人生最後的打拼，我一年來忍受許多挫折，卻不死心堅持到底，終於達成初步目標催生了《民報》的出刊，擺在面前的還是充滿荊棘的坎坷路途，但我仍然不放棄為台灣社會做最後奉獻的努力，我每天祈禱：「感謝上帝，讓我能堅持到底，到人生最後一分一秒，讓我為台灣戰鬥而死，不要讓我生病倒下，或失志喪氣而放棄為台灣打拼的決心！」

這就是為什麼把《無悔之旅》重新出版，改為《堅持到底》的原因。我把這四年來的所做、所想、所言補在最後一章，也感謝印刻出版社的協助重新編印本書，還有蘇振明教授的封面繪圖，讓這本老書充滿新生命的活力，就像我人生的最後階段，愈戰愈勇，堅持到底代表著台灣人永遠的夢總有實現的一天！

於《民報》創刊日二〇一四年四月十五日

第1章

多采多姿的成長歲月

出生在糖廠

我是一九五〇年在屏東出生，是家中的長子。當時，我爸爸是在糖廠裡面工作的公務員，我出生的地點就是屏東糖廠。但是我對屏東糖廠毫無印象，因為我一歲時，我們就搬到小港糖廠，然而我對小港糖廠也是沒印象，因為之後我們又搬到台南縣善化糖廠。我對善化廠就有印象了，我們在那裡一直住到我小學三年級才搬到高雄市。

糖廠裡面都是日式木造房子，有榻榻米的老宿舍，那兒的環境很好。日本時代的糖廠，其實是台灣收入最好的國營企業。我爸爸是日本時代高雄商業專門學校畢業。聽他說，畢業後，本來他又考上了日本人在滿州設立的大學醫學院，因為戰爭吃緊的關係，沒辦法前去就讀；另一方面又怕被調去南洋當兵，他就應徵到日本軍隊去做事，在軍隊中負責看管倉庫，否則搞不好就死在南洋回不來了，那時被調到南洋當兵的人，大部分是有去無回。二次大戰時，台灣人的生活真的也很苦，小時候也聽爸爸說過，他念書時雖然是學生，還是被調去壽山等地做工事，但是他們那個時代的人對日本人的印象普遍都不錯，他們最強調的是日本人很守法。他常說他念雄商時，從太爺庄坐火車到高雄車站，再騎車到雄商。腳踏車都是隨便放，不用鎖，從來不會丟掉，即使放了一、兩個禮拜也沒有人會騎走，他總是說日本時代的治安非常好，大家都很守法。

後來，我爸爸就進入糖廠工作，進糖廠的父親其實也算少年得志。因為他讀商科，一進入糖廠就當會計主任，之後又接總務主任，最主要的是他有一個信任他的長官——蔡太平。他經常提到蔡太平廠長，這個人是日治時期唯一一個當台糖廠長的台灣人。戰後國民黨來接收台灣，糖廠全被接管，可是來接收的人都是外行，就像當時接收政府機關一樣，只要是外省人就可以當首長，不論能力是否恰當，而本來在日本時代就有技術的台灣人卻無法得到重用。爸爸說日本時代的糖廠都很賺錢，但是戰後國民黨一來，每座糖廠都賠錢，這當然是因為管理不當和貪污的關係。蔡太平本身是讀農業科系，非常會種甘蔗，他種的甘蔗生產量都比別人高，只要蔡太平管理的糖廠都會賺錢，所以每次只要有糖廠連續賠錢兩、三年，財務支持不了時，他們就找蔡太平協助，於是我爸爸就得跟著蔡太平到新糖廠報到。他們每次前往，只要兩、三年就能把賠錢的窘境扭轉為賺錢的狀況，所以他說戰後跟著蔡太平到不同糖廠去工作的那段時日，是他一生最得意也最歡喜的年代。

死都不入黨的父親

我爸爸後來會離開糖廠的原因，是他死都不願意加入國民黨。在糖廠那段時間，因他的表現很好，所以行政院長陳誠及當時的經濟部長楊繼曾一直要吸收我爸爸加入國民黨，但是即使入黨申請表已放在他桌上，他就是堅持不入黨。蔡太平廠長本身的台灣意識也很強，他在日本時代便已是一個非常出名的台灣人，戰後他也沒學北京話，走到哪裡就只講台灣話。我爸爸會講北京話，所以開會時，他都派我爸爸代表他去參加，連經濟部開會也是我爸爸代表，因此引起當時經濟部、甚至於行政院長陳誠的注意，一直要把這兩個優秀的台灣人吸收進入國民黨，但他們兩個堅持不要。

所以我從小就已感受到爸爸反抗威權的意識，但是他在政治上也不敢表現出任何不滿，也不會隨便講話。像二二八事件，他也只提到有很多人被捉，他們曾動用關係救了很多人回來。

爸爸對國民黨的政治文化真的很厭惡，他常跟我講：他在糖廠做事，如果要貪污，有可能變成全台灣很富有的人。因為每間糖廠都有幾千甲的土地，當時台南縣縣長和議會就常要求糖廠把土地釋放出來做其他的用途，他說只要他肯蓋印章，回扣就收不完。後來他年紀大時，就常常開玩笑說自己很傻，說他年輕時，若像別人那樣懂得當官，懂得歪哥貪污的話，不知道會多有錢！他說那時他的權力之大，可支配的土地是不得了的，但是咱們就是憨直，想說當公務員就應該要節省，要替政府省錢，公家資源更是不能浪費。尤其台灣近二、三十年來經濟發展的結果，糖廠竟然變成賠錢的企業，得靠賣土地維持生存時，他就說：「你看，當時咱們替他們看得那麼緊的土地，後面的人竟然拿來揮霍。」

我爸爸一直認為，他當公務員最感到安慰的是他清廉自守，從不貪污，很照顧糖廠下屬員工，也為國家不穩定的經濟狀況做出貢獻。當時他真的很有權力，廠長蔡太平的印章就交由他保管，因為廠長不看公文。他說蔡太平是一位腳踏實地的農業專家，很會種甘蔗，他指導農民種甘蔗，產量一定馬上提升，但他對行政沒興趣，從不批公文，也不出席開會，這些行政事務就由我父親處理，他當時是蔡太平最得力的助手，非常有權力，但是他們真的對職務忠心耿耿，一心想為台灣社會打拼。

最後他會離開糖廠，主要也是因為蔡太平過世了，換了其他人來當廠長，他就覺得做事風格不一樣，再加上整個國民黨的政治控制愈來愈強，他實在不能適應，就辭職了。

舉家遷高雄

爸爸辭職後，我們全家便搬到高雄市，當時我已經讀小學三年級。搬到高雄市後，爸爸開始做生意，但個性使然，所以吃足了苦頭。他在糖廠時，是個有權的公務員，但是做生意是要向人低頭的，依他的個性，他不喜歡的人就不賣，這樣要怎麼做生意？所以剛做生意的那幾年，他自己也面對了很大的調整，性格改變頗大。

關於這點，我發現一個很有趣的現象。我有五個兄弟姊妹，我是長子，有三個妹妹，最後才又有一個弟弟。我爸爸對我和大妹比較嚴格，對小弟或小妹就比較放縱。以前爸爸在糖廠上班時，回來很累，媽媽說若我們吵鬧，他就會大發脾氣，偏偏我小時候又很愛哭，只要一哭，連左鄰右舍全都聽得見，不僅哭聲很大且哭個不停，哭到爸爸受不了，還拿皮帶打我，我嚇得躲到桌子底下去。可是他開始做生意以後，妹妹弟弟相繼出生，爸爸對他們就比較寬容、溫和，所以小弟和小妹就比較不怕他，我和大妹就很怕爸爸，不敢和他隨便開玩笑，感覺爸爸總是很嚴肅，但是小弟小妹沒有這種感覺，也或許因此他們的個性與我及大妹就不太一樣，我們兩個非常獨立，他們比較依賴。有趣的是，爸爸職業變換，個性也跟著調整，甚至影響了我們小孩成長的心理。

美好的庄腳生活記憶

在我童年生活記憶中，印象最愉快的就是爸爸媽媽帶我們回去「草地」，也就是阿公阿嬤住的地方，那是位於高雄縣和台南市交界，在二層行溪旁邊的一個小村落叫「太爺庄」。它算湖內鄉，隔壁就是茄萣鄉，如果從高雄縣要去台南市就會經過一條二層行溪橋，太爺庄就在橋邊附近。

阿公是做稼人，回去庄腳的感覺，一切都很有趣。庄腳的古早厝前面都有大大的稻埕，四周圍種滿了各種果樹，屋子後面就是田，田裡總是種番薯，孩子們經常在那兒「焢土窯仔」。阿公的田再過去便是二層行溪的溪畔，有些孩子會到溪裡去玩水或是釣魚，但是我不敢去，從小爸爸就千交代、萬交代，絕對不可以到水邊玩，怕會危險。

據說我阿公在日治時代是保正，類似今天的村里長，做事一向很公正，所以庄內有大小事都會來找他調解，只要他裁決的，大家就會接受。

我一直覺得兒時回到庄腳的記憶非常美好，如今，已經沒有「庄腳」可以回去了，阿公阿嬤過世之後，那些田、舊厝後來就陸續被賣掉。

我外公外婆住在鳳山，鳳山也讓我覺得很有趣。我媽媽有很多兄弟，最小的舅舅才大我一歲而已，兩人年歲接近，每次回去鳳山媽媽娘家，他就會帶我去「打鳥仔」。我印象最深的就是，鳳山有一座鳳山公園，公園裡種有很多大樹，樹上有很多鳥，那時我用彈弓，小舅舅就用真正的獵槍去打。因為在日本時代，我外公是警察，所以我媽媽娘家當時也算是個望族。我有一個舅舅很愛打網球，是網球選手，省運選手。所以他的孩子們也都很愛打網球，很愛運動。我常跟他們到野外郊遊，打鳥仔。

小學同學杜武青和沈國雄

小學三年級搬到高雄時，起先我們是住在六合夜市旁的小路。我印象最深的是那裡有一間布袋戲戲園。以前的戲園很有趣，通常在全劇結束前十分鐘，他們就會把門打開，讓人家可以進去看免費的，所以我們常常就在那兒等，等門一開，就跑進去看最後十分鐘的戲，也看得很過癮。

我們在那裡住了一年就搬到大港埔，也就是新興市場的南華路上。那時大圓環還沒有拆除，周邊有綠地，我常常和朋友在那片綠地上踢球或遊玩。新興市場以前非常熱鬧，人擠人，一年三百六十五天，天天生意都很好，我爸爸就在那裡做生意，我們就讀大同國小。

那時的大同國小可能是高雄市最大的學校。我記得一個年級都有十五個班。一班六十個人，學生真的很多。我印象最深的小學同學，就是杜聰明的孫子杜武青。那時當然不知道他阿公是那麼偉大的人，但是他每次考試都是全校第一名，我老是排第二，總是趕不過他。他阿公杜聰明本身就很會讀書，應該是遺傳吧？他們家三個兄弟都是全校各年級的第一名，每次上台領第一名獎狀的都是他們家的孩子。他爸爸杜祖智是杜聰明唯一一個在醫學院教書的孩子，那時在高醫藥學系當教授，而杜聰明在高醫當校長，所以杜武青才在那裡讀小學。杜武青最後仍以全校第一名的優異成績畢業，後來去讀高市二中，到了初中，仍舊全校第一名畢業，後來就去台北念建中。

小時候，我就一直覺得杜聰明的孫子怎麼那麼會念書？後來長大了，開始對醫學史有興趣時，我就去追蹤杜武青的下落。我知道他建中還沒畢業時，全家就搬到美國去了，他們沒有留在台灣念大學。直到後來，我念完柏克萊研究所，在美國巡迴演講，到了紐澤西，在一個台灣同鄉場合演講，杜武青來聽，那時才又認出來。我問他後來讀什麼，他說讀數學，沒讀醫學，真的很可惜，他們三兄弟都沒有研讀醫學。所以，出國真的會比較好嗎？其實不見得。在年紀那麼小的時候就去美國，在到處有博士、有頂尖科學家、工程師的環境，個人其實很難有特別出色的表現。如果當初他留在台灣，按照他的成績一定是台大醫科，或許會走醫學這條路也說不定，表現也一定很好，對台灣也會很有貢獻。當然，他們去美國也都讀很好的學校，不是普林斯頓大學就是史丹佛大學，都是數一數二的名校，現在若不是在大學教書，就是工程師或教授，我只是可惜他們沒有人繼承他阿公和父親的衣缽學習醫學。

小學時代，除杜武青以外，我還有一位同學也是高醫教授的小孩，叫做沈國雄。高醫以前有一個皮膚科主任，叫做沈祖杰，我們都叫他「沈皮」，他就是沈國雄的父親。沈國雄他家和我家住得很近，我們常在一起玩。沈國雄當時考上中國醫學院藥學系，沒考上醫科，但他父親一直要他讀醫，所以藥學系畢業後，他父親硬是將他送去日本再重念醫學，他差不多快到四十歲才當上醫師。他去日本後，我們就沒連絡了，後來也是我去日本演講時才又相遇。有時想想，覺得人生際遇很有趣，像這樣的小學同學，一個去美國，一個去日本，而我留在台灣，但最後又分別在我到美國、日本巡迴演講時相遇。現在沈國雄每次從日本回來，就會來找我，大家感情還是很好。

軟心的孩子

小學時代，我的成績就不錯，記得當時我就很獨立，很有個性，大概從小學三、四年級開始，我就不喜歡父母親管我，自己會主動讀書，也因此爸爸媽媽對我也很放心，不太理會我。我大妹小我兩歲，也都是我帶她去上學。媽媽說，我從小就很會照顧弟弟和妹妹，對同學也很好，很會照顧別人。她說，以前我都要求她為我準備兩個便當，不是因為我吃不飽，而是拿去學校分給窮人家的同學吃；媽媽還說，小時候我若看見出葬行列從家門前走過，還會跟著掉眼淚。我想，可能我從小就軟心腸，比較有同情心，很容易受感動。我還記得小時候家裡就有電視，如果看到比較悲傷的節目，我也會哭，一直到現在，我看書有所感動時，也會掉眼淚，看電影也是一樣，我和太太及女兒去看電影，遇到悲傷的情節，她們兩個沒哭，反而都是我在哭。

此外，我也很喜歡讀課外書，小學五、六年級時就看了很多課外讀物，尤其是文學性的書。我喜歡文學其實是受媽媽影響，我媽媽在日本時代是老師，我們小學時，她常會買一些文學著作讓我們讀。那時我常去租書店租武俠小說或文藝小說回家看，連瓊瑤的小說，我都在小學時代就看過了。或許因為喜愛文學的關係，小學我就很會寫作文，都是我代表學校外出參加作文比賽的。

初中，我也是考上高雄二中，當時高雄市沒有一中，二中是最好的學校，那時是省辦高中，市辦初中。初中時代，我的成績也很好，但是我不是死讀書的孩子，不僅能應付學校的課業，我一樣繼續讀很多課外書。而且我很愛運動，初中時，我還是我們班的籃球選手呢！每天放學後都在球場打球，天都黑了才回家。

可是上了初中，我就很有反抗性。那時我們有一位教國文的外省老師很討人厭，只要他上課，同學們就會鬧，吵得他無法上課。我們都叫他「老怪物」，他很生氣，有一次還把我抓到辦公室責罵，說我用台語罵他老怪物，指責我不尊敬師長，因此我被記了一支小過。

舊書攤找魯迅

初中時，還有一位教英文的外省老師，令我印象深刻，叫陳昌裕。他經常上課上到一半就不講課，開始講他們在中國的事情，他是流亡學生，那時中國對日本戰爭，他們這些學生都跟著中央政府到處遷徙，最後他讀西南聯大，再隨政府逃到台灣。他上課時經常講到李政道、楊政寧，說他們是他的學長，後來到美國拿到諾貝爾獎，很優秀等等。他滿腹牢騷，或許看到中國淪陷，不得已來到台灣，大概覺得很痛苦吧！有時課上到一半，他就講張學良的事，甚至還講毛澤東、共產黨的種種，常常說到他們在中國大陸的事情。

在當時，陳昌裕真的是一位很另類的老師。他很自負，還自認他的英語能力比梁實秋還要好。我印象很深，有一次他上課時就說：「你們以為梁實秋的英文怎麼樣？」梁實秋的英文當然很好哇！他還編過英文字典呢！可是他說：「梁實秋應該來這裡坐著跟你們一起上課。不相信？你們把梁實秋叫來，我跟他兩個坐在這裡，你們拿任何一份報紙的社論來，我們當場翻成英文，讓你們看看誰翻譯得好？」當時我心裡就想，怎麼有這麼狂傲的老師？他還說梁實秋的散文寫得也不好，可是我覺得梁實秋的散文寫得很好呀！我讀過他的《雅舍小品》，寫得很不錯呀！結果他說：「那算什麼文章呀！三流作家！那麼，請問誰才算一流作家？第一流的作家是魯迅！」魯迅是誰？初中時的我們哪裡聽過魯迅？接下去他就開始跟我們講魯迅厲害之處。

魯迅真有那麼好嗎？對從小就愛看文學的我來講，很自然就想去找書來看看。於是一下課，我馬上就騎著腳踏車跑到舊書攤去。當時高雄二中在六合路上，靠近愛河那頭，另一頭就是著名的六合夜市，六合路以前不只賣吃的，還有很多舊書攤。一去舊書攤翻翻找找，還真的有魯迅耶！就從這時起，我便經常在舊書攤裡挖寶，像《文星》、《自由中國》這些雜誌都是在舊書攤看的，因此，我開始看很多政治方面的書刊。從此，我的世界開闢出另一片新天地，彷彿突然間開了竅：喔！原來國民黨的教育只講一個片面，還有更多事情，他們沒告訴我們。看了這些書，才知道原來陳老師講的都是真實，不是虛構胡謅，這對我來講是一個很大很大的覺醒。

當然這個時候的我，還稱不上有具體的政治反抗意識，但心裡確實已經覺悟到歷史不是像國民黨教科書的內容，其實還有很多我們所不知道的過去。

南一中遇神父

一九六五年六月我初中畢業，我自己想去讀台南一中，我就跟家人說我要到台南考試，媽媽本來說要去陪考，我拒絕了。那時我就很獨立，我不需要媽媽陪我，自己就能應付。

考完之後，心想我一定可以順利考上，結果放榜那天，我在家裡聽收音機廣播，南一中錄取名單播完了，卻沒有我的名字，台南二中卻播了個「陳永興」，但是准考證號碼又跟我不一樣，怎麼會這樣？慘了！怎麼沒有考上呢？趕緊從高雄坐火車到台南看榜單，一路上一直在哭。到了台南火車站，中華日報報社就在站前，他們有貼榜單，趕快過去一看，有啊！

台南一中明明有我的名字啊。原來是那屆考生有兩個陳永興，另一個考上南二中，我則考上南一中，是廣播電台漏報了。我趕快打電話回高雄，告訴爸爸說我有考上，我爸爸還打電話到電台去罵人，害我白白煩惱一場。

台南一中時代，我又開展另一段新生活。因為家在高雄，到台南就讀，我變成了「出外」，寄宿在新的環境。其實也有人坐火車通學，但是我選擇到台南居住。因為寄宿，讓我遇到一位深刻影響我的人，那就是袁國柱神父。

我住在台南一中旁，天主教耶穌會辦的宿舍，叫做「百達」宿舍。那時管理宿舍的人就是遠從西班牙來的袁國柱神父，宿舍裡住的都是男孩子，有南一中的，也有南二中的學生，他每天就和我們這群高中生在一起。每天清晨六點，他就叫我們起床，要我們早自習、吃早餐，然後去上學。下午放學回來，大家一定打籃球，我本來就喜歡打球，宿舍的球場很好，我們就組了籃球隊，常常和人家比賽。黃昏六、七點，天色暗了，大家才進屋洗澡、吃晚飯，之後他又會要求我們晚自習。

這個階段的生活帶給我幾項很重要的影響：一是讓我發現人世間竟然真的有人可以完全為別人生活，不為自己。像神父，他的薪水很少，生活很清苦，也沒有什麼名聲和地位，他為台灣社會奉獻很多，可是全台灣也沒有幾個人聽過他的名字。他所服務的對象又不是他認識的人，一個西班牙人跑到台灣，一世人就只在照顧這些台灣囝仔，他對學生們真的很好，

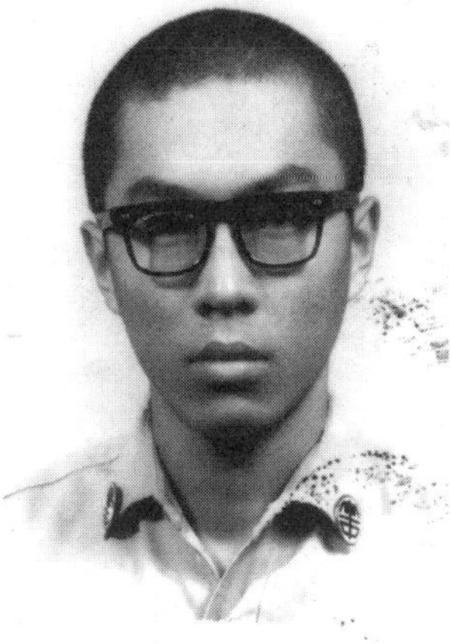

高中就讀台南一中。

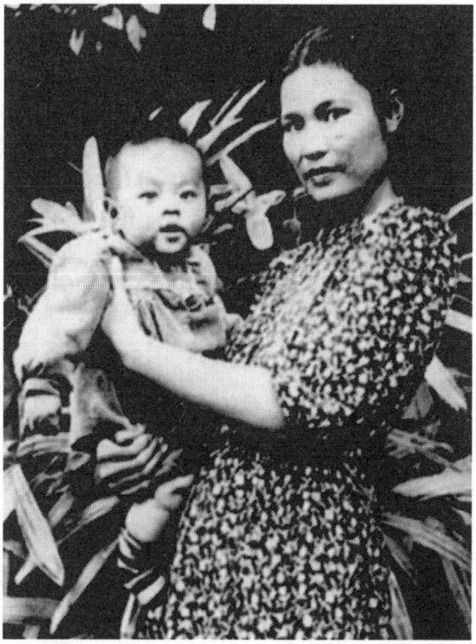

與母親在糖廠宿舍合影。

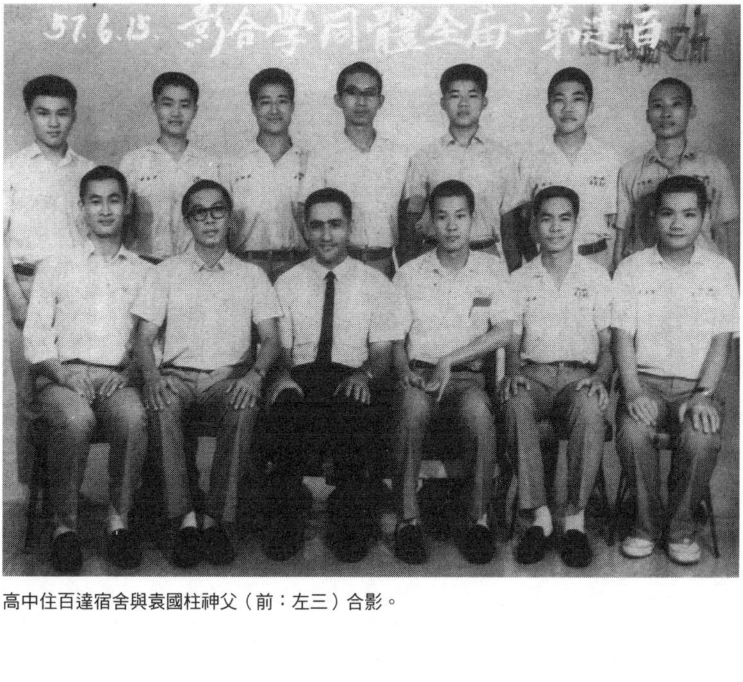

高中住百達宿舍與袁國柱神父（前：左三）合影。

但是這些高中生頂多住三年就離開了。他沒有娶妻生子，所以也沒有家庭生活，他的人生到底在追求什麼呢？當然，他是為了信仰，為了上帝來做這樣的奉獻，但是當時我是真的很感動，原來世上真的有這樣的人，從此就了解到要替人服務不是不可能的事，確實有人做到了。

再來，神父對我還有一個影響，便是每逢寒暑假，他就會帶著我們到原住民的部落，像是屏東的山地門等地，去露營旅行，因此，就有很多機會接觸到原住民，約略了解他們的環境。所以後來大學時，我們就組了一個山地服務隊叫「百達山地服務團」，經常前往原住民部落替他們服務。

另外，神父對我個人還有一個很大的影響就是：他引導我作系統性的讀書。當時我們的宿舍有一間圖書館，因為我很喜歡看課外書，常去借書閱讀，我也常到台南市去買書。可是以前我是想看什麼就讀什麼，沒有系統性。於是他對我說：讀書要有系統，有計劃地讀。譬如說你對台灣文學有興趣，那你應該要有一個書單，上頭列上應該看的書目，比方說，鍾理和的作品、吳濁流的作品……按計劃順序把台灣文學最重要的作家作品，一本一本讀過，讀完之後，還應該寫下你的心得或感想，這就是有系統地讀書。你若喜愛哲學、宗教或科學方面，神父就會幫忙，所以在那一個時期，我就開始接觸宗教方面的書，也讀過一些來台的外國傳教士的事蹟，我發現確實有很多外國人來台灣奉獻一世人，甚至比台灣人還要愛台灣，他們那種精神深深感動我，影響我一生。

內心掙扎選高醫

因為受到神父那種無私奉獻的精神啟發，結果在我大專聯考要選填志願時，就歷經了一番掙扎。要大專聯考時，我爸爸一直叫我要選填醫學院，可是我很不願意，我認為台灣的醫師通常只顧賺錢，不像早期傳教士在做醫療傳教時，那樣地奉獻，所以我非常排斥。我想讀法律，可能是我好打抱不平的個性，而且那時也開始有台灣意識，覺得這個社會很不公平，台灣人受到很多壓制，我想讀法律去替這個社會伸張正義。可是爸爸說：「台灣這個社會根本就是無法無天，你要怎麼讀法律啊？如果讀法律，將來你一定會氣死，你自己會把律師牌拔下來當柴燒掉，那行業是做不下去的。在台灣，你不可能做個有良心的法律工作者。」

我就說那我想去當文學家，因為我很愛寫作，我的作文能力也很好，從小學時代，我就常常代表學校去比賽，我就當文學家好了。可是爸爸認為當文學家一定會餓死，在台灣哪裡有人可以靠寫文章過生活的？那是不可能的事。當時我知道爸爸是從現實的角度去著想，他認為我這種個性假使不讀醫學，將來一定會走投無路餓死。我的性格也不適合去當公務員，因為在官僚體制下，不去奉承、巴結，家裡又沒什麼背景是做不來的，況且我凡事看不慣，必定會很痛苦。他認為當醫師最適合我，不用靠別人，自己就能生存，所以一直勸我要讀醫學院。

但是當時我真的很反抗，他這些考量我都聽不下去，我記得很清楚，要填志願時，我在高雄家裡和爸爸辯了兩、三天，辯到最後，爸爸也很不高興，就說「隨你，隨你去」，氣到不要再和我說話了。媽媽夾在我和爸爸中間也是很為難，她一直都是扮演比較潤滑的角色，她比較溫柔，會體貼孩子的心情。但是她也是說：「沒關係啦！就照爸爸的意思填吧！」我說我不要填醫科，我要讀農學院。其實說實在，我對農學院其實也沒什麼興趣，反正就是不想讀醫學。但是最後，我回到台南後，覺得不應該讓媽媽傷心，那就照分數順序填一填吧！後來果然上了高雄醫學院，我相信我父母是很高興，但是我自己一點都不歡喜，總認為那又不是我自己愛讀的科系。那一年是一九六八年。

史懷哲安靜我心

剛進高醫就讀時，我還是常跑回台南，去找神父及一些台南的朋友聊天，那時經常想要重考，老覺得醫學院實在很無趣。最主要可能也是因為一年級的課程大多是共同科，還是在讀國文、英文，老師的授課內容都是我不太想聽的東西。

這種內心的抗拒一直持續到有一天，我讀到史懷哲的傳記，整個心情逐漸平靜下來。他讓我體會到當個醫師也是可以做很多服務的工作，甚至可以到偏遠的地方，為真正需要的人服務，不一定得像一般台灣醫師那樣只顧賺錢，生活得沒什麼意義。

那時起，我就發現我也可以利用時間，好好去做一些社會服務的工作。對我來說，醫學院的課程不必花費太多時間，有些沒興趣的課就沒去上，其餘的時間我就去參與社會服務，差不多一年級到三年級的課餘時間，我都花在這些服務工作上。

那時雖然家也住高雄，但是我沒住家裡，我從高中起就在外面住慣了，所以我還是在學校附近租房子，反正就是不想回家住。回到家裡，常常和爸爸意見相左，兩個人起衝突，大家都難過，乾脆自己住在外面比較愉快。這樣一來，我晚上就很自由，可以做更想做的事。

一開始，我一年級時，就認養了三個孤兒，很認真在照顧三個孩子，可是到後來卻不曉得要怎樣繼續做下去，我發現孩子們跟你熟悉以後，便開始對你產生依賴，會希望你帶他去玩或陪伴他，漸漸就感到應付不來。那時我們社會學的老師是台大社工系的廖榮利教授，我就去找他商量。他說，這不是你一個大學生能夠處理的，你要把他們送到高雄育幼院去，讓他們住在那裡比較好。我這才覺悟到要幫助別人不能單憑熱情或是意願就行了，也必須要有客觀條件的配合才行。

同時，廖榮利教授跟我說，如果你那麼愛做社會服務工作，那可以去參加生命線的志工服務，那時高雄生命線正要成立，需要志工。要成為志工的話，就必須先去受訓，教你如何面談、接電話的應對要點，如何幫忙要自殺的人等等。經過訓練後，大約是大二起，我差不多每晚都在生命線值班，當時生命線的志工雖然不少，但是能值夜班的人比較少，像是家庭主婦，她們只能值白天班，晚上就要像我們這樣的大學生最適合。

大約同時間，我還到痲痺兒童之家去替那些罹患小兒痲痺症的孩子作復健。這個兒童之家是浸信會所設立的，就位在中正路和忠孝路的路口，那時收了一百多個小兒痲痺症的孩子，我去找牧師說：我願意來幫小孩們做復健，他很高興答應了。於是我去邀一群同學一起來服務，大家分成四組，每組有六人，晚上就輪流去幫孩子們做運動復健，為他們做物理治療，此外還教孩子們功課。這是我開始運用團體組織的方法去幫忙人家。

百達山地服務團

到大學四年級，約是一九七一年，我們就開始組織山地服務團，寒暑假都到屏東縣霧台鄉魯凱族部落去服務，這對我來講是一個很寶貴的成長經驗。

這個山地服務團是跨校性的團體，和一般學校社團不同，我們的成員來自各大專院校。一開始是高中時期百達宿舍的室友們，大家畢業後，紛紛考上不同的大學，但是每年大家都會回去宿舍找神父。有一次我們就討論起要做山地服務，神父就建議不如去屏東的霧台，因為我們高中時就常常去那兒露營。於是神父找了當地天主教的傳教士，一位魯凱族的傳教士杜靜男來跟我們說明當地的情形，之後，我們派兩個人去實地勘查，其中一個是我，因為我要成立醫療隊，另一個叫洪良志，他那時念淡水工商。我們兩個先去勘查地形，走了五、六個小時的山路，走到腳都「鐵腿」了，實地勘查之後，大家就決定試試看。

第一次上山工作之後，我就認為這個服務團要持續下去，不能只去一個暑假就結束了，一個月能做什麼？實質上根本幫不了什麼忙，所以我認為至少要做個兩、三年，今年來，明年再來，今年發現什麼問題，不能解決的，我們帶回山下去找社會資源解決，寒假暑假繼續再來。所以平時在山下的期間，我們也沒閒著，大家一直在集訓，資深的團員就教年輕的，一代傳一代，工作愈作愈多，也愈作愈好，累積的經驗很多，我覺得這些對所有團員真是很好的學習。

接著，為了讓社團持續下去，我們有一個觀念，就是要自己去募款。剛開始我們賣書籤、賣卡片等等，後來決定出版歌本，訓練團員去賣歌本，沒想到這個點子竟然大大成功，我們的歌本暢銷到被很多出版社盜印，去書店一看，《山之組曲》共有幾十種，各種版本都有。當時我們還是學生，也不知有著作權的問題，當然不會想到要去檢舉他們。最主要是那時校園民歌開始在流行了，我們的《山之組曲》又很有特色：一是歌譜配有吉他的和弦，讓

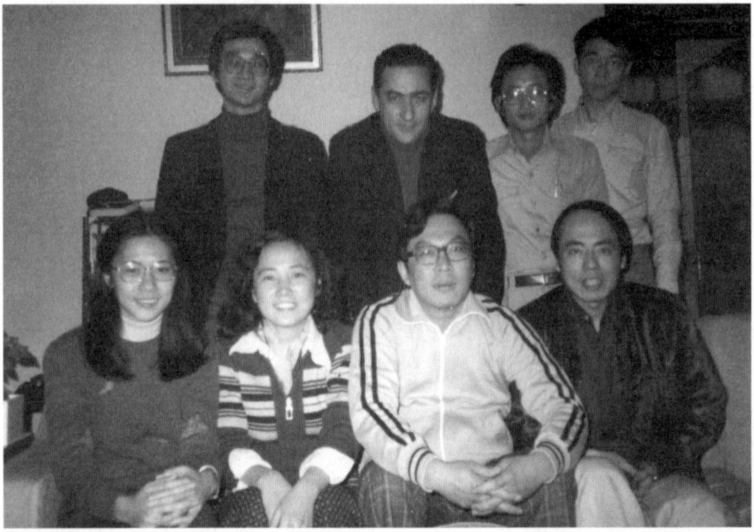

陳永興夫婦（前：左二、左三）與袁國柱神父（後：左二）、百達團團員合影。百達山地服務團，每年寒暑假到屏東魯凱族部落服務。

人家容易彈唱，另一個就是我們收錄很多原住民的歌謠，所以很受當時大學生的歡迎。這本書暢銷到至少賺了二百萬，那時的二百萬元可以買好幾間樓房了，足夠支持我們做十年的工作，當時我們每年寒暑假上山，團員們的花費一年約二十萬，這兩百萬差不多可以做十多年。

後來，我們又決定另編一本新的歌本，叫《海的韻律》，也是很暢銷，還是被盜印。那時為了出書，我們自己成立出版社，出的書就叫「百達文庫」，那時有一些服務團的成員已經畢業、當完兵了，他們就在經營出版社。我後來編了一本《山地服務在霧台》，就是這段工作的紀錄。正因為學生時代就有經營文化事業的經驗和訓練，後來我才敢接辦《台灣文藝》。

在百達山地服務團的工作中，我們結識了不少熱心社會服務的各大專院校同學，這些朋友在畢業後迄今都還有連絡，也都在台灣各角落繼續奉獻服務。最近的八八水災（按：二〇〇九年發生）南台灣受創嚴重，我們去服務過霧台鄉的老團員，大家也都再出錢出力，協助山上原住民朋友的重建工作。我特別懷念當初協助我們上山工作的杜靜男先生，他是原住民的傳道者，口才非常好而且能力很強，他已經過世了，他的小孩作了神父，現在仍服務於霧台天主堂；我常覺得原住民優秀的人才並不比平地漢人來得差，他們只是生長在不同環境，沒有機會做更大的表現。

醫界報人吳基福

大學五年級以前，我和一般大學生真的不太一樣，我不曾參加舞會、郊遊，這些我都沒有興趣，我都在做一些和外面的社會比較有關係的事，做我自己覺得有價值、有意義的事情。但是五年級開始，我就很認真地念書，因為五年級起，就得念臨床的科目，開始要去醫院見習，六年級、七年級就得接觸患者、照顧患者，我感覺到這些科目很重要，不好好念不行。大學前四年，我做社會服務工作時，內心有很多感觸，就開始寫文章，大都是比較偏向關於社會服務方面的探討，到了六、七年級開始接觸病人以後，內心有很多的感觸和反省，更是大量寫作。

那時吳基福辦了一份報紙《台灣時報》，有一版是醫藥版，我常常寫文章投稿，後來我在《台灣時報》就開個專欄，叫「醫師的話」，一個禮拜寫一篇文章，後來集結出版成《醫師的話》。那時《台灣時報》都邀請一些大學的學者來當主筆，他們有一個主筆會議，每個月開一次會，那時候雖然我還在念書，也被邀請去開會。他們的年紀都比我大很多，在社會上也都很有成就，每個月開會時，他們都在討論國內外發生的重要事情，那段時期我從他們的言論裡也學到很多東西。

吳基福當時是立委，又辦了報紙，我覺得他很有醫師知識分子的抱負。當初的《台灣時報》可說是醫界辦的報紙，那時吳基福是醫師公會的理事長，他邀了全台灣的醫師來做股東辦報紙，四、五十年前他就有那種遠見，知道媒體是很重要的，要用媒體的力量來影響社會，教育民眾。《台灣時報》其實是台灣第一份有醫藥版的報紙，那時候《民生報》還未出現呢！很可惜，他後來去海外投資《遠東時報》，在海外要辦中文報紙是很困難的，最後虧損很多錢，因此影響到《台灣時報》的財務，最後只好賣給王玉雲家族。

吳基福對醫界的貢獻也很大，除了推動醫師法的通過，還因為他本身是第一個做眼角膜移植的眼科醫師，所以他在立法院還推動臟器移植法。此外，因為要做眼角膜移植，他還成立血庫跟眼庫。我認為在台灣醫師裡，他是很有現代化眼光的一位，他知道要如何透過組織和立法去影響政策，然後去保障民眾的健康和權益，這一點很不簡單，對台灣社會的公益事業也很有貢獻。另外，在藥害救濟方面，他也幫助一些受到藥害的病人。那時外國藥廠有一種藥叫「沙利竇邁」，會導致胎兒畸型，他就替受害者去控告外國藥廠，後來贏了官司，得到很多賠償，我覺得他是個很有正義感的醫師。他雖然是國民黨員，但是他講求專業，不講意識型態，論事都從公共事務的角度切入醫療衛生的領域。我認為台灣醫界人士在制訂法案、主導輿論和社會運動中，他算是一個很成功的例子。

媒體朋友俞國基

因為在《台灣時報》投稿的關係，我認識一批媒體界的朋友，像是俞國基、陳冷夫婦等。那時俞國基是《台灣時報》的總編輯，陳冷是副刊的主編，因為和他們熟識，有時會去他們家聊天。當時《台灣時報》有幾個記者是高雄師大國文系畢業的，我和他們也都認識，到現在三十幾年了，大家還是很好的朋友。這些朋友最轟轟烈烈的時候是他們去了《台灣日報》那段期間。這份《台灣日報》是戒嚴時代發行的，當時立法院還沒全面改選，裡面由台灣人選的增額立委沒幾個，全都是中國大陸過來的老立委，根本沒有質詢，也沒在做事，當時台灣民意最大的反映機關是省議會，因為省議員內全部是台灣各地選出來的，很充分地反映台灣的民意，而且那時黨外民主運動開始茁壯，有很多很優秀的省議員，從古早的五龍一鳳，到後來的許信良、張俊宏、林義雄等人都是。因為《台灣日報》就在台中，他們用最大的篇幅報導省議會新聞，所以備受矚目，到最後《台灣日報》還被王昇逼到被迫改組，叫一些人退出報社。當時陳冷和俞國基因為得罪當局，只好逃到美國去，到了美國後，他們還是繼續在報界工作，我去美國讀書時，也和他們有連絡。

俞國基有一段時間在美國的《中國時報》工作，後來中時因為得罪蔣經國被關掉了，俞國基就回來台灣，去《中國時報》做副總主筆，滿受器重的。而陳冷就沒在報社工作，自己寫文章，出過幾本小說和散文。俞國基後來去《自由時報》，現在還在任職，所以在台灣的報界，他是一位很資深的報人，從年輕到現在，四、五十年都在報社，幾乎台灣重要的報社都待過了。我覺得他是一位很有道德良知的新聞工作者，他都寫社論，很少用本名發表文章。

和《台灣時報》同時期，還有另外一份《民眾日報》，是李哲郎他們辦的，他邀了一些黨外的筆陣來參與，像陳少廷、林鐘雄、鄭欽仁等人都曾經幫他們寫過稿。在高雄，《台灣時報》和《民眾日報》兩家報社的記者會跑來跑去，所以我也認識很多《民眾日報》的人，其中有幾個比較有名氣的，一個是李旺台，另一個叫黃忠霖，在高雄時我們常連絡。

郭楓和阿米巴詩社

因為我愛寫東西，所以我在學校內也辦學生刊物《南杏》和《高醫青年》。也因為辦刊物寫東西，讓我有機會認識很多特別的人，郭楓就是其中之一。郭楓是一個文學作家，曾在台南女中教書，我會認識他，就是因為台南女中有人考進高醫，偶然拿了我們的刊物給他看，他看到我寫的文章，覺得我很有勇氣，在校園內竟敢寫那麼批判性的文章，表示很想認識我，因此透過他的學生來約我見面。我還記得第一次和他見面是約在高雄火車站內的鐵路餐廳，一見面，大家一見如故。

那時高醫有一個社團叫「阿米巴詩社」，詩社內有一群朋友和我很好，他們很愛寫詩，常常有一些討論、座談，我也會跟著去參加。但是我總是笑他們，說全台灣有二千一百萬的詩人，究竟有哪一首詩讓人想到就念得出來的？根本沒有嘛！寫那些詩根本沒有人會看。我認為做詩人要先會思考，對社會不了解，就沒有自己的思想，只會寫一些風花雪月，根本是沒用的東西，所以認識郭楓後，我曾邀請他到阿米巴詩社演講，就從那時起，一直到現在，我們已是三、四十年的老朋友了，感情一直沒有變。

我覺得郭楓是一個很難得的外省人，他是遺族子弟，父親是黃埔軍校畢業，但是國共內戰時卻跑去當和尚，差點被砍頭。所以郭楓從小就念遺族學校，遺族學校的校長就是蔣宋美齡，那時因為對日戰爭的關係，這些遺族就跟著政府到處流亡，最後來到台灣，變成流亡學生。他在學生時代就很愛寫東西，但是戰後有一段時間都得寫反共文學，他不愛寫那種題材，就被視為眼中釘，於是他脫離那個環境，自己跑到台南念書，後來在台南教書。之後他也去補習班教書，經濟狀況變好了，就開始一直辦文學刊物，而且不間斷地辦，現在他七十多歲了，還是不忘年輕時代的文學夢，他辦的最出名的刊物就是《文季》，他有個出版社叫新地出版社，都是出文學性的書。但是他每次辦刊物都虧錢，沒有一次能持續存活的，辦個兩、三年，沒錢就倒了，可是只要一有錢，他就繼續經營。後來，他有一段時間回去中國，也在中國辦出版社，同樣是失敗，加上無法認同共產主義，所以又跑回來台灣。

我從年輕時認識他到今天，我覺得不管他的政治想法如何，那都不重要，我欣賞他的是他對文學的一往情深，從年輕到老，不改初衷，像他這樣對文學死心塌地的人真的很少見。他自己的生活很儉樸，現在沒工作沒收入，他說一個月約一萬多元就可以過活，三餐自己煮，不曾出門遊玩，每天就是念書寫作和辦刊物。在文學上，他有一些觀念或是他對文學那份熱愛執著，其實也影響了我們高醫這群人，尤其是對阿米巴詩社那群人，他對他們的批判或對全台灣新詩界的批判，都帶來滿大的衝擊。他認為文學應該要很素樸，寫作應該腳踏實地，不要譁眾取寵。他最看不起那一些御用文人，覺得他們依附當權，淨寫一些讓年輕人迷失的東西，他認為文學就是應該要為人生、為社會而寫，不該屈服於勢力、為當權所用。他真是一個很有趣的人，在我的學生時代一直和我們有往來，可說是我在大學時代對我有所影響的一位校外老師。

畢業後，阿米巴詩社那些朋友，也有很多變化，大部分的人都不再寫詩了，但是仍有人繼續寫作、繼續關心社會，像王浩威、李宇宙、曾貴海、江自得，他們至今仍創作不斷。我和阿米巴這群朋友，也是從學生時代一直延續到現在，我們現在有個台杏文教基金會，那是我一九八三年拿到台美社會服務獎後，邀請他們一起創立的一個關心台灣本土社會和醫療環境的基金會。這群朋友也是很可愛，大家從學生時代至今都三、四十年了，但是還維持著學生時代的那種熱情、對社會的關心、對文學的喜愛，一點都沒有減少，不管他們是哪一科的醫師，都有濃厚的人文關懷。

熱愛鄉土黃春明

大約也是這個時期前後，我還認識另一個很有趣的朋友，對我影響也很深，那就是黃春明。那時台灣鄉土文學運動方興未艾，黃春明的小說開始受到重視，我讀了他的作品很受感動，就主動和他連絡，邀請他去高醫演講，之後就成為很好的朋友。他那時住在北投奇岩山莊，我每次來台北，他總騎著一台速克達來車站接我去他家，因為他家很小，他又有太太和孩子，所以我都睡客廳、打地舖，可是我們兩個經常一開講就講整晚，有時聊一聊就一起在客廳內睡著了。我覺得黃春明很會講故事，他對台灣社會裡的小人物、農村生活等等觀察入微，平常我們不會注意到的事物，他都可以看到別人無法察覺的意義，我真的很佩服他那種小說家的敏銳。後來愈來愈了解他，才發覺他那一代的知識分子很不簡單，他是師範體系畢業，因為很搞怪，所以常常受到壓迫，從學生時代就很叛逆，但是他很能獨立思考。我還發現他很愛念書，家裡書堆積如山，而且不只是文學，社會、經濟各方面都閱讀，甚至他還讀日文書，吸收很多國外的東西，也有自己很獨到的看法，這對還是學生的我來講，也是一個很大的影響。

黃春明很愛攝影，外出總會背相機四處拍照，他以前曾做過一個電視節目《芬芳寶島》，有點類似後來吳念真做的《台灣念真情》，專門介紹台灣各鄉鎮的風土人情，後來百達山地服務團要上山時，我約他一起去，他就在山上到處攝影。我記得他曾做過一首歌，歌名叫〈鄉土〉，弦律很好，詞也很簡單，但是很感動人，所以我們編《山之組曲》歌本時，這首歌就放在第一首，那時有很多大學生在唱，可惜在台灣不流行，沒有變成流行歌。

另一個有趣的故事是，我要出版《山地服務在霧台》時，文章都準備好了，想找幾張照片配圖，本來想要黃春明去山上拍的照片，結果他帶我去找一個正港的攝影家，從日本留學回來的一位專業女攝影師，叫王信，黃春明知道她拍過很多原住民的照片，就主動帶我去。去了之後，王信也沒講什麼，就拿出一堆照片來讓我挑，我差不多挑了十張。我那時還是學生，根本沒想到要問她需要多少錢，結果王信自己問我要付多少錢，我當場傻掉，楞在那裡，不知道要怎麼回答她，很尷尬。黃春明看到這情景後，就對王信說：「多少錢我給妳啦，不要捉弄學生啦。」結果黃春明自己掏腰包替我付錢給王信，當時的我真的不知如何自處。但是王信當場對我和黃春明說：「我的相片那麼便宜嗎？你們買得起嗎？」接著她還教訓我和黃春明一番，說：「你們這些寫作的人，總是認為你們寫的書最偉大，而攝影家的作品只是陪襯，是附屬品，不值錢。」又說：「我每一張照片都是無價之寶，是藝術品，一張相片也可以賣一百萬啊，若是喜歡，一百萬也有人來買，你一張相片要給我多少錢？」「當然，我高興的話，不要錢也可以給你們用！」

這一席話對我來講，真是一場很大的學習，簡直是當頭棒喝，她的意思是說：你是小說家、你是醫師，你認為你的工作就是最重要、最好的，而我的攝影作品就只能當陪襯。其實我的每一張照片都是一個完整的作品，就等於你的一本書啊！我覺得她講的也很有道理，是一個專業的人對自己的專業的看重，她堅持一個藝術家、攝影家的專業尊嚴。當然，你若是我的好朋友，我也可以讓你免費使用，可是，如果要講價錢的話，就不能隨隨便便。何況這個猴囝仔挑了照片就要走，隨隨便便就要把照片放在書中，豈有此理？當時我認為我們都在做服務、做奉獻，出這本書也不是要賺錢，只是想讓更多的大學生來做社會服務，從社會服務中學習而已。這對我真的是很寶貴的一課，後來我沒有再遇過王信。但是從學生時代到現在，我和黃春明一直保持著很好的友情，我還是經常邀請他演講，希望更多人分享他的觀察和想法。

結識台大學運的朋友

因為辦刊物的關係，我常常看校外的雜誌，就在那個時期，我認識了台大那一群在辦刊物的人，其中之一就是陳玲玉和洪三雄他們這對夫婦。他們那時是台大法律系的學生，他們辦了一份刊物叫《台大法研》。那時我妹妹在台大念經濟系，經濟系和法律系都在法學院，我上來台北一定會去找我妹妹，有一天她就拿他們的刊物《台大法研》給我看，裡面有些文章很具批判性。那時最讓我感到興趣的是他們在辯論中央民意代表全面改選的問題。這個問題產生，簡單來講，就是國民黨既然退出聯合國，它就不能代表中國，而立法院、國民大會裡面的中央民意代表通通都是中國各省的代表，一直沒有改選，這樣與現實不符。所以那時有個呼聲，要求中央民意代表全面改選，那就是《大學雜誌》最先提出來的，主張最強力的人就是陳少廷。那時《台大法研》就辦了一個中央民意代表全面改選的辯論會，邀請陳少廷跟周道濟雙方辯論。陳少廷當然主張全面改選，而周道濟是較保守派的，代表國民黨的學者，主張不用全面改選。像這樣的活動在那個時代根本就是在挑戰國民黨禁忌，在白色恐怖年代，只要碰觸到這類話題的，大概都被抓去了。當時我就覺得台大的學生好有勇氣喔！敢去碰這種議題。所以看了這些文章後，我覺得很興奮，就主動去找陳玲玉和洪三雄，和他們認識。

台大還有另外一份刊物也很進步，就是《大學新聞》，負責發行的就是孫慶餘，當時他是台大哲學系學生，另外還有幾個健筆，像台大醫學院的楊庸一、王溢嘉，他們都很會寫文章。那陣子他們常常在嗆馬英九，馬英九當然是國民黨的學生代表，那時是台大代聯會主席，他父親馬鶴凌是國民黨知青黨部主委，大家都知道他父親在培養馬英九從政，甚至已經有馬英九以後要當總統的說法出現。那時國民黨集團自有一批他們的接班人，但是我們在野的學生一點也不覺得自己比他們差，而事後黨外的運動、民進黨的成立以及民進黨取得執政權等等歷史進程，也證明我們一點都不比馬英九他們那批國民黨極力培養的人才遜色。我們沒有資源，在戒嚴時期，還要冒著去坐牢、被退學、被記過的危險，卻仍然創出一片天；而他們受盡栽培，一路平順，實際表現卻平凡無奇，兩者實力由此即可高下立判。

那時台大校園內，台派子弟和國民黨那批學生雙方就經常在辯論，辯到最後，就演變出另一個很大的校園論戰——「台大民族主義論戰」。民族主義論戰，其實就等於是統獨論戰，統派代表主要就是王曉波，那時他是台大哲學系的老師，他之外就是陳鼓應和馮滬祥等人。台派這邊主要就是孫慶餘、楊庸一、王溢嘉，還有一個叫洪清森，再加上法學院這邊的洪三雄、陳玲玉和林嘉誠、周弘憲。那時的學運，就是一九七〇年代的學運，當時正逢國民黨被趕出聯合國的時期，全台風雨飄搖，於是陸續掀起保釣運動、鄉土文學論戰、台大民族主義論戰、全面改選中央民意代表議題，這些都是震撼當時大學校園，而且最受關注的議題。

台大這批人和我都是差不多年紀，想法也接近，大家又都在辦校園刊物，我去找他們，大家很快就熟成一片。也因為他們，我才認識陳菊，她當時還在世新念書，因為她是郭雨新的祕書，常常有機會拿到一些禁書，這些禁書就會傳到台大這群同學手上，然後我又從他們手上拿到複本，再拿回高雄、傳去台南給其他同學看，不知不覺就讓這些思想在南部擴散。

校外的人際網絡

那時候，孫慶餘、王溢嘉、楊庸一，三人租房子住在一起，我來台北時就會去他們那兒，因此人家都熟識。孫慶餘後來去了美國，許信良流亡到美國時，在洛杉磯辦《美麗島週刊》，他因為在台灣辦《美麗島雜誌》被通緝才逃到美國，在當地又繼續辦《美麗島週刊》。而《美麗島週刊》有三位最重要的筆手，一個就是孫慶餘，另外兩個是陳芳明和胡忠信。我去美國念書時，若去洛杉磯就會去找他們，孫慶餘在台灣時我就已經認識，陳芳明和胡忠信是我到美國後才認識的。楊庸一自台大畢業後去做精神科醫師，再去市立療養院工作，後來我會去市立療養院工作，就是楊庸一介紹的。王溢嘉的文筆非常好，台大醫科畢業後，他沒有執業，一直在編《健康世界》，寫文章、翻譯書籍，出版很多書，後來自己又成立了一個出版社，叫「野鵝」，「野鵝文庫」曾出版一系列好書，有翻譯的，也有他自己寫的，他的著作很多，他是棄醫從文，只靠出版文學作品在過活，是個很有意思的人。

我和王溢嘉、楊庸一認識後，我又認識了後來成為肝炎名醫的廖運範，當時他們一起在辦《當代醫學》。他們這群人真的很令人「感心」，我們以前讀的都是外文的醫學雜誌，他們就強調醫學要本土化，要有自己的醫學刊物，才會去辦《當代醫學》。《當代醫學》出版沒多久，他們又說為了要讓一般民眾也能看得懂，所以又辦了《健康世界》，由王溢嘉做總編輯，王拓做總經理，因此我才認識王拓。我記得王拓為了推銷《健康世界》來高雄找我，拜託高醫這邊的同學利用暑假期間幫忙去推銷《健康世界》。

王拓在鄉土文學論戰時期也發表一些作品，後來因為參加美麗島事件，被國民黨抓去關。王拓是《夏潮》雜誌的幾個核心人物之一，所以早期他和所謂的左派人士比較有來往。《夏潮》內我所認識的就是鄭泰安，他也是精神科的醫師，念台大時就和楊庸一他們一起寫文章，所以我在學生時代就和他熟識，他在《健康世界》也寫了不少文章，翻譯不少作品。

鄭泰安其實也是個才子，後來娶了蘇新的女兒蘇慶黎為妻，鄭泰安本來應該不是統派思想的人，但是他有社會主義的浪漫情懷，所以很支持她。其實《夏潮》是蘇慶黎在主導，出錢的是鄭泰安，他把當醫師賺的錢都拿給她去辦《夏潮》。不過後來兩人離婚後，鄭泰安就去英國留學，回國後，他自己就說對共產主義的幻想已經破滅，因為英國是社會主義的發源地，但是他去英國一看，發現歐洲的社會主義根本都已經修正了，所以他回來後就不再參與政治，專心做研究，現在在中央研究院做研究員。

《夏潮》裡面有一群人，給我的印象也很深，其中有一位王津平，是淡江大學的教授，李雙澤和楊祖珺是他的學生，他們也強調社會服務和鄉土，但是他們的專長是音樂方面，所以提倡要唱自己的歌，這是一九七〇年代民歌運動的由來。王津平發現我去霧台做山地服務的工作很踏實，就邀請我去淡江的山地服務社團演講，之後和我也變成好朋友。王津平和陳映真很好，因此我也認識了陳映真，而黃春明和陳映真也常來往，郭楓和他們也互有往來，雖然我和他們的意識型態不太一樣，不過也都能互相尊重。

《大學雜誌》陳少廷

那時對大學生影響最大的一本雜誌，其實應該就是《大學雜誌》。當時陳少廷是社長，張俊宏是總編輯，許信良也常在《大學雜誌》寫文章，包括李登輝那時也都在上面發表文章，討論農業經濟方面的問題。那時張俊宏和許信良是少數幾個國民黨內改革派的年輕人，我記得他們出過一本書叫《台灣社會力的分析》，那本書也影響到當時很多大學生，他們分析台灣社會結構和社會力，探討一些台灣的問題，說國民黨若沒改革，一定會被社會挑戰。後來許信良就親自扮演了挑戰國民黨舊體制的角色，結果被國民黨開除，變成無黨籍，之後他出了一本《當仁不讓》，就去拼桃園縣長選舉。他們這幾個人的文筆都很不錯，對大學生發揮相當大的啟蒙作用。

《大學雜誌》也接受各大學的學生投稿，我也曾投稿過，所以那時的《大學雜誌》集聚了很多知識分子，而且他們也經常舉辦學生的座談會，探討很多議題，像是校園民主化、言論自由等等，啟發了很多人，我也是因此認識前面所說的那一大群朋友，因為《台大法研》、《大學新聞》，他們和《大學雜誌》的朋友都有來往。那時《大學雜誌》實在是一個平台，讓各大學內較有反抗意識或覺醒的學生有一個認識及串連的機會。事實上，也是從那時候開始至今，我和台大那一群人都還維持很好的感情。

我印象最深的是陳少廷。那時他住在台南，所以我常騎摩托車去找他，也會找朋友、高醫的同學和學弟一起去。陳少廷很健談，很會分析台灣的政治，他還說了一大堆我都沒聽過的人，「蔣渭水」、「賴和」這些醫界前輩的故事，我最早都是從他那邊聽來的，對我的啟蒙很大。我覺得陳少廷是一個很有學問的政治學者，但是很可惜，一直都沒機會在大學教書，因為他也是大學時代就被國民黨列為「黑名單」。我知道本來他台大政治研究所一畢業，台大有給他聘書，讓他到台大政治系當講師，可是國民黨馬上把他捉去，捉去後就逼他把聘書交還給台大，放棄到台大教書才肯放他回來，目的就是不要讓他教書。後來《大學雜誌》停刊後，他只在幾家報社：《台灣時報》、《民眾日報》、《自立晚報》寫稿，之後他還寫過一本《台灣新文學運動簡史》，他不是文學家，卻是第一個寫新文學運動的作家，只是真的很可惜，始終無法進入學術圈內。

唯一一次他想要從政，就是去選監察委員，那時代的監察委員是省議員選的，郭雨新也參加競選，那次我還帶一群同學一起到省議會聽他們發表政見及演講，他的演說實在很令我感動，很有歷史感。那時國民黨用盡所有力量要封殺他們，反正國民黨提名的一定要全數當選，黨外的一個也不能當選。結果郭雨新零票，這對郭雨新來講，是很大的打擊，因為郭雨新是省議會五虎將，省議員都是他的同事，他在省議會好幾十年，票數投出來硬生生就是「0」，一票也不敢投給他，國民黨壓得很緊。但是破天荒，陳少廷竟然拿到一票，他那票是張賢東投給他的。張賢東是當時雲林縣黨外的省議員，就這點來看，他也是一個很不簡單的人物，但是後來不知為何就銷聲匿迹了，但是在那個時代，他竟然敢投給陳少廷，這一票就值得寫上歷史紀錄。其餘所有的票都被國民黨收買，那時省議員裡面也有余陳月瑛，她也不敢投給郭雨新或陳少廷，黨外省議員全部被壓得不敢亂動。我對這場選舉印象非常深刻，完全體認到國民黨的可惡和可怕。

關於陳少廷和張俊宏還有一個小故事，本來他們兩個都在《大學雜誌》，剛開始時大家的感情都很好，後來也不知道為了什麼鬧翻了。我記得有一次張俊宏要回去南投選省議員時，陳少廷對張俊宏很不滿，就寫了一本罵他的小冊子叫《政治蒼蠅的嘴臉》。國民黨見獵心喜，就拿去大量散發，結果張俊宏反因為這本書而聲名大噪，不然本來沒有人認識他。陳少廷寫這本冊子時，我覺得很難過，一直去阻止他，叫他不要做這件事，我認為不管張俊宏有多不對，他現在正在和國民黨車拼，陳少廷散發這個，大家會對他很不諒解。我甚至還大清早跑去康寧祥家，叫他出面去阻擋陳少廷，不要發這小冊子，結果也是擋不住。

我是一直很惋惜陳少廷，他對台灣的民主化是很有貢獻的，可是他一直鬱鬱不得志，沒有書可教，也沒有一個可以真正讓他發揮的工作，實在是很可惜。

衝撞不自由的校園

因為我自己也當選高醫代聯會主席，同時又在辦刊物，經常有機會在校園裡演講，也會邀請外面的人來演講。但是那個時代的校園根本是不自由的，不管你要辦什麼活動，都得經過教官那一關，必須要他同意才行；出刊物也是一樣，文章送印之前要先送訓導處審查，審查者都是教官。本來我對這種不自由的現象就很反感，所以我的刊物從來都不送審就直接印。我如果要請外人來演講，教官都不准，但我也一樣照辦不誤。以前學生辦社團活動，若去申請，經過教官同意，學校都會補助經費，我就偏偏不去申請，要請人來演講或者出刊物，我就自己去募款，他們就是控制不了我，我變成讓校方最頭疼的一個學生。當時的我實在很搞怪。前陣子一個老朋友才講起一個小故事，他說在學校時，我真的很大膽，經常帶他們去做一些違抗校方的事，有一次我還帶一群人去旗津吃海產，喝啤酒，之後回去高醫校園，我還對著蔣介石的銅像灑尿哩！我都忘記了，但是想想也是很有可能，因為那時我對國民黨很反感，對校方來講，真的是一個很搞怪的學生。

就是這樣，到最後學校終於受不了，一直要記我過、要我退學，偏偏當時的學生都很支持我，最後他們記我兩支大過，讓我瀕臨退學。其實他們本來是要把我退學的，那時我在《南杏》第十八期寫了一篇〈南杏十論〉，批評學校和當時的教育制度，刊出後校方非常生氣，決心要把我退學，但是他們不是用這篇文章來記我過，他們用一篇我同學翻譯的文章來扣我帽子。那時尼克森到中國去訪問，是國際間很大的新聞，有很多相關的報導，其中有一則關於「針灸」的報導，內容大致是說尼克森去訪問時，中國人就展現針灸給他看，美國人很驚奇說這招還真的有效，只要針灸麻醉，開刀都不會痛。但是那篇報導其實是在諷刺中國人的教條主義，因為那篇文章裡說，有一個病人被針灸而開刀不會痛，但手上拿一本《毛語錄》。記者問這個病人說，你真的不痛嗎？他說，我有《毛語錄》就不怕痛！針灸有效，你就說有效，結果你說是《毛語錄》，那就不是真話了，這個美國記者其實是在諷刺中國人將科學和政治混為一談。我同學就翻譯這篇文章，發表在《南杏》上。那個時代，你只能用毛××，不能寫毛澤東或者毛主席，可是我就照他的翻譯直接印出來了，我想這是科學的內容，是美國人寫的，又不是我們自己寫的，結果訓導處就利用這篇文章，說我們「為匪宣傳」，在那個時代，「為匪宣傳」是很不得了的事情，所以訓導處開會說要把我退學。那時警總也來了，調查局都約談，整個學校氣氛很是緊張。

慘遭退學的李筱峰

那時候，學生因為這樣被退學或被捉的例子不在少數，我熟識的朋友李筱峰就是其中之一。李筱峰是被政大退學的，因為他在《大學雜誌》寫了一篇文章批評政大，當時政大校長就是李元簇，李元簇當政大校長後，第一個就拿李筱峰「開刀」，這個事件，我印象很深。李家在台南，筱峰是台南二中畢業的，我們在高中時並不熟識，後來他讀政大，我讀高醫時，我們都在《大學雜誌》寫文章，陳少廷他們辦座談會時，我們遇到就一見如故，所以如果他回台南，我就會去看他。他被退學回家，也是被家人罵到臭頭，他很鬱卒，我就從高雄騎摩托車去找他，和他參詳接下來要怎麼辦？我鼓勵他說：「不然就重考啊！」後來他就重考上淡江大學。李筱峰後來還遇到一連串的事情，在戒嚴時期，很多事情是一般人無法想像的。

另外，一群成大的朋友也因辦刊物等等類似的事情被退學，不僅如此，還被捉去關。我和他們也是因為《大學雜誌》認識，剛開始也常一起討論學運，後來我鼓勵他們去幫蘇南成助選，那時蘇南成是黨外人士，他反國民黨。學生去幫黨外人士助選，結果就不得了了，他們已經讀到大四，聽到風聲說要捉他們，就跑來高雄我租的房子躲，我就照顧他們，一直躲到畢業典禮那天，想說應該沒事了，就回去參加畢業典禮，結果在畢業典禮被帶走，成大好幾位學生就被捉去關。

我那時想，我都讀到六年級了，如果真的被退學也是很可惜。幸好最後訓導處開會時，其中有一位老師替我說話，他說這個學生不可能有共產主義的思想，所以最後我被記了兩支大過。有趣的是，學校記我兩支大過，竟然不敢貼出來，他們知道我在學生間很有影響力，怕引起學生聲援，一直到暑假才公告出來，貼上佈告欄兩天就又撕下來。

很久之後，我才知道那時扣我帽子、要修理我的人之一就是後來也當過高醫校長的謝獻臣，是寄生蟲領域的教授，那時是高醫的教務長，後來謝獻臣當上高醫的校長，所以我畢業以後，要回高醫都回不去，高醫封殺我不讓我回校園。我本來要回去當住院醫師，很多科都要我，但學校說不行，就是謝獻臣的原因。甚至於，後來高醫的學生社團，像《南杏》、《高醫青年》，還有我組織的服務性社團的學弟、學妹要邀請我回去演講，學校就一律不准。但是後來我寫《台灣醫界人物誌》、在高雄成立高雄醫史館時，還是把謝獻臣收錄到裡面做一個代表性人物。我的高醫學長吳樹民參觀醫史館時，看到謝獻臣也被列名，他就說：「永興，你還真有度量，這個傢伙在學校時把你修理得很慘，差點就被退學……」我就說那是私事，我選三十位醫界代表性人物時，是以整體台灣醫學界來思考，不曾去想他和我的關係如何，謝獻臣確實有代表性，他做寄生蟲研究是真的做得很好。另外，他當WHA顧問、也去非洲做了很多工作，我覺得這些也是應該給予肯定的。

初次涉入政治與康寧祥

總之，我在高醫七年，可說是讀得轟轟烈烈。那段時期，做了很多事，也涉及校外很多活動，從事很多服務性工作，寫了很多文章，參與學運，也交到很多以後參與民主運動的朋友。此外，政治上的直接參與，就是去為康寧祥助選。

我認識康寧祥是因為洪三雄、陳玲玉這群台大學生的關係，當時他還是台北市議員，準備要選立委。我印象還很深刻，有一次我去台北，洪三雄和陳玲玉就帶我去找康寧祥，大家相約在北投的一間破屋，後來聽說這間破屋是陳逸松的舊厝「白雲山莊」。那晚台北下著傾盆大雨，我們從北投車站到達破屋時，全身都濕透了，但是我們在那兒講了一整晚，聽康寧祥準備選立委，如何挑戰蔣經國，哇！愈聽愈興奮，那些真正是台灣人的願望。

後來康寧祥、張俊宏和黃信介開始辦《台灣政論》，有一次康寧祥來高雄，我去一家旅館找他，那天他也跟我談很多話，接著就拿很多《台灣政論》訂單給我，要我在校園內幫忙推銷，我就四處推銷，要人家訂閱，可是當時這份雜誌每期一出來就被禁，因為每篇文章都很刺激，他們所寫的東西在在挑戰那個時代的禁忌。那時為了推銷雜誌，我還安排張俊宏、姚嘉文、康寧祥來學校演講，當然學校是不准的，當時他們是被列為「四大寇」之類的恐怖分子，可是學校不准，我也照辦不誤。

那時候我覺得康寧祥很有勇氣，膽敢挑戰威權。他的質詢最讓我震撼的是他敢直接對蔣經國質詢，他說國家的社會福利經費都用在照顧榮民，一般台灣人都沒受到照顧；他甚至還質問國防經費怎麼花掉的？在黨外的時代，他算是第一個挑戰國民黨威權及禁忌的人。

康寧祥選立委時，我也去幫忙，那時當然還不敢站在台上，都是做幕後的工作，做文宣、做傳單等等。我在學生時代就開始做這些了，說起來也的確參與得很早。畢業後我到台北工作，因為辦《八十年代》的關係，更加順理成章幫他助選，他有幾次的參選文宣，都是

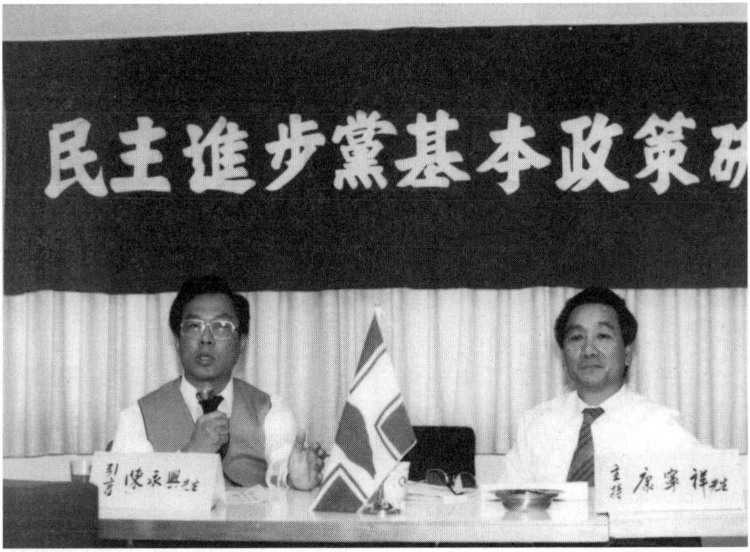

與康寧祥主持基本政策研討會。

我們替他做的。有一次選舉，我們還幫他出選戰快報，好像辦報紙一樣，每日出刊一張快報，像報紙一樣四大頁，也有專門的採訪記者。那時我拉李筱峰來幫忙，還有大學時代認識的幾個成大朋友，其中一個是王伯仁，他剛當完兵時，我介紹他去《台灣日報》工作，變成跑省議會新聞的記者，我也把他拉來替康寧祥畫選戰快報。那時選戰快報裡甚至還有評論文章等等，但是因為沒有登記，怕被查扣，所以得在印刷廠內跑來跑去，很怕被警總沒收，功虧一簣。

美麗島事件之後，《八十年代》改成《亞洲人》、《暖流》我都還有幫忙，之後我去接《台灣文藝》，後來又出國去，回來就做人權運動，和康寧祥漸漸就比較沒有互動，等到我去花蓮參選時，他在民進黨內的角色就比較邊緣了。本來民進黨創黨時，他也是成員之一，而且也算重要人士，只是民進黨成立後，他沒有擔任過黨主席，也沒有擔任什麼重要職務，當黃信介他們陸續被釋放出來之後，美麗島這些人就成為民進黨的主要主導者，黃信介之後是姚嘉文、施明德、許信良，再來就換辯護律師登場了。

康寧祥本身也是很節制的人，他只做自己的工作而已。他一直在立法院，後來去監察院，又進國安會、國防部，雖然一直有自己的角色，可是在整個反對運動的團體中，他沒有去做主導者的工作，這可能和他的個性有關係，或者因為受過郭雨新、吳三連、雷震這些人的影響，我覺得他在反對運動裡，不是個很衝動的角色，他一向都採取很穩健的做法，和一般我們熟悉的政治人物很不一樣。在群眾的場合中，往往激進的人比較容易得到注目和掌聲，問題是，反對運動不能單靠群眾，還是有一些應該要思考的根本問題。

黃信介在反對運動中的功能和康寧祥不太相同，黃信介一開始是終生職立委，他都和老立委在一起，沒辦法有特別的表現，那時的立法院根本也不被重視。黃信介是和康寧祥一起辦《台灣政論》時，大家才注意到他，因為康寧祥是增額立委，所以每次辦雜誌，發行人都是掛黃信介。另外，黃信介的財務狀況也比較好，做人比較海派、慷慨，大家常常會推他當老大。事實上，在美麗島事件之前，黨外團體都知道康寧祥比較有謀略，比較常去思考如何和國民黨戰鬥，信介仙的個性是大家講好就好，他帶頭就是了，他比較可以放手讓大家去衝，也比較能解決財務的困難，兩人扮演的角色不太一樣。

總之，和康寧祥的認識，是我參與黨外運動的開始。學生時代我就會去聽黨外人士的演講，我還記得有一個人叫莊文華，他很會演講，有一個是顏明聖，他被捉去關過，結果當選了；再來就是楊金虎，另一個就是洪照男，他挑戰王玉雲，結果王玉雲當選，一般高雄市民都認為是國民黨作票，洪照男還曾帶群眾去包圍地方法院。

台灣盲人之光陳五福

學生時代對我很有影響的還有一個人，就是陳五福醫師。我讀到五福先生的事蹟後，立刻跑到羅東去找他，才知道他創設一所盲人學校——「慕光盲人重建院」。五福先生的診所在羅東，重建院也在附近，但是他和一些宜蘭的醫師一起在礁溪蓋一座會館，每戶內都有溫泉，他們當做是休閒的別墅，其實並不豪華，只是一般公寓，做為平常休息的地方。他很疼我，我常去找他，後來也會帶著高醫的學弟一起去，他都會帶我去會館住，大家在那兒聊天。和他相處時，他總是在講社會服務、照顧那些沒有人要照顧的病人。他為弱勢者奉獻的精神，一再感動我，也一直激勵著我。

想起來，我在學生時代時，何其幸運可以遇到一些在社會已經很有成就、對台灣很有貢獻的人。他們從沒有看輕我，不會認為我只是一個大學生，猴囝仔一個，兩、三句話隨便應付我一下。不是！他們都很願意花精神在我身上，聊整夜、陪整天，不管我問的問題有多幼稚，他們都很樂意回答教導我，讓我了解他們所做所想的事。這些對我產生了很大的影響。所以現在我常向學生們說，這社會上其實有很多很好的老師，你的老師不一定是在學校內，不一定是在課堂上課的人，你還有兩種老師，那是無法取代的寶藏，你若遇到了就要努力地去挖掘。這兩種老師一個就是「書」，書籍就是人家心血的結晶，讓古人也能成為你的老師；另一個就是在社會各角落、各個階層內，那一些默默在為台灣做事情的人，只要你肯去找他，你肯去挖掘，從他們身上就可以學到很多東西。

因此我從畢業後一直到現在，二、三十年來，若有學生邀請我去演講，我一定會去，只要是學生社團，學生私下邀約，我幾乎都不會拒絕，不管有沒有給演講費或交通費，我都不在乎，這些對我來說都不重要，我認為我有義務去幫助他們，因為我年輕時也是如此，常常去麻煩人家、去打擾人家，但是以前那些前輩從沒有嫌棄我，也都不吝惜地把他們所知所學告訴我，讓我了解，所以我現在也一樣抱著這種心情去面對後輩。

我覺得整個大學時代，校內的老師對我影響不大，反而是這些校外人士帶給我很深的影響。或許我和一般的大學生不一樣，一般的大學生可能不像我有那麼強的活動力，當時的我

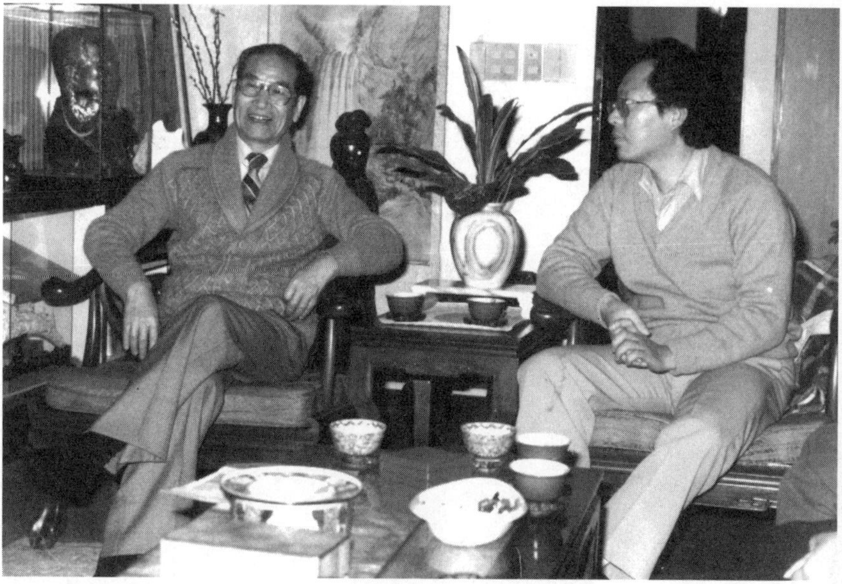

陳永興讀到陳五福醫師（左一）的事蹟後，便專程到羅東拜訪他。

可以說是全台灣跑透透，我常常騎摩托車到台南去，甚至從高雄騎到台北，來找台大這群朋友，就這樣一天到晚跑東跑西；遇到寒暑假就上山做服務，學期中也常在外面奔走。所以日後為什麼我會有某些思想、參與社會服務或是政治活動、民主運動，其實從學生時代就有軌跡可尋。

第2章

無心插柳卻成蔭

——走入精神科及接辦《台灣文藝》

畢業後當兵入伍

一九七五年，我終於從高雄醫學院畢業，很幸運沒有被退學，畢業後先通過國家醫師考試，接著就去當兵了。當兵的歲月分成兩階段，前幾個月是基本訓練，很辛苦，艱苦不是肉體上的，是精神的折磨。我的個性就是那麼叛逆，在學校就搞到快被退學，對國民黨已經很不滿了，到了軍隊當然很難適應。在軍隊裡，唯一的準則就是服從、服從、服從，每天都在灌輸黨國思想，所以剛入伍那三個月真的很痛苦，常常想要反抗。

當時唯一有趣的是，因為我在成功嶺當兵，假日可以去台中玩。每次假日從台中回到營區時，我就抱著兩百本的《山之組曲》到營區內賣，那時我已經畢業了，還是不忘替百達山地服務團募款。想起來還真的很好玩，因為在成功嶺內都得唱軍歌，午睡後也是用音樂叫醒我們，有一天音樂竟然改成《山之組曲》的音樂，我就說整個成功嶺已經被我攻陷了，挺有成就感的。

後來抽籤下部隊，我很幸運抽到東港空軍醫院，就在屏東的大鵬灣，那邊有所空軍幼校，旁邊就是空軍醫院。接下來的這一年半，對我來講是個很好的鄉下行醫經驗，白天看空軍幼校的官兵或是附近部隊的病人，晚上則去東港街上的民眾診療所值班。值班時，什麼科別都得看，因為只剩我們幾個菜鳥預官在值班，那些國防畢業的少校軍醫都跑回家，他們不值班。這麼一來，內科病人也看，外科病人來了也不能拒絕看，甚至還要接生。我在東港接生了五、六十個小孩，還遇過難產的產婦，搞得自己滿身大汗，比產婦還緊張。此外，我們不只在民眾診療所看診，還需要出去義診，就去林邊、佳冬、小琉球等鄰近鄉鎮義診。

這段行醫歷程，真是痛苦的體驗，但也是很好的經驗。一方面，我覺得軍方醫院真是草菅人命，鄉下已經很缺乏醫療資源了，還讓這幾個預官在處理，什麼病都治療，講起來是很不應該。但是另一方面，這個經歷也讓我體驗到鄉下人的痛苦。所以在當兵期間，我也寫了很多文章，每個禮拜投到《台灣時報》發表，當時他們有醫藥版，我開了一個專欄叫「醫師的話」，寫很多鄉下醫師的見聞，或是我所見到的醫病關係，比起待在其他部隊，這對我而言是很幸運的，因為我能做醫療服務的工作。那時真的很了解鄉下的醫療，我甚至想退伍後留下來當醫師。那段時間過得滿愉快，也很充實，一方面看了不少患者，一方面也有時間看書、寫文章，而且收入也不錯，當時普通的少尉醫官差不多是二千元左右的薪水，但是因為我們為民眾看診，醫院分紅利給我們，所以當時我的薪水差不多近一萬元，那時學弟們若從高雄來找我，我都帶他們去林邊吃海產，一桌一千元，大家吃得很開心。

就這樣過了一年半的軍隊生活，但是到了要退伍時，我才知道我在校時被記過、差點被退學的紀錄，早就通通送到軍中來了。當時空軍醫院的院長把我找去，他說，看我是很好的人，也很照顧病人，大家一起工作相處都很愉快，我應該是個很好的醫師，可是為什麼我的資料上寫得很嚴重，還說我剛報到時，整個空軍醫院的人都好緊張，大家都注意著我，他們以為來了一個搗蛋分子。結果他們觀察了一年半，覺得這個人很好，不是什麼歹人，也不是萬惡不赦的共匪，他一直很納悶，才找我去問清楚。結果退伍之後，我到台北市立療養院工作，而那批資料也跟著送到市療「人二」去。在以前那個戒嚴時期，你若從學生時代被「點油作記號」，此後一輩子無論你去了哪裡，那些資料就會一直跟著你。

臥虎藏龍北市療

退伍後要去申請醫院，開始住院醫師的訓練，一開始我並不是非做精神科不可，只是想留在高雄，爸爸則希望我走婦產科，於是我去申請高醫的婦產科。可是過了一個禮拜，婦產科主任告訴我說，院方不答應，因為我的資料有問題。我想，一定又是教官那邊的資料在作怪，於是我轉去找皮膚科的沈祖杰主任，他是我同學沈國雄的父親，也是高醫最早的皮膚科主任，我想沈國雄和我很要好，他父親應該會幫我。一開始他很高興說：「好啊！來呀！沒問題，我們從小就認識了呀！」結果過了一個禮拜，又說不行了。反正那時高醫是無論如何都不讓我回去學校，他們認為我在學校時太搞怪了，我在學校做了好幾年的班代表，又做代聯會的主席，辦刊物也不送審，辦演講則是一天到晚找校外黑名單的人士來，讓他們一直覺得很頭痛，偏偏學生們很支持我，所以他們不願我再回去學校，一直阻擋我。

最後我想，既然如此就離開高雄去台北好了。我去找楊庸一，我從學生時代就和他們很熟，那時台大醫學院有王溢嘉、楊庸一、文榮光、鄭泰安，他們都是精神科，後來鄭泰安和文榮光留在台大，楊庸一去台北市立療養院。我想我也去市療做精神科醫師好了。楊庸一就帶我去找市療的院長葉英堃，葉英堃非常高興，因為那時候要進入精神科的人很少。事實上，我對精神科也是很有興趣，我在學生時代就曾去生命線做過義工，那時就已經知道人不只肉體會生病，精神上也會有疾病，因此了解到精神科醫師也可以幫助很多人；另外，是我自己的服務觀念，我認為所謂的「服務」就是去做別人不想做的事，社會上有很多偏遠的或是被人遺忘的角落，也有很多沒有人願意照顧的患者，把這種事情負擔起來，就是服務的精神。所以我決定去別人不想去的精神科，另一方面又有認識的楊庸一做伴，於是就決定進台北市療工作。

我進入精神科，我爸爸當然又失望了，只是我覺得爸爸和我之間，他一直在妥協，從學生時代他就很煩惱我去管政治，所以後來只要我不涉及政治，他大概就不會特別堅持，只要我不要再搞到像學生時代那樣快被退學就好了。他時常說：「做醫師就好好地做，又不是過不了日子，何必去搞那些有的沒的？」所以我決定走精神科，他也沒特別反對，只是覺得不能如他所願而已。

來台北上班之後，剛開始是住在醫院的宿舍裡。北市療就位於象山山腳下，以前東區沒有什麼房子也沒有路，信義路走到五段就變成一條小巷子，醫院蓋在山腳，一邊是靶場，另一邊就是寧波公墓，一個很偏僻、很荒涼的所在，晚上我們想吃東西，就要騎機車到松山虎林街那邊才找得到。但是，當時住在宿舍也很快樂，因為楊庸一、鄭泰安都住這兒，鄭泰安最先是在台大，後來他和文榮光要升主治醫師時，文榮光晉升，鄭泰安就到市療來，所以也住在宿舍。另外，宿舍裡還住了一些「怪人」，像名作家吳念真也住在那裡，他當時是市立療養院圖書館的工友，晚上去讀輔大中文系夜間部，白天在圖書館做事，我們一群人聚在一起可真是臥虎藏龍。

我們都住宿舍時，鄭泰安在辦《夏潮》，楊庸一辦《當代醫學》，我在辦《八十年代》。我們白天上班，大家很規矩地做醫師，但是下午四點就下班了。台北市立醫院都佔市民的便宜，所謂的上班八小時，就是八點到四點，中午休息照算上班，所以四點就下班了。下班後，我們做些什麼，醫院根本也不知道，也不會管。常常四點一下班，我們就各奔東西，楊庸一去他的雜誌社，我去《八十年代》開編輯會，鄭泰安去《夏潮》做事。晚上回來大家在一起吃宵夜聊天，真的很有趣，那時大家都有自己的理想，白天做精神科醫師，下班後各自為了自己的理想奔走。

那時住宿舍的人，若沒外出，值班的醫師沒空時，護士就會打電話來叫人去支援。所以我常跟現在的年輕醫師說，現在一個禮拜值一天班就喊累，四天值一次就很不喜歡，若三天值一次班就沒人要做了。我說，我們當時別說兩天值一次班，幾乎每天都在值班，反正就住宿舍，人家叫就下樓去了。在那個時代，走精神科的人很少，大家感情都不錯，就比較不會計較。那時若遇到過年，大家都想放假，我因為回高雄通常都自己開車，過年時特別會塞車，所以我都說我不要休假，負責值班，等過完年大家回來了，我再休假。

訪查杜鵑窩

在市療時，我曾和院長葉英堃一起做了一次全國精神醫療設施和人力的調查，這是我從住院醫師第一年到第三年，在醫院內接受基本的精神科專業訓練之外，另一項對我產生很大影響的訓練。當時台灣社會發生幾件重大的精神病患相關事件，一個是螢橋國小潑硫酸事件，當時整班學生都受傷了，引起很大的衝擊，媒體開始報導精神病患的可怕。第二個事件是一個關政司司長晚上睡覺時被太太殺死，他太太也是個精神分裂病病患，因為藥物治療中斷後，症狀又發作，才發生這項悲劇。另一個就是龍發堂事件，媒體也報導得很大。

那時我們就在討論，台灣到底有多少精神病患沒得到適當照顧？台灣有多少醫療設施、多少人力、政府預算？我們認為有必要了解，所以葉英堃就向研考會申請經費來做這項調查研究。我對這個調查很有興趣，所以我和葉英堃兩個人把全台灣走了一圈，每個縣市的精神科醫院都去看，不管是公立的、私立的、急性的、長期收容的，我們通通去看，統計結果共有八十間醫療院所。這個研究做完後，對我產生很大的衝擊，我覺得市療簡直像天堂一樣，沒有走出去根本不知人間和地獄的長相，我們在教學醫院內每天穿得整潔亮麗，早上看門診，中午就是讀書會、討論會，下午看住院病人，大家忙著準備寫報告升等、升主任、做教授，差不多都是過著這種生活。幾乎每家醫學院的學生都走同樣的路，根本不知道我們每天所看到的病人，是全台灣運氣最好的病人，當時會將病患送到醫學中心住院、看門診的，不是家庭教育程度高，就是家庭經濟很好的，那時候還沒有健保，能送來這裡的都是家庭經濟能負擔得起的人。我們繞了台灣一圈才知道，全台灣的天堂真的沒幾間，八十間精神科院所，真正好的才五、六間，剩下的都是長期收容的院所，不見天日、黑暗淒慘的地方很多。沒實地見識過的人，完全不會知道世間有多黑暗。

就在我和葉英堃到處訪查時，有一次，我印象很深刻，我們坐火車去南部，在車上葉英堃對我說：你知道我的丈人是劉明嗎？接著他就講了他家在白色恐怖時代的故事，他說劉明被抓時，他正和他一起在吃飯。劉明被抓走後，家人為了救他，花了很多的金條終於把人救出來。聽他講這些事情，讓我體會到他也是壓抑了幾十年的傷痛。這些政治上的事情，在醫院公開的場合裡，他從來不談，因為他知道我的想法和為人，私底下談話時才告訴我這些事情。其實私底下，他也一直在保護我，因為人二那邊一天到晚在講我的壞話，他都默不作聲。

調查結束後，葉英堃就規規矩矩的寫份報告交給研考會，向行政院提出白皮書，建議台灣的精神醫療應該如何建立等等，後來這項調查還得過獎。但是我認為這個問題非發起社會運動不能解決，一定要探討醫療人權的問題。否則留在醫學中心究竟能救多少人？所以我將我看到的，製作成幻燈片到處去演講，還去印一張很大的傳單：「誰來關心精神病人」，然後就像印選舉快報、丟傳單一樣到處發送，之後又出了一本書《飛入杜鵑窩》。那時有一部電影叫《飛越杜鵑窩》正是在講美國精神醫院淒慘的故事，所以我說我要飛入杜鵑窩，因為從來沒有一個受過良好訓練的精神科醫師願意去那種地方工作，但是沒有人去，那些地方就永遠得不到改善，病人的待遇就永遠無法改變。當時我的一些想法就寫在《飛入杜鵑窩》一書的序文裡。

那段時期，我一直到處演講、散發傳單和賣書，幻燈片也帶著一直播放，呼籲立法院要立精神衛生法，鼓勵醫科學生從事精神科，甚至連心理系、社會系我都去演講，就這樣忙了一整年。

冥冥中有上帝

後來我就考慮不要再留在市療這種環境了，因為我覺得我不要在天堂內做一個快樂的、乖乖牌的學者，我要去改革外面那個黑暗的世界。於是我就跟葉英堃說我想去私人醫院工作，他說那種「豬寮」要怎麼做事？那裡的環境很差很壞，你會受不了的，要怎麼做事呢？從來沒有一個受過良好訓練的醫師能待在那種地方工作。但是我說，沒有人去，地獄永遠都是地獄，我希望把地獄變人間，我不敢講讓地獄變天堂，至少要讓他們過人間的生活。後來，他還是建議我去台北醫學院教書，因為北醫附屬醫院當時還沒有精神科，北醫的精神科都是市療的人去教，學生則來市療實習。他說北醫將來也是要設立精神科的，也要有人去專任，因為提到教書，我就有興趣，因為我希望鼓勵更多學生來從事精神科。那時北醫的院長是謝孟雄，葉英堃就去跟謝孟雄講，謝孟雄也很歡迎我，但是他事先還不知道我的紀錄，就把聘書發給我。結果過了一個月後，他跟我說教育部說不行，說不能讓這個人教書。謝孟雄覺得很失禮，一再向我道歉，還要我先去附設醫院當精神科主任，去附設醫院就沒關係，教育部不會管，反正他們只是不讓我教學生就是了。葉英堃聽到這個消息時氣得要死，一直罵謝孟雄真沒用，不敢對抗教育部。至於我，去北醫的目的本來就是要教書，既然不能教了，我就不去了。因此，我想回去高雄好了，我就找了高雄療養院院長郭壽宏，告訴他我要回高雄服務。

高雄療養院就是現在高雄市立凱旋醫院，高雄市還沒改制以前，它是省立療養院。我去找郭院長時，院長也是很高興，因為精神科一直很缺人。他說我是高雄人，回來高雄服務沒問題，還說商調回來升我當主任。後來商調函真的來了，可是到了一半，省政府的人二有意見，說不能讓這個人當主任。又出問題了，葉英堃也很生氣，其實他心裡很同情我的處境，但是他也使不上力。

沒想到，後來這件事情竟然很戲劇性的解決。因為調不回高雄療養院，我就繼續留在北市療做主治醫師。有一天，有一個女患者，她是憂鬱症的病人，因為我將她治療好了，她很高興，她說她先生要來向我道謝，我說：「不用了，為妳治療是我應盡的責任，應該做的事，沒什麼好謝的。」於是我和她聊起來，就問到她先生在哪裡高就？她說她先生是教育部人二的主任，那是教育部內很有勢力的人，教職員都得通過他那關才行。我聽了，心裡馬上想到：「好啊！我就是死在妳先生手上的。」我馬上說：「妳不用來謝我，但是妳先生說不定可以幫我一個忙。」她問：「什麼事？」我說我去年要去北醫教書，結果據說就是擋在教育部的人二。我說，妳來我這裡看診那麼久，應該也知道我是好醫師。結果，她回去沒幾天真的又來了，告訴我說：「你的事情沒問題了。」由此就可以知道，在過去那個時代，那些從事情治工作的人二多麼有權，所謂安全資料其實全是任由他們在操弄。從此，一切都

OK，北醫聘書又來了，所以我就去北醫教書了。真的沒想到這個事情竟然這樣就解決了，所以我說一定有上帝的存在。

我再講一個例子。當初我在高醫讀書時被記過，險被退學時的總教官，打從畢業後就沒再見過他，有一天我在台北看診時，就看到他走進來我的診間，我想說：你怎麼又要來找我了？學生時代記我的過、要退我學的人，今天怎麼又來了？但是他已不認得我了，他得了老年失智症。全台灣那麼多醫院、那麼多醫師，竟然掛到我的門診來。我問他，他完全不認得我了，問他高醫院長是誰？他也不記得了，問了一堆人他通通都忘了，只記得總統是蔣經國。真可怕，忠誠得不得了，死都不能忘記。我想說，冥冥之中真的就是有一股讓人無法想像的力量，讓這個人最後還來見我一面，讓我知道他已經「失智」了。

風起雲湧八〇年代

在市療的期間，我除了白天上班照顧病人之外，下班就在辦《八十年代》，那時有一群幫忙康寧祥的學者，像鄭欽仁、林鐘雄、李永熾等，常常在我家開編輯會議，大家都用筆名幫忙寫稿，我也常到雜誌社和實際參與編務的李筱峰、林濁水、司馬文武等人開會，當時又認識了林世煜、林正杰、張富忠、黃華……大家都分頭在辦黨外雜誌，那時可以說是百家爭嗚、言論不斷挑戰禁忌的時代。後來美麗島事件發生，黨外許多朋友都被逮捕，范巽綠就在《八十年代》雜誌社被警總人員帶走，《八十年代》也被查禁，遭停刊一年。

事後看來，我認為美麗島事件也是台灣民主運動必經的過程，是黨外運動的延續。我記得雷震《自由中國》的時代，他要組黨時，剛開始也是結合黨外參選人，組織一個黨外地方自治聯盟，許世賢、郭雨新、吳三連等人都加入。後來《台灣政論》時代，黃信介和康寧祥也是結合黨外人士，大家互相聲援，雖然不能正式組黨，但是有一個組織，互相奧援。美麗島事件發生前，黨外人士也是組織了一個「黨外助選團」，由黃信介和康寧祥帶頭，到處替黨外人士助選，聲勢很強，我記得那一年呂秀蓮、張春男、姚嘉文等人都有參選。但是因為美國宣佈和中國建交、和台灣斷交，國民黨就宣佈選舉中斷。

我記得很清楚，宣佈當時我剛好在康寧祥家，我們馬上討論要怎麼反應，選舉被中止，大家決議向全台灣和國際發出一個聲明，後來那份聲明就是我寫的。那時黨外助選團的聲勢很強，選舉若真的舉行下去必定會贏，因為沒有繼續，這些人就很不甘願，後來他們去辦《美麗島雜誌》，走向群眾運動，在各地方設分社，其實就有點類似組織地方黨部的想法。我想，走到這種地步了，已是無法阻擋的趨勢。國民黨那時的對應，有時壓制有時退讓，似乎也拿捏不準到底要怎麼處理才好，最後又採取全面鎮壓的手段，造成美麗島事件。

美麗島事件發生時，我沒有去現場，不然也可能會被抓去。那時的台灣民主運動有兩條路線，康寧祥屬於比較穩健的一派，當時他背後就是《八十年代》的那一群台大教授，大家常在我家開編輯會議，我記得《美麗島雜誌》那一群人在衝的時候，他經常替他們煩惱會出事情。名義上《美麗島雜誌》的老大是黃信介，可是他不管事，只掛名發行人，主導者主要是許信良和施明德。他們比較主張走群眾路線，施明德一直想發展組織，所以陸陸續續在各地成立分社。許信良也是一樣，他從國民黨出來，比較了解國民黨的做法，所以他比較敢和國民黨對抗。那時康寧祥一直覺得他們衝得太快，可能會踩到紅線，會出事情，所以一直想要踩煞車，但是根本擋不住他們。

我印象很深刻的是，事件發生那晚，本來林義雄沒有打算下去高雄，後來臨時決定才和康寧祥一起南下，他們下去時群眾已經起衝突了。之後國民黨開始捉人，林義雄也被捉去，最後檯面上的那些人差不多都抓走了，只剩康寧祥、尤清、黃煌雄、張德銘四個沒被抓進去。那時我們整天忙著想要救人，一方面就去關心家屬，但是事實上也沒有什麼力量可以救他們出來，當時有很多人關心，包括海外的救援團體或人權團體也一樣。不過這些力量還是多多少少發揮了功能，軍法大審的最後結果讓他們逃過死劫。

美麗島事件的衝擊

這些受刑人開始坐牢之後，家屬要出來競選時，他們對康寧祥就有些怨言，激進路線的就怪溫和路線的：「為什麼你沒有被關進去？」類似這種質疑，我覺得那段時間，康寧祥的確承受許多這種壓力。不過我認為任何的反對運動，經常都會有這種路線爭議，二二八事件也是一樣，像韓石泉沒被抓走，後來也飽受批評，二二八之後，他參加過一次選舉，但是落選，就是被其他參選人攻擊說他溫和、妥協。後來他看破了，就退出政治走入宗教，去辦學校、奉獻教會。康寧祥的情形也很類似，後來新潮流的人馬開始在美麗島家屬辦的雜誌上，批判康仔的路線，後來康寧祥也曾落選一次。

我不是說激進路線不對，但是群眾本來就比較激情、盲目，走激進路線若沒有準備好，沒有很好的組織跟領導，經常會失敗，付出的代價也會很慘重。像二二八發生時，台灣人對抗國民黨政府的做法就是缺乏完整的準備，也是情緒性的發洩居多，打一打後卻不知怎麼善後，缺乏強有力的組織領導，也沒有很明確的主張。那時提出的三十二點要求，其實是很溫和的要求，最後付諸流水，人員傷亡。我覺得就算到今天為止，台灣的反抗運動都未能走出真正的革命路線出來，不管自認為多麼激進、多不妥協，都沒有革命的做法。

當時我也沒有被抓，我想大概是因為第一，我沒有站在第一線，那時我白天在醫院工作，下班後在雜誌社做事，並沒有浮到檯面來，雜誌上也沒有我的名字，我也沒有去搞群眾運動、街頭運動，美麗島雜誌社所辦的群眾運動或街頭運動，我都沒去參加，也沒去演講。當時國民黨如果連在幕後幫忙的人都要抓，真要如此一網打盡的話，那可能要抓上好幾千人，以當時的情勢，他們不可能這樣做。第二，我和施明德、許信良他們其實沒有什麼來往，和《美麗島雜誌》沒有什麼互動，沒有淵源。我是因為學生時代就認識康寧祥，幫他選舉，後來才到《八十年代》幫忙，爾後《亞洲人》、《暖流》等雜誌的定位，一直不是群眾路線的雜誌，比較屬於知識分子型的政論雜誌。我一直到從事二二八平反時，才開始走出來演講，之前我從沒上台露面過。

基本上，我一開始並沒有把自己放在政治運動上，我是從社會服務角度切入，去做文化運動和人權運動，正式進入政治是去花蓮參選，在這之前，我從沒想過要去選舉或從政，學生時代的我只想做醫師，關心社會，照顧弱勢，重視台灣的本土文化。從柏克萊讀書回來後，開始關心人權，平反二二八。黃信介徵召我去花蓮時，我是認為沒有人肯去，我才去幫忙，倒不是真的喜歡選舉，否則那時有很多人鼓勵我在台北參選，我的意願都不大。

美麗島事件發生後，我較多心力放在關心和幫忙家屬的工作上，我的個性一向就是如此，比較喜歡去幫助弱者，我去照顧家屬，又去探監關心受刑人。當時姚嘉文的太太周清玉辦《關懷雜誌》、張俊宏太太許榮淑則在辦《深耕雜誌》，我都去幫忙。康寧祥的《八十年代》被查禁後就改名為《亞洲人》，之後又改成《暖流》，一再換名字，然後一直發行下去。當時差不多每本黨外雜誌我多少都參與到了，每日下班後，就去雜誌社做事到三更半夜才回家，太太在家裡提心吊膽。

我當住院醫師第一年時結婚，我們在台北租房子，我告訴太太說要和雜誌社合在一起，因為較方便，回家就可以辦雜誌，我太太簡直氣死了，抱怨說都沒有自己的生活。後來我們才另外租房子，但也住在雜誌社附近。那時《八十年代》在新生南路與和平東路口的大樓上，我們租的房子就在對面加油站旁邊的巷子內，大家要開編輯會時，來我家就很方便。那時我一面當醫師，另一方面參與黨外雜誌，同時還協助照顧政治犯的家屬，包括他們的孩子。周清玉、許榮淑要出來參選很忙，他家的孩子常常就寄放在我家。黨外雜誌常常被禁，當時負責的反對運動領導者財務也都不是很好，我在醫院領了薪水，常常拿去雜誌社幫忙發薪給工作人員，我覺得自己還有醫師可做，已經很幸運了，所以應該多奉獻一些，幸好我太太在經濟上沒有很多的抱怨。

當時，總是覺得那些人對台灣的民主運動都很有貢獻，美麗島事件發生，也覺得他們是在替我們坐牢，所以我一直盡力在照顧他們的家屬或是幫忙他們。但是差不多十年前，在高雄有一場美麗島二十週年的紀念晚會，在體育場內舉行，我站得遠遠的，看著他們一個個上台，司儀在一旁介紹他們，我突然覺得他們很遙遠、又很陌生，和以前的感覺都不一樣了，以前看到他們時，總是覺得很尊敬他們，覺得他們對台灣犧牲奉獻很多，我們很虧欠他們。但是經過一、二十年，民進黨成立又執政後，這些人的光環似乎也跟著消失了，現在再講起這些人的名字，大家也不會再有什麼特別的感覺了。不管他們是不是真英雄，是非成敗總是一場空，終究會消失在時間洪流裡，或許這正是所有政治人物的歷史結局吧！

接辦《台灣文藝》

一九八三年我接辦《台灣文藝》。當時《台灣文藝》本來是鍾肇政在經營，一期才印四、五百本，訂戶二百份，當然不能維持，就說辦不下去要關了。知道這個消息時，我想說自己從學生時代就愛寫文章，對台灣本土作家的作品也有接觸，如果這份刊物就這樣停了，實在很可惜，於是把它接了下來。當時的考量和想法，我都寫在那年六月發行《台灣文藝》第八十期裡的〈接辦台灣文藝記要〉及〈擁抱台灣的心靈，拓展文藝的血脈〉兩篇文章裡。

接辦台灣文藝記要

《台灣文藝》怎麼會由一個從事醫療服務工作的人來接辦呢？想必有讀者覺得驚

訝，在此我想作一公開的交代：

去年六、七月間，鍾肇政先生和其公子鍾延豪先生找我商量，能否幫忙解決《台灣文藝》的困境，當時主要的問題出在財務艱難（每期虧損七、八萬元）。由於長期的賠累已使《台灣文藝》無法發出稿費，也無法定期出刊。我當時聽到《台灣文藝》自光復後迄今，已發行十九年，竟只能每期賣出零售二百多本、訂户二百多份，我實在覺得有說不出的心酸與難過；爲什麼這樣一本代表台灣民間本土風格的雜誌，在這所謂工商發達、生活富裕、所得增加的繁榮社會中，竟然只有這麼少數人關心、支持它呢？到底今天所謂進步現代化的台灣社會裡，我們的同胞都在追求、思索些什麼呢？

我當時不敢輕易答應接辦《台灣文藝》，因爲我想一方面自己不是文藝工作者，對文學、藝術是外行，另一方面自己的能力和時間、金錢都很有限，根本不可能解決《台灣文藝》的困境。但是我告訴鍾先生，我願意盡自己一份力量，找更多的朋友或有心的文藝工作者，來幫助《台灣文藝》；爲此我在八月間拜訪了巫永福先生，請他以發行人的身分出面，邀請所有曾經幫助過《台灣文藝》的朋友來開會商量。看如何能使《台灣文藝》生存下去，且辦得更好更進步！這個會在八月底於耕莘文教院召開，來自全省各地的文藝界朋友二十多人參加，對於《台灣文藝》的過去有很多的檢討，對它的將來也有很多的建議，可是最大的問題——誰來接棒繼續負起接辦《台灣文藝》的責任？與會人士沒有人自願承擔！

我在會上表達了個人的看法：《台灣文藝》應該由台灣的文藝工作者負責，不管是創作、編輯、設計、推銷、發行、宣傳、財務各方面，台灣的文藝界人才濟濟，不可能辦不了一本代表自己的雜誌。身爲一個醫療服務工作的人，如果能對《台灣文藝》有些許貢獻，我很樂意奉獻；但我以一個精神科醫師看病人爲例：《台灣文藝》是台灣文藝工作者所生下來並養大的孩子，現在長到快二十歲了，體弱多病，如果要找醫師幫忙，醫師所能做的是把這病人的家屬都找來，詳細問其病史、症狀，給予診斷和建議各種治療方法，最後照顧病人的責任還是在家屬身上，絕不該說醫師看這病人可憐，將其帶回家扶養收容。所以我誠心誠意的希望，台灣的文藝工作者本身要有覺悟、有勇氣，承擔起《台灣文藝》的責任，我願意結合各界朋友給予協助。

在沒有人接辦，就只有眼睜睜看它停刊的情況下，我只有接起《台灣文藝》的棒子，這本風雨飄搖中掙扎、喘息的雜誌面對存亡關頭，這麼重的歷史重擔不是一個人能挑得起的，何況《台灣文藝》既然要繼續辦下去，就不能不突破、不能不進步！稿費當然要發、出刊當然要如期、內容當然要拓展、水準當然要嚴格，所有這些不僅在人力、財力上必須增加負擔，更得有眞正願意犧牲的人花時間、精神、心血在它上面。我在繁重的醫療服務工作之餘，所有能爲《台灣文藝》奉獻的，我都願意做到，同時我也將竭盡所能的邀請朋友們支援協助。我更許下了心願：讓我用兩年的時間來奉獻服務，期待能爲《台灣文藝》奠下自立生存的根基，然後我希望有心的文藝工作者，能夠有人挺身而出，負起接辦《台灣文藝》的原本責任。

許多朋友都對《台灣文藝》的將來感到悲觀，更多朋友勸我不要做此傻事，我自己也很清楚：辦《台灣文藝》是絕對要賠錢的，也絕對是吃力不討好的。然而，我爲什麼不忍心見其停刊呢？第一、我對《台灣文藝》的名稱覺得親切、熟悉，它像是長年生活在一起的同胞好友。第二、我對《台灣文藝》的生存覺得讚嘆、難得，它在長年困苦的奮鬥中活了下來。第三、我對《台灣文藝》的命運覺得坎坷、敬佩，它代代相傳不得伸展其志，卻也不放棄其心願。當然，最重要的更因爲我是一個不死心的人，我不相信台灣社會裡的多數人已經死了心。我不相信《台灣文藝》只有那麼少的人關心、支持它？我要把辦《台灣文藝》當作默默奉獻的醫療服務工作來努力，只問耕耘不問收穫。我不相信《台灣文藝》沒有開花結果的一天！

一九八三年元月於台北

不過，接辦雜誌問題算小，困難的是那些瑣瑣碎碎的工作很多，辦雜誌真的很忙，因為雜誌若虧錢，當然就無法僱人幫忙，於是校稿要自己來，印刷廠要自己跑，印好的成書也得自己開車去印刷廠載回家，然後還要裝袋、貼封條、寫地址，再載去郵局寄。

此外，就得去拉訂戶，剛開始時，我們是印二千本，出門時，整個皮包內通通都是訂單，遇到人就推銷訂閱，訂一年五百元。有一些醫師朋友就二千、三千元塞給我，說不用寄雜誌給我了，意思是贊助我，另外一個原因是擔心看這份雜誌會被國民黨點名做記號，他們不要留住址資料，連這種本土文藝雜誌也沒人敢看，那個時代就是如此。但是我都把錢還他們，說，我不是愛你們的二、三千元，我若愛錢，我晚上再去兼差看診不就有了，我來找你的目的是要你們看雜誌，我收你們五百元，可是我整天做工，難道我只值五百元嗎？主要是想讓你們知道台灣人的文學家、藝術家在想什麼，讓你們接觸、更了解台灣的文化。

結果經過我這樣很認真地推銷，《台灣文藝》在我接辦的六年內，從二百個訂戶增加到二千個訂戶，可說是《台灣文藝》的全盛時期。當時海外訂戶僅美國就有六百戶，因為我去美國巡迴演講，到處鼓勵人家訂閱。島內則有千餘個訂戶，此外還有零售，後來我印到三千本。辦《台灣文藝》真的很辛苦，我們完全沒有僱人，只有我和我太太的一些朋友義務在做，除了寄送訂戶之外，還得載去書局寄賣，然後再到處去收錢，收錢時順便收退書。有一年，我印象很深刻，春節過年時，我和太太要回去高雄，開車回去，沿途下交流道去收錢，中壢到了就下去，新竹到了也下去，台中交流道到了又下去，結果沒收到錢，卻收回一堆退書，然後一邊開車一邊難過，做得那麼可憐。

不過接辦了《台灣文藝》也讓我認識一些台灣文化界的人士，交了好多朋友。文學方面，就認識了鍾肇政、鍾延豪父子以及《笠》詩刊那群詩人。《台灣文藝》都在我家裡開編輯會議，所以這群人常會來家裡討論，那時分成五、六組，有小說、詩、評論等。葉石濤、張恆豪、向陽、高天生都是寫評論，寫詩的就是《笠》詩刊的那群詩人：趙天儀、李敏勇、李魁賢等等，寫小說的就是李喬。我去海外推銷《台灣文藝》也認識了不少關心本土文化的朋友，那時張富美在舊金山、林衡哲在洛杉磯、許達然在芝加哥、王淑英在紐澤西、黃明川在紐約、陳芳明在西雅圖……他們非常幫忙，也投了不少優秀的稿件。還有在加拿大的蕭欣義，寫了非常精采的文章，東方白的小說也讓我們連載，他們都是當時很支持《台灣文藝》的作者群。其中，陳芳明、許達然、張富美、林衡哲，還成為《台灣文藝》的海外連絡人。

另外，因為《台灣文藝》每一期都介紹畫家、音樂家，我都去找他們採訪，像林惺嶽、廖德政、王美幸等本土畫家都是那時就認識，他們對我也很好，後來我去花蓮參選時，很多畫家就捐畫讓我去義賣，替我募到不少款項。我後來在花蓮辦國際音樂節時，台灣弦樂團那群朋友也是幫助很多。當然，不論作家也好、藝術家也好，都很有自己的個性，可以說很有怪癖，經常誰也不服誰，很難相處，而我本來就不是文學家、藝術家，我有意將這些人結合在一起，他們也是覺得很感心吧？

忘年之交柯旗化

我辦《台灣文藝》時，正值台灣民主運動的浪潮巔峰，監獄裡滿是政治良心犯，我料想政論性的雜誌根本不能寄進去，文藝類雜誌或許可以，所以我就寄寄看，果然真的寄到了，之後我就常常寄雜誌進去監獄內給他們看，這對政治犯來講是很大的安慰，因為《台灣文藝》的台灣意識很鮮明。我記得紀萬生，他看到雜誌後很高興，他也寫詩，請人帶出來投稿。另一位就是柯旗化，他也是來投稿而認識的，但是當時他是用筆名「明哲」，是取自他兩個兒子柯志明和柯志哲的名字。他剛開始投稿時，我一看文章，就直覺那一定是位政治受難者寫的，因為寫了很多監獄內的事情，台灣意識又很強，但是我不知道他就是柯旗化。初中時，我就念過他的新英文法，但是我從不知道他的故事。

後來有一次他來台北找我，當面對我說如果《台灣文藝》經營上有困難，他想要幫忙。原因是有一期《台灣文藝》被查禁了，我想不一定是因為他的稿子，因為那時我刊登很多稿子都是挑戰禁忌的，譬如我也刊了很多陳芳明的稿子，當時他在海外，也是用筆名「陳嘉農」，寫很多文學評論；另外，蕭欣義也寫了很多台獨理論的文章，像「祖國臍帶誰剪斷」等等我也都照刊。所以我想不一定是因為柯旗化的文章而被查禁。但是他來，就說我因為刊登了他的文章才會被停刊，他覺得很過意不去，就說要幫忙出一些經費，讓我們減少損失。

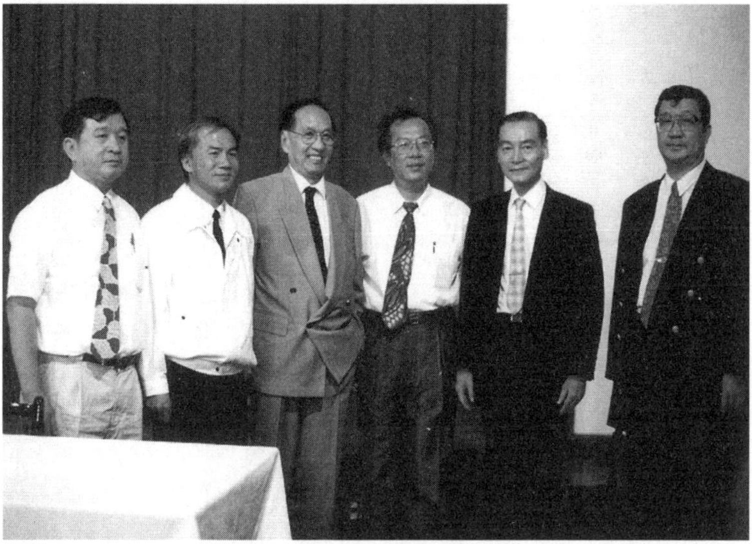

（左起）蔡龍居、林義雄、彭明敏、陳永興、柯旗化、沈義方，一九九三年攝於高雄。

這是我第一次見到他，印象很深。後來，林衡哲醫師和陳芳明、張富美，他們在海外都當《台灣文藝》的連絡人，還組了一個「台灣文學研究會」，而且出了一本刊物，叫《台灣文化》，他們在海外集稿，然後在台灣印刷，因為台灣印刷費用比較便宜。柯旗化知道後，就說他要發行台灣版的《台灣文化》，看美國那邊要多少本他再寄去，於是我和他又有了更進一步的接觸和交往。

在和他交往的過程中，我發覺他可能被國民黨關到心理上很驚惶，對社會充滿著恐懼，像平常我們在講話，罵國民黨時都講得很興奮，笑嘻嘻的，但是他不是，一講到國民黨，他不自覺都會掩住嘴巴，不然就是把頭轉向旁邊去，那就是心理上還是不敢正面、直接的批判國民黨的反應。但是寫文章時，他就不一樣了，用筆名寫文章，他都寫得很直接，可是很多人在一起時，他就會有這種下意識的動作，他自己可能沒察覺，但是我察覺到了。他的內心其實是熊熊的烈火，但是外表卻很拘謹、很溫和、很紳仕。

後來我知道他住在高雄，他的第一出版社就在八德路上，所以我回去高雄時都會去找他，大家就變成很好的忘年之交，他對我也很信任。我印象最深刻，那個景象我永遠都不能忘記的，就是有一次他來台北到我家裡找我，他一看到我就開始哭，一個老人在我面前哭，到底是發生什麼事？我不知所措地，不知從何問起。好不容易等他平靜下來，他才說他要拜託我去紐約一趟，要我去找他兒子，因為他兒子從美國打電話回來說要結婚了，新娘是一個外省女孩。這對他來講是個很大的打擊，他無法接受，或許他的打擊是我們完全無法想像的，但是他坐了三次國民黨的黑牢，後來又被判感化受訓、延長刑期，他對國民黨乃至於外省人的那種抗拒和怨嘆，真的是一般人無法了解的痛楚。他說他兒子若要娶外省媳婦，他就要斷絕父子關係，叫他兒子永遠不要回來了，他就當作沒生養過這個兒子。他邊講邊哭，我只好說：「好，我去美國一趟。」後來我真的去了紐約，我去時，他兒子帶著未婚妻來見我，我看到後我也不敢說什麼，因為不可能叫他們不要在一起了。後來柯旗化真的就不理會他們，但是柯媽媽不忍心，結婚時柯媽媽去了美國，後來孩子都生了。他兒子回來台灣工作後，孫子也帶回來，柯旗化只好慢慢接受了。那次真的把我嚇壞了，我深深覺得他們內心所受的痛苦，真的不是我們這代人所能體會的。

柯旗化的遭遇真的很不幸，他一生都在受苦，雖然出獄後他有一些志同道合的朋友，也看到政治運動有些進展，但是他終究沒看到民進黨執政就過世了。他死前的三、四年，已經失智，說實在，他一生的遭遇，快樂的日子不多，差不多都在受苦。他後來寫了《台灣監獄島》算是他最後的作品，至少他將他的一生交代清楚。剛開始是用日文寫，過世後有人翻譯成中文，他太太一直猶豫要不要出版，因為柯太太還有很深的恐懼感，怕書出版會影響到兩個愛子的前途，是不是會被打壓或迫害等等。柯太太問過我的意見，我說要出版，我相信這時候國民黨也沒那力氣去對付他們了，畢竟那是柯老師最後的內心話，應該要出版，他的遺願要讓人家了解。後來，書是出版了，但是沒有在外面發行，只贈送給去參加追思活動的人。

設立「台杏」基金鼓勵台灣研究

因為國民黨長期刻意的打壓和忽視，我在辦《台灣文藝》時，台灣本土的文化根本不受人注意和重視，所以我出面邀集一些朋友，成立一個台灣研究基金，開始鼓勵台灣研究。

緣起是一九八二年，王桂榮夫婦在美國辦了一個國際性的「台美基金會」，每年頒獎給對台灣有貢獻的人，其中一個獎項是社會服務獎，第一屆得主是陳五福醫師，第二屆就頒給我了。一九八四年獲獎時我還很年輕，才三十四歲而已，所以覺得很惶恐，一直認為自己做的還不夠多，於是我決定把一萬元美金，相當於台幣四十萬元的獎金捐出來做一些事情。所以我回國後，就找了二十個高醫的好朋友說：我捐出這四十萬，你們每人再出二萬，相對的也有四十萬，加起來就有八十萬，我們就以這筆錢做為基金，以後每年每人再出二萬元。對一個醫師來講，一年繳二萬元不是很嚴重的事，可是我們二十個人加起來，一年就有四十萬可以用，我們一起來做一些事。剛開始，我們不是去登記成立基金會，而是每年贊助四個人，讓他們去美國做短期研究，一人十萬元。那年代，十萬元不少了，當時美國來回機票才三、四萬元而已，剩下六、七萬做一個月的生活費應該夠了。我們唯一的要求是，他們必須要做關於台灣的研究。意思就是我們送他們出去，不管他要去史丹佛的圖書館、去美國國會圖書館、去哈佛、去芝加哥大學都沒關係，只要他們從事台灣研究就好。

因為那時我從柏克萊念書回來，我知道幾乎美國每所大學內都有台灣人教授，他們還組成了北美洲台灣人教授協會，於是我連絡教授會的會長廖述宗教授，告訴他我們每年要送四個台灣青年出去，不論他們要去哪裡，都請教授協會幫忙，讓他們能自由進出學校的圖書館看書做研究，在生活上也請就近多加照顧。

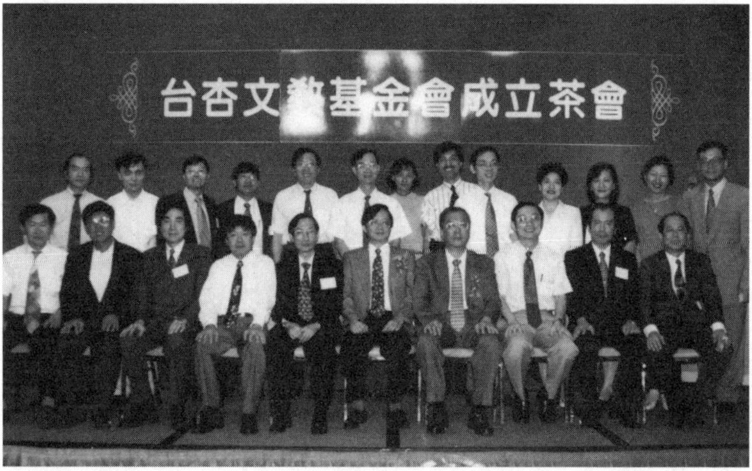

台杏文教基金會（一九九九年成立），贊助學者至美國研究台灣相關問題。

就這樣，我們這個贊助計劃維持了將近十年，陸續送了很多人出去，包括李筱峰、羊子喬、彭百顯、劉守成、謝明達、趙舜文等等，一年送出去四個，只要是研究台灣，不管是研究語言、文學、歷史、政治、社會、經濟……都沒關係，讓他出國做短期研究，回來後寫和台灣有關的論文。

後來我們這個團體的醫師成員，慢慢地增加到三十多人，我們又增加繳交金額，變成一年繳三萬，這樣一年就有一百萬元可用，可以做更多事情。所以後來我們擴大贊助範圍，在國內研究寫作的人，我們若覺得他的工作很有意義，也會給予贊助，像陳芳明，我們就曾贊助他寫謝雪紅，當時他還沒工作，需要經濟上的支援。我們也曾贊助陳玉峰，幫助他做生態研究，尤其是搶救森林方面的研究。一九九九年我們這個醫師組成的團體擴張到一個程度，為了做更多事情，我們正式去登記成立基金會，就是台杏基金會。基金會成立之後，我們仍然繼續鼓勵台灣研究、贊助出版或舉辦相關活動，我很高興這些熱心奉獻的醫界朋友多年來一起為台灣社會默默地做了不少事情。

其實這也是一種很好的運作方式，我一直認為只要有心就可以做很多事情，不能小看自己，認為自己沒力量就不去做，就像前面說的，一個醫師一年出二、三萬元，對個人沒有很大的影響，但是凝聚二、三十個人的力量就可以做很多的事情。現在「台杏文教基金會」仍然存在著，這幾年我們對台灣醫療史的研究推動和醫師的人文社會關懷，持續在鼓勵更多年輕醫師的覺醒和參與。

「北美洲台灣人教授協會」會長廖述宗

講到廖述宗教授，他是很幫忙我的一位長輩，對我的影響也很大。廖教授是王桂榮台美基金會第一屆科技獎的得主，因為第二屆得獎者是由第一屆得主頒獎的，我就是那時認識他。他很疼我，當他知道我要去柏克萊讀書，還說要用教授會的名義提供我獎學金。後來，我拜託他請教授協會幫忙照應我們送去美國的贊助對象，連絡交往漸多，我每次去美國就會去找他，他若回台灣也會來找我。

廖述宗是一位很傑出的生化學者，他對台灣很有疼心，美麗島事件發生後，他就組織「北美洲台灣人教授協會」，凝聚美加地區的台灣人教授，經常用專業力量去抵制國民黨，因為他標榜學術立場，所以國民黨也拿他們沒辦法。當時台灣若有選舉，他們就組成選舉觀察團回國來觀察，然後寫報告，多多少少形成國民黨的壓力。有幾次台灣發生重大政治事件，他們就在海外從事救援的工作。一九九〇年國是會議時，因為我參與民進黨內的主導籌備，所以海外的邀請名單都是我開列的，當時我就邀請廖述宗、張富美回來參加。

我覺得廖述宗是一個很冷靜、很會思考的人，他父親是著名前輩畫家廖繼春，而他是科學家，但是他認為父親的教育方式對他的影響很大，他說他爸爸教學生時，從來不會為學生改圖，都讓學生自由發揮，頂多稍微指點一些原則而已，這點影響了廖述宗的研究方法，他認為教育就是尊重每個學生，讓學生自己發揮潛力和創造力。

廖教授對台灣的疼心很讓我感動，比方說他後來當選中研院院士，每年都會回來開會，除了參加中研院的會議以外，因為他和曾任央行總裁的梁國樹很好，就特別透過梁國樹的安排去和台灣企業界的老闆聚會。每次他要回國前，就先去收集所有美國最新研究訊息，回來就對這些老闆說明，向他們介紹美國當前最好的三十個生物科技研究，還為他們分析什麼樣的研究可以投資，什麼樣的研究將來能運用到生物科技的產業上，將會有很大的發展。他的用意就是要鼓勵台灣人去注意別人的最新研究和發展，若有興趣就去投資，將來有成果時，就有優先機會可以引進台灣來，造福國人。只是很可惜，他這樣試了十年，發現台灣的企業界往往只想等人家的成果出來後，再去做總經銷或是代工就好，很少人願意在研究階段就投資。他說以他的研究來講，不管是日本或歐洲，只要研究論文一發表，外國藥廠馬上就找上門，表明要投資他的研究了。所以說台灣的產業界還是太急功近利，都想最好今年投資今年就賺錢，不然一、兩年內也要賺到錢，沒有人願意去做長期的投資，其實投資研究並不需要花很多經費，但是沒有人願意嘗試，他一直說很可惜。我覺得他這點是很感心的，替台灣想得很多，想得很長遠。

在北美洲許多一流的大學和研究機構裡頭，像廖述宗教授這樣的台灣人教授，都一直在關心著台灣故鄉的發展和進步，也有很多人為了台灣能更自由民主而貢獻他們的力量，甚至也曾被國民黨當局在戒嚴時期列為黑名單人士，但是他們無怨無悔地付出，為的是早日看到故鄉台灣人的出頭天，我對廖述宗教授組成「北美洲台灣人教授協會」奉獻故鄉的努力，深深感動和敬佩。

陳文成基金會的成立與工作

說到海外台灣人學者被國民黨當局列為黑名單，而慘遭迫害犧牲最大的可能是陳文成博士了。陳文成是台大數學系畢業的優秀留學生，在美國密西根大學得到博士學位後，留在美國卡內基美隆大學任教，由於他熱心參與當地台灣同鄉會的活動，也許是發表過反對國民黨獨裁統治的言論，也許是參加過抗議國民黨鎮壓台灣反對運動人士的活動，陳文成被國民黨派在美國校園的職業學生打小報告，就被列為黑名單當中。一九八一年，陳文成返鄉省親，帶著太太和小孩回台北探親家人時，他被當時的警總約談，沒有想到約談之後他沒有返回家中，而被發現陳屍於台大校園，引起了台灣社會和美國輿論的震驚。

陳文成遇害的事件迄今沒有人為此負責，警總的說法是他可能是自殺，卻得不到家屬、社會大眾和輿論的認同，當時美國的卡內基美隆大學校長請來美國有名的法醫魏契協助調查此案，回去後發表的報告很清楚否認自殺的可能性，而指向他殺後棄屍的推論，但是國民黨當局和情治單位仍然沒有給台灣社會和家屬任何合理的交代。我在一九八三年得到台美基金會社會服務獎之後，曾應邀巡迴美國各地台灣同鄉會演講，去到紐約時，當時的同鄉會會長楊黃美幸女士與海外支援陳文成博士同鄉們，拜託我回台灣之後，協助陳文成博士的父親陳庭茂老先生成立「陳文成文教基金會」，我回台灣之後邀集了台大楊維哲教授、林鐘雄教授、董芳苑牧師、王憲治牧師、柯旗化先生、范政祐先生、李敏勇先生、許榮淑立委、彭百顯立委，還有李勝雄律師、蔡龍居醫師、沈義方董事長，加上陳文成博士的家屬二姊陳寶月、大哥陳文隆、弟弟陳文華……籌組了基金會，用當時募集到的四百萬購置了基金會辦公室於台北市新生南路二十五巷一號二樓，在裡頭成立陳文成紀念室，並每年舉辦紀念陳文成的活動，也頒發陳文成獎學金給國內碩士班、博士班的數學或統計學優秀學生。

但是在戒嚴未解除前，教育部以「命案未破」為由，駁回申請。幾經折騰，最初以「台美文化交流中心」運作，歷經多年的奔波籌劃，一九九〇年終獲准以「財團法人台美文化交流基金會」登記立案。但我們辦活動時仍以陳文成紀念活動或陳文成獎學金進行，一直到政黨輪替後二〇〇〇年才正式正名登記為「陳文成博士紀念基金會」。這也是台灣民主運動發展的血淚見證。三十年來我一直參與陳文成基金會的董事會，我太太在台北時也一直擔任基金會的義工，這個基金會財務很困難，我們必須省吃儉用，每年辛苦募款或申請費用，才能支持基金會的運作，但我們每年都舉辦有意義的活動，起初幾年以紀念音樂會系列活動為主，曾發表過蕭泰然教授所寫的〈C大調大提琴協奏曲〉世界首演，邀請了旅美的歐逸青大提琴家回台演出，還有〈啊～福爾摩沙——為殉難者的鎮魂曲〉世界首演；也連續幾年出版《島國顯影》介紹台灣傑出歷史人物，並巡迴台灣各地舉辦攝影展；接續又以人權為主題舉辦一連串人權電影的演出，人權紀念園區的活動規劃，近來更以人權教育為主題舉辦白色之路青年人權體驗營。總之基金會希望喚起國人關懷台灣本土文化、人權和教育問題，希望讓陳文成教授的愛鄉精神能成為落地的種子，在台灣生根發芽；在陳文成逝世快滿三十年的過程中，許多台灣的政治人物都已逐漸忘了他的犧牲，只有少數學術界、法律界、文化界的朋友還始終支持著勇敢的家屬（如陳寶月二姊），不放棄事實真相的追求，我內心也有說不出的感慨！

第3章

柏克萊的衝擊與沉思

出國進修，訪日探台獨

調查過台灣的精神醫療設施之後，我開始覺得自己有需要去日本看看他們的精神醫療狀況，於是我申請武田獎學金，想去日本一趟，為期三個月。當時他們並沒有硬性規定，完全尊重你要做什麼，所以大部分的人都選擇去一家醫院學習，譬如內科的就去學胃鏡技術，外科的就去看手術。而我們精神科的人，講起來也沒有什麼檢查，也沒什麼特別的手術，所以我就延續我和葉英堃院長在台灣做的調查研究，去看日本的精神醫療設施，看看他們怎麼做。

這個機會很不錯，要去之前，我拜託葉英堃寫信給日本的教授，當時是日本國家精神衛生中心的負責人，他替我安排各地的訪問。這次我總共參觀了二十六間各種不同的精神醫療設施，從國立的到府立的、縣立的或是地方上的衛生所以及私人醫院都有，幾乎跑遍了全日本，九州、東北仙台、東京、大阪，到處去參觀各地不同的醫院，每去一個地方我都差不多停留三天，並蒐集一些資料。

回來後，我整理了心得報告，並與台灣的精神醫療現況做一比較，最寶貴的發現是我看到日本精神障礙者家屬團體的運作，他們叫「全家運」。把家屬和社會支持的力量集合起來，共同來照顧社區的精神病友，甚至拍電影在媒體上做全國民眾的精神健康教育，並發揮國會立法遊說力量，爭取病患權益，我回來後就催生了台灣的「康復之友協會」。

那次去日本，白天我去日本的醫院參觀，晚上就去找黃昭堂先生他們，可以說在日本的台獨分子，我接觸了不少。我在東京有一個月，鄭欽仁那年剛好休假也去東京，因為台大教授做七年可以休息一年，他回到東大進修。那陣子我和他以及當時還在東大的張炎憲一起，每晚都去找那些台獨分子。那時候他們都不能回國了，黑名單還沒有解禁，他們很愛聽我說台灣的事，很想了解台灣，而我是想了解他們。但是為了和我見面，黃昭堂他們都非常小心、非常謹慎，因為那時和他們見面，是很敏感的事，戒嚴還沒解除，而我又是已經被盯上的人，他們很怕和我見面若被國民黨知道會害到我。所以每次見面，他們不會直接約見面地點，每次都是我和鄭先生一起坐電車，他們在前一個車廂，我們在另一個車廂，絕對不會在車站見到面就講話，也不會在車廂內講話。然後從東京換車到郊外，再換車，至少都換兩、三次車，到了沒什麼台灣人的地方，然後下車，他們走前面，我們走後面，走進公園裡，確定附近安全了，才坐在公園的椅子上講話，有時就帶去都是日本人的地方，那情景簡直就像在演間諜片一樣。

現在想起來是很有趣，但是當時他們確實是很緊張，當時國民黨不知派了多少特務在那邊，他們都遇過了，因為過去在日本與國民黨的鬥爭經驗，他們也學到很多，所以都很留意。那時候真是又刺激又緊張又有趣，我個人是不會怕，但是他們很擔心我，想保護我，不

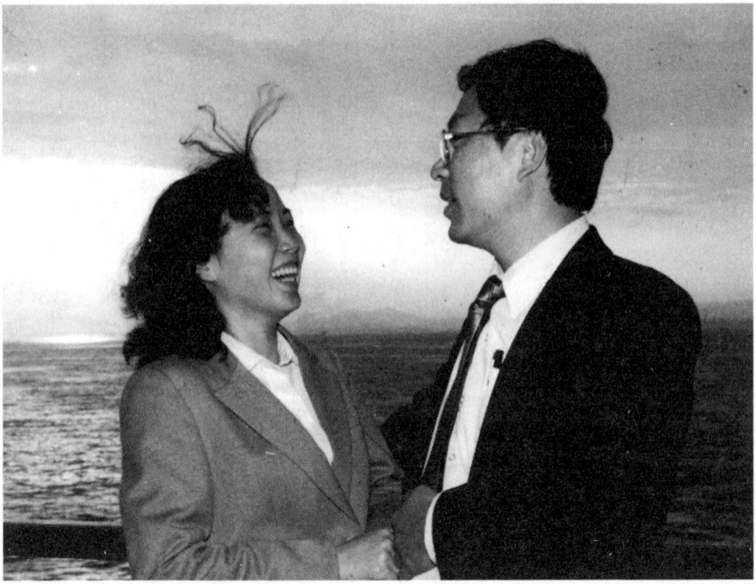

陳永興夫婦旅日留影。

要讓我回台灣後出事情。當時去他們那邊，也看到很多在台灣看不到的東西，幾乎所有台獨的出版品我都在那個月之內看完了。我很想帶回來，他們都說不要，怕被查到，那時若在機場被查到的話，是很不得了的事。

在我看來，日本的台獨人士和在美國做台獨運動的人很不一樣，日本的台獨人士年紀比較大，因為台獨運動是先從日本開始，後來才是美國，日本這些人比較早投入。另外，在日本的處境比較困難，因為日本政府一直很怕中國，那時他們和國民黨私底下的關係其實很密切，國民黨表面說反日，其實私下與日本關係都很好，所以在日本做台獨運動，困難許多，加上後來留美的人數逐漸增多，所以台獨運動重心才會移到美國去。因為美國的社會很自由、很開放，而且美國人過去不買中共的帳，他們根本不怕國民黨，反而是國民黨怕美國，所以在美國搞台獨反而比較好辦事。再來，美國這一群人都比較年輕，留學生時代一出去就開始參與，所以兩邊文化不太一樣。我覺得日本的台獨運動歷史久，他們比較穩重，而且日本方面的人念文科的比較多，比較重理論，去美國的就念理工或學醫的佔多數，兩者本身性質就很不同。

留學美國加州柏克萊大學

去過日本考察之後，我想應該也去美國看看，所以有留學的念頭。但是要留學就得考托福，我們念高醫的，在學校根本不曾說英文，閱讀是沒問題，因為我們需要讀外文書，但是寫、講、聽的能力就很欠缺。所以為了考托福，我只好去補習班補習一個月，至少總要了解考試的方式，結果托福考了五百三十分。申請學校時，我只申請了柏克萊，申請函寄去，因為那時我已經在北醫教書，也發表一些論文，學校一看馬上就同意我的申請，甚至還沒收到我的托福成績他們就說「ＯＫ」，歡迎我去，入學許可馬上就寄來了。但是寄來後，他們還是說要補托福成績，等到他們收到我的托福成績後，「哇！這人的英文程度有辦法來本校念書嗎？」像柏克萊這麼好的大學，托福成績要求至少要五百五十分以上，為了這件事，學校還打電話去問我那三位推薦人，確認這個學生的英文程度真的能跟得上嗎？還好三位推薦人都說應該沒問題。當時為我推薦的，有一位是東海大學社工畢業後去美國教書的大學教授，是社會學的教授，他住在聖荷西，我找他是因為他離柏克萊很近；還有一位是在美國的台灣人教授；台灣這邊則是請醫院院長推薦。後來柏克萊校方通知我說：我們給你的入學許可還是有效，但是你來了以後，我們若覺得你的英文跟不上，你必須還要再去修英文的課。於是我就這樣去了柏克萊，時間是一九八五年。

結果其實也不是跟不上進度，實在是我們平常沒使用英文，不習慣。其實我的英文程度應該算好，我念初中、高中時，英文考試都很高分。我初中時代的英文老師是個怪人，但是他的英文教得很好，教法很靈活，我的英文基礎其實不差。但是一開始上課時，聽課是真的很辛苦，那時我有一個盲人同學，她牽一隻導盲犬來上課，我發覺她上課都聽得懂，於是我在想，到底是她殘障？還是我殘障？她眼睛看不到，但是她聽得懂，而我眼睛看得到，耳朵也聽得到，可是我就是聽不懂，事實上是我比她還殘障。而且，考試成績她也比我好，她不用寫考卷，老師給她一卷錄音帶，用聽的，她再回答。所以，後來我就寫一篇文章〈我是一個殘障者〉，內容如下：

在柏克萊念書的人很快就會發現校園內充滿了殘障者，這眞是令人驚訝卻又不能不相信的事實。因爲無論在課堂上、草地上，幾乎每天都會遇到這樣的同學，而且最讓我震驚的是，從他們身上，我才發現了活了三十五年的自己竟也是一個殘障者！

第一天上課，教室裡就進來了兩隻大狗，狗主人是一位男士和一位女士，牽著狗來念書的失明學生相當多，他們上課不抄筆記，考試時不能寫試卷，但是上課的教授經常另外花時間再和他們討論，考卷由助教代寫（失明的學生用口頭回答），同學們在校園內和他們談笑自如，他們的學習效果一點都不比我差！我有時上課還聽不懂，回答教授問題還結結巴巴的，我起初竟然還不太相信失明的學生也能和一般學生一同在一流的大學上課，現在上課一個多月，我發現他們可以毫不遜色地念書求學！

坐輪椅的學生更多了，輪椅都裝有電動設備可以操作自如，不只是校園內，教室、台階到處有斜坡可以讓他們自由行駛，廁所裡的裝置也一定是有的，這都不用說了！最讓我震驚的是，他們照樣坐公車和地下鐵！公車必須裝置特殊的升降機和讓輪椅上下起落的配備，我看到了從來不敢相信的一幕：有位殘障學生坐輪椅等公車，司機停車後發現自己開的車無法讓他的輪椅上去，竟向他再三道歉，並馬上跑至路旁公用電話亭打電話回公司，不到十分鐘就來了一輛特地爲這位殘障學生開來的公車，從車門伸出了升降機裝置，把他的輪椅連人整個送上車，還再三向他道歉！這一幕情景讓我目瞪口呆地反問自己：「何年何月何日，台灣地區的殘障者才能理直氣壯地享受和一般市民相同的便利？」行動自如的我，對於如何給予殘障者等同一般人權利的作法上大開眼界，可見過去的我是多麼的愚蠢無知，難道不能說自己一直是心智殘障者嗎？

不要以爲我舉的例子只是輕度的殘障者，所以才能在柏克萊這樣的大學裡頭生存！如果這樣想，那就大錯特錯了，我要說明下面這個念法律系三年級的學生的殘障情況，讓每一個讀這篇文章的人了解：比起這麼嚴重的殘障者的求生意志和堅強受苦的求知精神，我們每一個人都是最不能吃苦、沒有勇氣的生命殘障者。她是六年前剛念高中時，在一次跳水時摔傷所導致最嚴重的傷殘——脊椎受傷、頸椎神經受損，全身幾乎癱瘓、下肢全部不能動彈、大小便失禁，上肢只剩右手稍爲能動彈一些，不能走路、不能下床、不能洗澡如廁、不能自己做任何事，這樣的殘障者能活？不但活，還是自己一個人活！不但活，還要念柏克萊大學！天啊！看見她才能相信這是事實！

她的家人都不在美國！她現在靠美國政府的每個月社會福利經費生存，她住在殘障者的獨居公寓裡頭，然後用一部分錢請學校裡願意打工的學生，每天上午去幫她起床、洗臉、上廁所，然後扶她上輪椅，她用僅剩下的一點點右手功能操作電動輪椅去上課，她身上帶著輸尿管和尿袋，她用舌頭打字（看了她，眼淚要吞進肚裡！），她請人每天傍晚再來一次住所，幫她洗澡、弄東西給她吃、扶她上床（不能再下來了！），有時幫忙的人時間接不上，她就必須終日困坐輪椅上，沒得吃、沒得洗，像這樣的殘障者竟然可以不需要家人在身旁整天照料，竟然還能生存這麼久，竟然還想要繼續進柏克萊大學念書，竟然有這樣的奇蹟？

但這不是奇蹟！這是事實！而且最讓我震撼的這不是唯一的事實！柏克萊校園中最嚴重的殘障者比比皆是，有腦性麻痺的患者也在上學！我自己活了三十五年，自己當了醫師已十年，我從來沒有吃過像這樣嚴重的殘障者所受的苦，我更從來沒有想像過生活得這麼辛苦的人，還要獨立追求上進，這麼「求生困難、生比死苦」的殘障者活下來了，活得每一天都比別人的一輩子還辛苦，但他們面對生命的尊嚴和人生的挑戰，毫不畏懼地迎向前去，比起這樣的殘障者，我四肢健全、行動自如，卻揮霍生命、浪費人生，我的心靈和勇氣不能不算是殘障者吧！

在柏克萊，爲什麼殘障者特別多呢？有人說因爲這裡的照顧（指社會福利方面）在美國來說算是最好的！有人說因爲這裡的思想開放包容性大，不管是多奇怪的人或事都可以被接受！當然我經常看到最體面的紳士，開最好的車子，住最好的房子的美國人在此出入，但我也每天看到又破又爛、全身發臭的流浪漢，抱著棉被睡在街頭，翻著垃圾桶找東西吃的美國人在此遊蕩。我眞的還不了解柏克萊，但我已發現太多的殘障者在這裡，而其中竟也包括了我自己，這眞是來到柏克萊的一大發現！

「殘障」的定義究竟是什麼？不應該說五體俱全就不是殘障，潛能不能發揮才真是殘障。這真是我一個很深的體驗。有的人腳斷了，裝上義肢還可以跑馬拉松；有的人無手無腳還可以游泳；蓮安瑪莉沒有手，用腳也是照樣開車、寫字，好手好腳不會游泳的人一堆，那究竟誰是殘障？這就很難說了，這是我在柏克萊受到的第一個很大的衝擊。

出版《柏克萊沉思》

當初我選擇柏克萊大學主要有兩個理由，一個是它是公立學校，學費較便宜。第二個是因為柏克萊一直是叛逆性學生運動的大本營。反戰運動從這兒開始；金恩博士的黑人民權運動也是從這裡開始；嬉皮文化也是從這裡開始。美國大學的主流是私立大學，不是公立大學，最好的學校是哈佛、史丹佛，都是私立大學。公立大學在美國是沒錢的人在念的，美國的有錢人都念私立大學。過去的華府都是哈佛和東北長春藤盟校畢業生的天下，而柏克萊在加州，算是邊緣，所以它一直是反主流，最具叛逆性，這剛好符合我的個性，因為我在台灣就在做反對運動了，我本來就是反主流的，所以我愛柏克萊，去那裡我才能如魚得水。我不是貴族，私立學校貴得要死，我又不是要打入美國主流社會，我比較愛這種批判性的非主流的學校，所以我只申請柏克萊而已，如果申請能通過就去，不能就不去了，我不稀罕。因為我已經畢業十幾年了，在北醫當主任、講師，不像才剛畢業的人，所以我只對這所學校有興趣而已。

事實上，去了柏克萊之後，我發覺它真的很好，那一年當中，我覺得我學到好多東西，後來我出版《柏克萊沉思》就是由此而來的。當時我幾乎每個禮拜都寫文章回台灣，因為我的眼界大開，衝擊和思考也很多。柏克萊的校園沒有一天不在示威，一年三百六十五天每天都有人示威、都有人演講。每天一到中午，整個校園就鬧烘烘的，這邊在演講動物保護，那邊在談南非的問題，那裡又在演講菲律賓、韓國，這裡在講黑人的問題、印地安的問題……凡事都有人關心。美國和我們很不一樣，美國人不只關心美國的事情，他們還關心全世界的事情，他們的校園內很國際化，全世界的留學生都來美國，所以任何問題都有人在反映。關於這些景況，我就寫了一篇〈每個人關心什麼？〉：

> 在校園裡頭每天都有人在演講、發傳單、貼海報，每個禮拜都有人在示威、遊行、集會，到底這些學生爲了什麼？他們關心些什麼問題？而台灣來的學生在這裡又做些什麼？我充滿了好奇地在這大學裡，捕捉令人驚奇的「柏克萊」精神！

禁食一天為了饑荒的世界

從台灣出來的留學生大概沒有人眞正了解「飢餓」的意義！從電視上的報導看到非洲地區的「饑餓」實況，也許很多人不免同情可憐那些骨瘦如柴、奄奄一息的非洲小孩，但是又有多少人眞正能體會世界上那些爲了糧食不足而掙扎的人們的困境，因爲營養不良而死亡的小孩每天成千上萬，出生嬰兒的死亡率高達千分之二百五十（幾乎每出生四個小孩就有一個會死掉），最令人不敢置信的，竟然還有平均壽命只達三十九歲的地區！如果出生在這些饑荒落後的地區，不是很快地餓死，就是苟延性命於饑餓邊緣，才能活到我現在的年紀。人生也就要結束了，哪裡還能像自己毫無「饑餓」的經驗，竟然在台灣活得不耐煩，還跑來柏克萊做老學生念起研究所，人生的際遇如此不同，我除了從內心感激自己生爲台灣人的幸運之外，又如何能不感慨萬千呢？

在台灣大部分的同胞已經營養太好，甚至花天酒地、暴飲暴食，浪費生命和糧食，不知世界上還有人天天因爲「饑餓」而死亡，這是值得我們反省懺悔的！在美國的社會營養過剩更不用說了，每人平均卡路里都超過標準，蛋白質、脂肪、肉類攝取過多，導致高膽固醇、高血壓、心臟病、腦血管疾病是最大殺手，許多人體重過重而拼命運動，希望將多吃的食物消耗掉，這又是多麼讓人感嘆痛心的諷刺！

柏克萊的校園裡，這星期出現了「禁食一天爲了饑荒的世界」的傳單和海報，在上課前每個教室都有學生上台呼籲大家響應這「人饑己饑」的運動，讓自己餓一天，體會世界上正在饑餓狀態下受苦的人們的求救，同時將禁食一天所節省下來的錢捐獻出來，支援受餓的人類同胞！這個「饑餓運動」應該推展到每個國家、每個地區、每個人的身上，因爲只要是人，就必須吃東西才能活下去，所以沒有食物維持生存，造成了很大的悲劇，但是卻有很多人從來沒有想到這樣的問題，這樣的關心和呼喚確實是「柏克萊」精神的一種表現方式吧？我對自己三十多年來的免於「饑餓」陷入了沉思的深淵！我對生命和糧食的了解勢必接受全新的體驗！再想到有一些爲了理想獻身的人，用絕食的方式表達人類面對死亡威脅時高貴的節操和意志，我更不禁對自己從來沒有忍受「饑餓」的痛苦慚愧萬分！至於那些「率獸食人」、「弱肉強食」的殘暴統治者，不顧人民百姓的「饑餓」，還在搜刮民脂民膏、爭權奪利、奢靡荒誕的享受著罪惡的快樂，這樣的世界充滿了讓人椎心泣血的苦難災禍，眞是叫人不忍心見聞眞實的人間，我但願所有的人類能共同分擔「饑餓」帶給我們的苦痛和挑戰！

我覺得這種文化衝擊對我很有幫助，我的人權觀念在這裡大大增長，不是只有政治人物在講人權，人權是學生、老師、家庭主婦、社區民眾每個人都重視的觀念，美國是那麼進步的社會，人權問題也還是一大堆。我們在台灣，只考慮到政治思想不自由、言論不自由、沒有反對黨、不能辦報紙而已，在美國沒有這些問題，但是他們沒有人權的問題嗎？當然有，而且相當多，種族的問題、婦女的問題等等，這些給了我很大的啟示。

再來是美國的教育方式，也給了我很大的啟示，他們是沒有標準答案的教育。台灣的教育，從小學到大學畢業，都有一套標準答案，一個問題只有一個答案，跟這個答案不一致的就是錯。去美國念研究所之後，我就發覺其實不然。我們一班共有十多個學生，世界各國的人都有，老師每次丟出一個問題，每個人回答都不同，每一個答案老師都說講得很好，講得很對，沒有標準答案。這是一種多元價值的教育，訓練我們的思考，要解決一個問題可以從多元的角度，從不同的角度看，答案就會不一樣，沒有一個絕對標準的答案。譬如，你認為什麼制度是好的？共產主義好？還是資本主義？美國的制度有比較好嗎？還是台灣的比較好？其實每一個制度都有它的優缺點，要看國家、社會、人民適合什麼樣的制度內容。我覺得美國人的教育方式，是很好的思想挑戰，和我們在台灣所受的教育完全不一樣，我們在台灣，一件事情只有一個答案，現在我發覺其實可以有很多不同的答案。

接受公共衛生的批判洗禮

就專業領域而言，我也學到很多東西，像柏克萊的公共衛生學院確實就是一個具有不一樣價值觀念的學術天堂。我在那兒的社會學老師、人類學老師通通都在批判醫學，說醫師對人的健康沒有什麼貢獻，他們不認為醫學對人類生命健康的延長有多大幫助，比較起來，農業專家比醫師的貢獻還大，譬如非洲小孩五歲前就死了，營養不良，你找醫師去有用嗎？增加農產品反而更有用。再來是飲水的問題，有乾淨的水就可以減少很多人死亡，改善水利工程的人就比醫師更有效。再講疫苗，疫苗也比醫師有效，疫苗也不是醫師發明的。他們說醫師只是坐享其成，賺錢而已。

我剛聽到這些論調時，真的覺得很刺激，柏克萊裡反醫學、反醫療主流的思想很強，但是他們不是隨便反對，他們會舉很多數據，提出很科學的研究給你看，讓人心服口服。我記得有一個老師就挑戰加護病房的問題，他說：「每間醫院都有加護病房，加護病房真的有用嗎？加護病房是儀器商發明出來的，病人一進去就全身插滿儀器，做什麼？只為了收費而已，病人的醫療品質沒有比較好，關進加護病房後，家屬也不能進去看，醫師來了也不看病人，都在看儀器。」他說，這種醫療是我們需要的嗎？我們為什麼要為它付出那麼大的代價？這有什麼意義？他不只批評這些，他還曾做過一個研究，美國是一九六〇年開

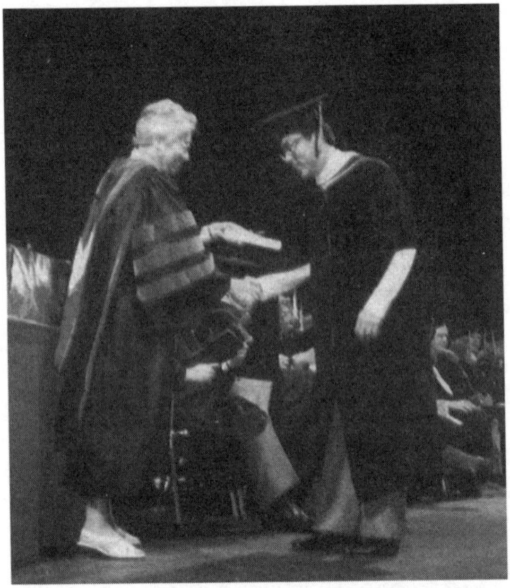

陳永興在柏克萊大學公衛學院行為科學所的畢業照。

始設置加護病房的，他說在加護病房設置之前的一九四〇年到一九五〇年的十年內，美國的心肌梗塞死亡率，和一九六〇年到一九七〇年有了加護病房之後的心肌梗塞死亡率，其實並沒有改變，那加護病房到底有多少功能？除了多付醫藥費，病人還得到什麼？這是社會學家的研究。

我去了之後，才發覺我們在台灣受的醫學教育，從來都沒有去思考不同領域的挑戰和觀點，台灣的批判醫學聲音很少，在柏克萊則相反，不管是人類學、社會學家、經濟學家，每個領域都會有所批評。我剛開始很驚訝怎麼會有這種學校，後來才發覺聽到這些也不錯，讓我們有反省的機會。當然我不認為醫學就真的一無是處，但是真的也不要太驕傲，對人類健康有貢獻的人很多，不是只有醫師而已。以前我們念醫學都是本位主義，反正人一生病就只能靠我們了，事實上不盡然，社會裡每一個行業的人對醫療都有貢獻。這真是一場很好的學習，雖然我只去一年，但是我學到的比在台灣念了七年的大學還要好，所以我很鼓勵年輕人有機會就出去念書，去不同的國家，找一個好的地方，好的學習環境，好好地去學習，認真去思考，一定會激盪出不同的觀念和思想。所以從柏克萊要畢業時，我就寫了一篇文章〈告別柏克萊〉，來為這段留學旅程作個結束：

日子飛逝，離別的氣氛漸濃。走在柏克萊校園中匆匆忙忙的腳步，情不自禁的緩慢下來，多麼希望能再留幾天、多望幾眼，傾聽這兒的鐘聲水聲、凝視這兒的山色綠樹、躺臥在如茵草地上、仰望著自由的藍天、呼吸著新鮮的空氣、欣賞著海灣的金門大橋。

課堂上教授和學生都有點依依不捨，最愛說笑和提出怪問題的人類學老教授，帶來了桌巾和餐具、水果和食物、蠟燭和香檳，就在教室裡擺起最後的筵席，十個學生來自世界各地的不同想法，經常在上課中和他爭辯得面紅耳赤，今天卻個個滿心感激和不忍地圍繞著他。我從他身上看到了美國開放的大學教授教育學生的風範，不斷地思考、不斷地辯證、不斷地質疑、不斷地探索。他從來不拘型式地問自己也問學生：「什麼是科學？」「什麼是民主？」「民主和科學需不需要併存？」「社會學理論有什麼用？」「哲學家做什麼？」「功能學派和行爲學派的差異？」「時間是永恆或短暫？」「什麼是客觀？主觀？」「人有自由嗎？」「資本主義有什麼不好？」「社會主義有什麼不好？」「怎樣才能了解文化？」「爲什麼到柏克萊？」「學公共衛生和學建築工程有什麼相同？」「醫學和軍事的進步怎麼來的？」

許許多多的問題逼著你回答、逼著你去想，每一堂課不只是要你絞盡腦汁使盡力氣，甚至下了課，整個禮拜還經常思索著問題和答案。事實上，進入大學研究所追求知識和學問，本來以爲可以解答很多問題，找到正確的答案，但是卻在探討尋求答案的過程中，發現了更多的問題，產生了更多的疑惑！然而在柏克萊的許多教授身上，可以發現他們不怕學生找不到問題的答案，他們也不在意學生的答案是否和他們想像中的一樣，他們重視的是尋求答案的過程是如何思考？如何探討問題、分析問題？如何收集資料、從事研究？如何比較討論、解釋結果？這樣的訓練和教育，建立在多元化的價值和民主化的制度上，扎根在獨立性的思考和自主性的判斷上，知識是活的，態度是開放的，學問的追求在柏克萊對我來說，眞是一種難得的享受！

爲什麼？離開學校已經十年了！當兵退伍進入醫院工作也已經八年了！臨床工作的忙碌負擔，每天在病人的痛苦和家屬的辛酸裡頭，我自己心情的沉重是日積月累地增加。這幾年來不只是醫療業務，加上接辦《台灣文藝》，同時參與民主運動，幾乎日日夜夜不停留地爲了台灣社會的種種問題操心憂慮，使得我自己從學生時代就一直以社會服務工作爲職責的熱情和理想，愈來愈陷入了永無止境的奉獻和付出，也愈來愈感到需要學習更多的事務，接受更多的訓練。但是，這麼一大把年紀，工作這麼重，家庭負擔、學校及醫院職責在身，還能夠說走就走，離台赴美，遠到加州灣區，又能夠進入自己理想中的一流學府——柏克萊，得償夙願。暫且背著書包、穿著步鞋，每天奔逐課堂與圖書館間，散步在校園中，思考著幾年來一直希望深思的問題，懷念著台灣、鞭策著自己，這怎能叫我不心存感激，珍惜在這兒的分分秒秒和寸草寸地呢！

何況柏克萊的天氣是多麼叫人喜愛！一年四季海風徐徐，溫暖而不炎熱、涼爽而不寒冷，空氣清潔新鮮，襯衫的領子都不易髒，學校建在山坡上，遠遠望下去是舊金山變化多端的港灣，雲霧經常擁抱著船隻和跨海大橋，前往市區的地下鐵又乾淨舒適、交通便利，台灣飯店和中國餐廳更是遍佈街道，這樣的生活對我這個從台灣來的老學生來說，提供了最容易讓我滿足的讀書環境。更令我難以忘懷的是，整個灣區的許多台灣來的同鄉，經常週末週日邀請我成爲他們家中的座上客，飽嘗家鄉口味，稍解思鄉的情愁，還能用台灣話痛快地暢談，減少我週一至週五不得不說英語的痛苦。柏克萊校園中台灣來的同學也有好幾位，大家在一起準備功課，幫忙找資料、打字，互相鼓勵安慰的學生生活，就這麼快地要分手告別，眞叫我捨不得先回台灣呢！

畢業典禮終於到來，趕完了期末考試，交過了論文報告，就收到了系上教授道賀我可以畢業的卡片。收拾著宿舍中的書籍衣物、整理著信件，安排著返台前到美國各地拜訪友人的行程，眞不敢相信留學柏克萊的日子就這樣要結束了！太太好像知道我會捨不得告別這兒似的，已經從台灣飛來陪我收拾著行李，她滿心歡喜地要參加我的畢業典禮，鼓勵我要記得去借參加典禮的服裝，我卻一直不忍面對最後一刻的到來，多麼希望自己還有多一點時間可以在這兒徜徉消遙！這眞是讓自己不解的矛盾心情。想想剛開學那個月，總怪自己找罪受，放著台灣一大堆事不做，精神科主任醫師不做，醫學院講師不做，卻到柏克萊做學生。每天查字典、猛翻書、找資料，還要每節課被逼著回答問題，被逼著用英語和人討論問題，被逼著用傷心的英文趕寫報告；如今卻覺得這些自討苦吃的日子既是享受，更是值得，柏克萊的告別感受眞是奇妙啊！

總是要歸去我心愛的台灣了！再見柏克萊！讓我帶著您給我值得懷念的一切，回到我值得奮鬥的台灣去繼續努力啊！

與台灣同鄉的互動

去美國念書還給了我另一個很好的機會，就是能接觸到很多台灣人的社團。我禮拜一到禮拜五在學校上課，住在宿舍內，一到禮拜六和禮拜日，舊金山附近的聖荷西、灣區附近的台灣人就會來載我去他們家，同時還約了附近二、三十戶台灣家庭一起來聚會。每一戶準備一道菜來，美國式的聚餐就是這樣，主人不用準備吃的，各戶自己帶一道菜，就有二十多道菜，大家邊吃邊聊天。他們很愛聽我講台灣的事，因為我剛從台灣來，而且我參加過反對運動，也辦過雜誌，我都會講這些他們聽不到、看不到的事情，我還挑戰他們，說他們在國外搞台獨，弄了半天只是講講，真的有效嗎？幾乎每個禮拜，我都去不同的地方，接觸不同的台灣人家庭和社團。他們也會請我去演講，例如，一九八六年我在美南台灣人夏令會就發表過一場演講：〈海內外台灣人所面臨的挑戰〉。講詞內容如下：

海內外台灣人所面臨的挑戰
——一九八六年美南台灣人夏令會演講詞

各位親愛的台灣同鄉：

今天我很高興來參加這個美南地區台灣人的夏令會，看到這麼多台灣來的鄉親，有的人開車八小時、十小時千里迢迢來這裡作陣，討論著要如何「開創新局、展望未來」的台灣，我的內心眞正感動又心痛！爲什麼咱台灣人來到美國各地打拼求生存、求發展的同時，咱大家還有這麼大的熱情和精神，願意共同作陣來到這夏令會，討論著台灣的未來、關心著台灣的困境，這攏是因爲著咱大家還保有一顆台灣人不甘願死的「心」！

台灣人的「心」不甘願死

我常常講台灣人的「心」！因爲台灣人幾百年來受壓迫、受委屈、不得出頭天的命運，致使台灣人的「心」生病了，但是台灣人總是不死心，台灣人的「心」不願死！這也是爲什麼今天咱大家還能夠在這裡共同思考、反省咱台灣未來命運的理由，也是咱在島內的台灣同胞成千成萬站在黨外人士的演講台下，滿心期待台灣的民主運動能夠生根、開花結果的心情，像這樣咱大家心連心、不死心，肯爲台灣來打拼，台灣人才有將來！

當然，在這個所在，我要先感謝台灣歷史上爲台灣的民主、台灣人的運命和台灣人的文化努力奉獻過的先輩。若無他們的貢獻，今日咱站在此地已無台灣人，也無台灣文化、更無台灣前途。咱雖然感謝先輩開拓台灣，台灣雖然眞美，但是台灣事實卻面臨可能滅亡的危機。

然後在這個島上咱祖先和子孫過海是要過幾次？坐船是要坐幾次？咱的祖先曾冒險搬過黑水溝來到台灣，犧牲多少生命？幾百年來受迫害，被慘殺，被消滅！復再第二次，這次不再坐船了，要坐飛機過太平洋，來到這所謂自由、民主的國土。但是，台灣人若無土地就不會生根；文化若無人民，文化就無意義；人民若無自己的國家，文化無可能生存。

做世界上一流的台灣人

海外台灣人常講，台灣人要學習美國猶太人去幫助母國以色列，但台灣人豈有猶太人那種宗教的精神力量？恐驚台灣人尚無！

做一個台灣人，我常對自己講：我要立志做一個世界上第一流的台灣人。就是站在世界任何所在都不見笑，做一個台灣人也不輸人。但是經過學生時代到現在，也一直問自己，爲什麼世界一流的人要讓別人統治？還有每日做牛做馬、背物件來拖，還無法過世界第一流國民的生活和待遇？我開始懷疑自己，我敢有資格做一個第一流的台灣人？我開始懷疑站在全世界民族的頭前，我敢眞正有信心將胸部挺起來講，我是第一流的台灣人？做爲一位台灣人精神科醫師，我問自己，爲什麼我無才能安慰台灣人這種痛苦的心靈？我不斷反省，爲何我無法找出台灣人的社會今日所面臨的問題，和找出解決台灣人的問題的方法？爲什麼每一個台灣人，你若作陣認眞觀察，確實有影眞美，有優秀，有影是第一流的人。但是爲什麼大家若加做伙，被人叫做「台灣人」的時候，就變做那麼無路用，連三流、四流都無資格的台灣人？這是問題，也是我這一年來一直在思考的問題。

我發現到美國，這個所謂自由的國土，並不是自由的台灣人所住的所在，因爲台灣人並無發揮他們在自由的世界應該發揮的力量！你看今日海外的台灣人，雖然有這麼優秀的頭腦，生活在這麼自由民主的所在，到底做出什麼代誌？發揮什麼力量？這是眞值得咱檢討的事。所以我今日的題目是：海內外的台灣人所面臨的挑戰。

台灣人面臨的十大挑戰

今日海內外的台灣人所面臨的是相當大的危機，至少有下面十大挑戰：

第一、台灣所面臨政治上的挑戰：接班危機和統治政權的權力轉移是否和平度過？戒嚴體制如何轉化變成民主制度？黨禁如何突破？國會如何改造？地方自治如何眞正實現？所有這些問題咱是不是有能力掌握解決的方法？

第二、台灣所面臨外交上的挑戰：對抗中共的統戰和外交上的攻勢，台灣人是不是有辦法突破國際外交的困境？如何發揮民間在野的力量，做好台灣人的外交工作？如何促進台灣和美國、日本、甚至第三世界國家的關係？

第三、台灣所面臨國防上的挑戰：政府將百分之五十以上的預算花在國防經費上，到底對台灣的安全有多少的保障？兵役制度是否合理？自製武器到什麼程度？台灣人對國防的了解和現代化的軍事管理有能力應付挑戰嗎？

第四、台灣所面臨經濟上的挑戰：景氣衰退和信心低落造成經濟上的危機如何化解？國際制裁和激烈競爭如何應付？科技升級和工業轉型能否成功？資金外流經濟犯罪的趨勢如何改善？外匯高達三百六十億美元如何處理？

第五、台灣所面臨法治上的挑戰：治安惡化已經十分嚴重，暴力犯罪普遍，司法不能獨立，人權無從保障，特權橫行，立法功能低落，所有這些法治上的問題不得解決，台灣要如何建立公平守法的社會秩序和規範？

第六、台灣所面臨社會上的挑戰：公德心墮落和社會風氣敗壞，使得社會腐化靡爛，惡勢力黑社會抬頭，色情泛濫，笑貧不笑娼，功利化、物質化使社會上人人顧賺錢，社會福利的理想不得實現，台灣社會還有什麼人性？

第七、台灣所面臨環境上的挑戰：公害的污染破壞自然環境非常厲害，廢水、垃圾、農藥、重金屬、化學毒物，污染了美麗的土地及山川河流，加上核能電廠的設置、海岸和森林的破壞，使得台灣將來變成了不適於居住的可怕島嶼？

第八、台灣所面臨醫療上的挑戰：人口不斷的增加造成世界上最高密度的擁擠，醫療費用不斷上升，而保險制度未能普遍實施，食品中毒和藥物泛濫情況嚴重，餿水油、毒玉米酒事件駭人聽聞，肝炎流行率高達世界第一？

第九、台灣所面臨教育上的挑戰：升學主義和惡性補習愈來愈嚴重，校園思想控制和言論箝制培養出死讀書、讀死書的青年，民主教育不能眞正實施造成盲目迷信權威，反科學、反知識的專制教育帶給下一代深遠的傷害？

第十、台灣所面臨文化上的挑戰：社會價值觀念的混亂和傳統文化的崩潰，使台灣人迷失了方向？外來文化的侵襲和本土文化的受壓抑，造成無根的空虛文化！台灣文學、藝術、音樂、語言、歷史的未受重視，如何發展新文化？

有勇氣接受挑戰才能突破

當然，我不是說今天台灣人所面對的問題只有以上這十大危機，但是我只是舉例給各位在座關心台灣前途的鄉親共同來思考，今日無論是島內或是海外，咱大家都面臨共同的挑戰，咱是不是有能力有勇氣接受挑戰？我常常想，有危機不要緊，最怕的就是大家沒信心，只想要放棄，只顧自己。咱做爲一個不願死心的台灣人，咱立志要做這個世界上第一流的台灣人，咱敢眞正無法來接受今日台灣所面臨的這些挑戰？我相信台灣人不是這麼差的！我今日站在此，就要先向海外的鄉親提出一個最實際的公開挑戰，就是咱難道不可能在美國先來辦一份眞正代表台灣人立場的日報？

辦一份日報對整個台灣民主運動有很大的貢獻，這方面的重要性相信有很多人攏想過了，爲什麼咱到今日還不能實現咱共同的夢？對海外台灣人來講，並無報禁的問題，爲什麼咱大家無法團結合作集資，來完成這款爲著台灣人的共同事業？辦一份日報只要三百萬的美金就可以開始，難道海外台灣人找不到三百個人，每個人甘願出一萬元美金來做這件事？我眞正不相信！我常常聽海外的鄉親講要關心台灣、奉獻台灣，但是今日如果連一份日報都辦不成，又有什麼力量來做其他更困難的事情，海外台灣人難道不能奉獻多一些嗎？咱大家不是沒有錢，只是不肯拿出來！

舉FAPA（台灣人公共事務會）做個例子來看，過去一年來，我常常聽海外同鄉講：因爲FAPA較容易募款，所以這幾年來台灣人的外交工作比較有成果，但是因爲同鄉的錢都捐款給FAPA，所以其他台灣人社團的活動就不易經營了。我感到很好奇，到底FAPA一年是用了多少錢來做台灣人的外交工作？結果我得到的答案是每年只有美金十萬元！各位鄉親，咱大家摸良心反省看看，一年十萬元美金只是四百萬新台幣，就可以拿來做台灣人的外交工作？這樣眞正足夠？敢會太多？咱想想看在島內黨外的朋友任何一場選舉花掉的也不只四百萬新臺幣吧？還不是三百元、五百、一千元這樣的捐獻得來的！難道海外的台灣人都比較窮嗎？或是都不肯奉獻？

咱都知道單單在洛杉磯，台灣人有的投資一間旅館就超過百萬美金，台灣人在銀行存款超過百萬美金的滿滿是！台灣人不是沒有錢，問題是台灣人不肯奉獻！咱在座有眞多教徒，咱都知眞多台灣人教堂只有幾百個教友，靠這些教友十分之一的奉獻，教堂就一間一間的蓋起來，今日咱台灣人在美國超過三十萬人，眞正無可能辦一份有水準、有咱自己心聲的日報？我相信咱大家如果肯奉獻肯努力，咱一定能夠突破現狀達成目標，這也是我今日要向大家所做的挑戰！當然我不是講辦報紙是最重要的第一件事，正如同我並無意說FAPA的工作就是最重要的！我只是舉例來向大家說明，台灣人的力量還沒有發揮出來，咱大家都可以認眞來思考，看台灣今天所面臨的挑戰裡頭，什麼是最重要的？什麼是最適合咱自己去奉獻的？只要咱每一個人肯奉獻、肯打拼，我相信台灣人絕對有能力面對危機接受挑戰！

台灣人的命運掌握在這一代手上

最後，我要向各位強調台灣問題的迫切性和嚴重性，時間是無情的，台灣人所面對的挑戰，絕對是無可能再拖二十年、三十年不得解決的！做咱這一代的台灣人眞正痛苦、眞正負擔，但是這也是咱這代台灣人的光榮和幸運，咱可以在自己手上掌握台灣人的命運。透過咱大家共同努力，更加犧牲和奉獻，咱有信心能夠爲台灣開拓一條幸福的道路，爲咱的子孫建設一個美麗的社會，台灣人辛酸的困難咱不要逃避，台灣的前途就一定有盼望和光明！

多謝大家，祝大家平安健康。

一九八六年七月四日

從這篇文章中，大致也可以了解當時台灣的一些處境和我的想法。

只是我去柏克萊一年，可苦了我太太，講起來也是真感心，那時我們還在辦《台灣文藝》，我說：沒辦法啊，不然雜誌要叫誰來弄？只好留她在台灣繼續辦，一直到我快畢業的那個月，她才來美國參加我的畢業典禮，之後我們巡迴全美國，銷售《台灣文藝》以及演講，各地的同鄉會都請我去演講。那時我還鼓吹那邊的台灣人要辦報紙，催生了《太平洋時報》。那時在洛杉磯演講，我就挑戰台灣同鄉說：「你們一天到晚要獨立建國，連一份台灣人的報紙都辦不了，更不用說要拿槍革命。」結果吳西面先生受到感動捐出資金，結合了當地的熱心同鄉，創辦了《太平洋時報》。這份報紙現在還繼續發行中，但吳西面先生已經過世，他生前非常慷慨贊助台灣民主運動，他的熱情令人永遠懷念。我曾經把這段過程寫下來，文章如下：

在異域的台灣之聲
——爲海外台灣人辦報運動加油

一、海外欠缺代表台灣人的報紙

在美國發行的海外台灣人報紙——《太平洋時報》已慶祝創刊四週年了。回想這份報紙的誕生和成長過程，我內心有說不出的感動和感慨。海外台灣人辦報運動過去屢次失敗，卻愈挫愈勇，如今《太平洋時報》歷經千辛萬苦，終於跨出了歷史性的腳步，成

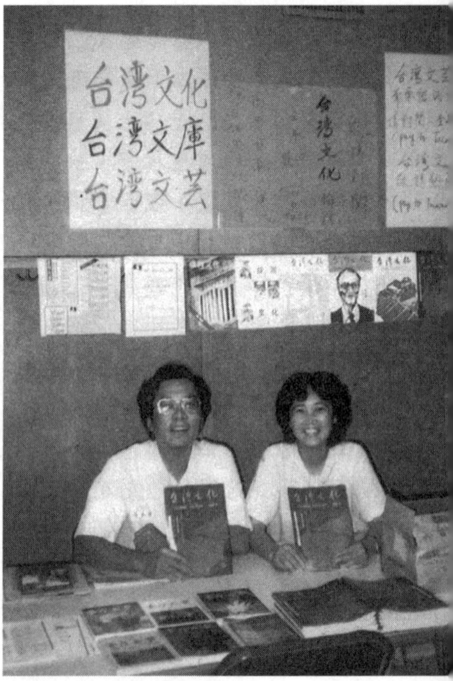

在海外推銷《台灣文藝》。

功發行了海外台灣人的第一份日報，這是值得所有海外台灣人共同給予鼓勵。

《太平洋時報》的誕生令人感覺有點不可思議，尤其是素來不曾從事報業工作的吳西面先生，他原來是成功的企業家，也是虔誠的基督徒，一向關心支持海外台灣同鄉的各種活動，出錢出力卻不曾有辦報的念頭。記得是一九八六年夏天，我從加州柏克萊大學公共衛生研究所畢業時，路過洛杉磯參加了林衡哲醫師所舉辦的「台灣文化之夜」演講會，當時我提出了海外台灣人面臨的十大挑戰，其中很重要的一項，就是海外台灣人缺乏一份足以反映心聲、溝通民意、傳遞訊息的日報，海外有眾多關心台灣、熱愛鄉土，也具備世界性眼光、擁有現代化國際觀點的台灣人，卻沒有一份眞正夠水準、有資格代表台灣人觀點和提供台灣人充分資訊的第一流報紙。當時雖然中文報紙較普遍流傳的有《世界日報》，但是許多台灣同鄉都有同感，對《世界日報》的內容實在無法滿意，可是卻苦於沒有眞正好的日報可以取代或競爭，在海外台灣同鄉當中，經營各種事業成功的優秀人才非常的多，難道沒有比《世界日報》的王惕吾先生更有眼光，敢於投資海外中文日報的先知先覺者嗎？我當時甚至呼籲海外同鄉當中，重視大眾傳播工作的熱心人士集資，每人一萬美金，集合數百人合力辦報，相信必能成功發行一份眞正反映海外台灣人心聲的中文報紙！

二、巡迴美國鼓吹辦報

在洛杉磯的這場演講帶給當地台灣鄉親的衝擊似乎不小，演講會中激起了相當熱烈的討論，甚至有將近二十位同鄉當場表示願意出資合力辦報，其中吳西面先生就是反應非常熱誠的一位，當晚演講會後，這些將近二十幾位熱心響應的同鄉請我一同聚餐，席中吳西面先生甚至建議大家即時開出支票以示辦報決心，並建議我巡迴全美各地，鼓吹海外台灣同鄉群策群力推展台灣人辦報運動。當時我深受吳先生及當地鄉親的熱情感動，雖然也深知創辦一份日報還有許多必須具備的條件（譬如，優秀的新聞專業人才、市場的分析調查、發行業務及廣告業務的計劃、資金及財務籌措等等），但也不禁爲這個海外台灣人發行日報的美麗夢想顫動了心弦，就決定趁著學成返台之前，巡迴美國各地拜訪海外同鄉的機會，大肆鼓吹海外台灣人應創辦一份眞正能結合鄉親、反映台灣人心聲的報紙。往後的一個多月時間，我確實眞的訪問了北美洲將近二十個城市，每到當地，即與台灣鄉親探討有關台灣故鄉的種種問題之外，總不忘記呼籲海外台灣人應結合起來創辦一份日報，尤其是針對未來發行日報可能遇到的各種困難，有不少台灣同鄉都紛紛提出寶貴的見解。我記得在紐澤西時遇見徐福棟先生，還提出了過去他們計劃辦報的詳細經驗與構想；在芝加哥時遇見廖述宗教授，他還特地到圖書館查閱，研究了在美國的少數移民族群辦報的詳細資料作爲參考；在愛荷華時也有林茂德醫師不遠千里開車前來，表示支持辦報的理想；在肯薩斯時遇見了吳樹民醫師（當時吳三連先生仍健在，主持台灣的《自立晚報》），特別地鼓勵他能出面爲台灣人的報紙盡一份心力，這一連串的努力，當時實在未料到，後來竟然眞的有開花結果和夢想成眞的一天！

三、名譽社長

當我巡迴全美將結束，要回到台灣的前夕，我最後在洛杉磯與吳西面先生等鄉親告別時，吳西面先生愼重其事地要我認眞考慮是否留在美國繼續努力，來促成台灣人辦報理想的實現，他擔心一旦我返台之後，許多熱心承諾要支持台灣人辦報運動的同鄉，又慢慢冷卻下來。而且過去幾次海外台灣同鄉辦報的經驗，最後都因無法找到適當的專業人才主持而中途失敗，他甚至提出願意個人出資百萬美元，支持我全心投入創辦一份台灣人報紙的理想，因爲他自己做爲一個成功的海外台灣人企業家，對於辦報所能貢獻於整體台灣人的重要性確實有所體認，並且他有一份像宗教信仰虔誠奉獻的使命感，他也深知報業不是一般的企業，除了要有良好的財務營運，更需要有專業知識分子的道德勇氣和公正超然的情操。當時他嚴肅而誠懇地邀請我留下來辦報，確實使我內心深深感動，也充滿感激。但是他也深知我在台灣還有許多重要的工作等著我，我當時還在台北醫學院擔任教職，也主持《台灣文藝》雜誌的社務工作，又參與了台灣人權促進會及台灣民主運動的許多工作，要我把台灣的工作擱在一旁，留在美國爲海外台灣鄉親催生一份日報，確實頗讓我深感爲難，也沒有充分的事前準備，只好請他讓我先返台尋找是否有適當的優秀人才可以推薦，並爲將來海外台灣人辦報的各種準備工作進行策劃。

可是我返台後接著遇到民主進步黨的成立，當年年底我接任台灣人權促進會會長，又於一九八七年初發起二二八和平日促進運動，要求平反台灣人不幸的苦難歷史，終日馬不停蹄地忙碌，接著又發生了台灣政治受難者聯誼會提出「台灣應該獨立」的章程，而有許曹德、蔡有全的涉嫌叛亂案必須聲援，根本毫不可能再考慮赴美辦報的事情。沒想到在這期間，海外的吳西面先生卻也同時積極的進行了《太平洋時報》的籌備工作，有一個晚上他突然地打來越洋電話，在電話中熱切興奮地告訴我：「《太平洋時報》已經決定要創刊了，因爲你對這份海外台灣人報紙的催生有重要的影響，特別要請你擔任名譽社長，無論如何你不能推辭！」

四、挑戰充滿荊棘的道路

接到這通電話，我眞是又驚又喜，驚的是沒想到這麼短的時間內竟然報紙要創刊了，不知是否都已準備妥當？主筆、編輯、記者、社務、財務、廣告、發行一大堆的工作誰來負責呢？稿源和財源是否有把握呢？喜的是海外台灣人辦報的夢想終於有成眞的一天，雖然内心還是非常地擔憂，惟恐吳西面先生和朋友們將來的負擔非常地沉重，但還是有說不出的安慰和喜悅！只是要我擔任名譽社長實在不敢當，因爲遠在台灣，實際上幫不上忙，又何德何能擔任名譽社長？當時内心想的，只是要如何協助海外的朋友把這份報紙辦好，在台灣能收集的各方面資訊和人才如何提供？果眞不久，吳西面先生就飛回台灣來找我了，當面商量了各種實際問題的解決方法，從台灣如何傳稿和找人剪報提供消息來源的問題，還有如何與台灣各友好報社建立關係，聯繫協助資訊提供的問題，甚至從台灣找打字小姐或記者編輯的可能性都詳細討論，我們還拜訪了幾位有辦報經驗，樂意指導協助的前輩朋友當面請教。

總之，《太平洋時報》的創刊實在是很勇敢的突破，卻也是很欠缺先天優厚條件的辛苦挑戰，幾乎可以說是吳西面先生所做十分大膽的冒險嘗試，讓我從旁看了都不禁要心驚膽跳，爲他及這份報紙的命運默默祈禱上帝的祝福！我曾經親耳聽吳西面先生說過，他的餘生如果能爲台灣人做有意義的奉獻就心滿意足了，他相信上帝的安排會讓他有豐盛的生命和能量，源源不絕地爲台灣人做更多的奉獻！我想吳西面先生是抱著徹底奉獻的精神，走向上帝所安排，爲海外台灣人創辦報紙這條全新挑戰、充滿荊棘的道路吧！（略）

彭明敏教授與《自由的滋味》

我在美國留學時，遇見彭明敏教授也是值得一提的事，當時彭教授擔任FAPA的會長，負責台灣人在美國國會的遊說工作，之前他是台灣最有名的國際公法學者，曾經擔任台大政治系主任，也是國民黨蔣家統治時代聯合國代表團的顧問，曾被選為十大傑出青年，可以想像當時蔣氏父子想要拉攏他的作為。但是彭明敏教授是有良知的台灣知識分子，早就看出台灣不能代表中國留在聯合國的事實，因此和他的學生魏廷朝、謝聰敏發表了〈台灣自救宣言〉，主張用台灣的名義留在聯合國，為了台灣的外交和國際生存空間打開活路，他主張改選萬年國會，要求國民黨放棄一黨專政，解除戒嚴，開放報禁讓台灣真的成為自由、民主的國家，才能贏得國際社會的認同。他當時的主張在今天的台灣看來是天經地義的要求，可是在戒嚴時期蔣家獨裁統治的時代，當然就招來牢獄之災，後來彭明敏教授竟然在軍警特務的層層監視之下逃出台灣，可以說是轟動當時台灣與國際社會的重大事件。當他逃出台灣之後，他寫了《自由的滋味》這本影響海外台灣人最重要的著作，在海外的台灣留學生，很多都是出國以前沒有什麼台灣意識，或根本不了解國民黨的教育所灌輸的大中國意識其實是虛假的，許多人都是到了國外看到一些國內看不到的書才覺醒過來，像彭明敏教授所寫的《自由的滋味》就是很重要的海外留學生啟蒙著作。

我當然不是出國留學才覺醒才有台灣意識的，在台灣讀書時代我就已經覺醒，也開始參與許多反抗國民黨威權統治的運動，雖然沒有機會在台灣見過彭明敏教授，卻對他早就充滿景仰也深受他的良知勇氣所感動。在美國有機會和他認識，就覺得他是很有修養和氣度的台灣人知識分子，他雖是長輩卻對我很親切和藹，不像海外一般從事台灣人運動的朋友往往過於主觀激情，我最感動的是他自己一個人長期流亡海外不能返鄉，他的手臂又因二次大戰期間留學日本時被炸斷而生活不便，但他卻獨立自主地照顧自己保持身體健康，而且從來不向人抱怨流亡的生活之苦，反而堅強勇敢地承擔台灣人運動的領導者使命。由於他在國際學術界的地位，使他很自然成為台灣人獨立運動的代表性人物，我後來回國後擔任台灣人權促進會會長時，他安排我去美國國會參加聽證會並發表演講，我發現美國國會中對台灣友善的朋友，都很尊敬彭明敏教授。

台灣的戒嚴解除和海外黑名單解禁之後，彭明敏教授在海外百位同鄉包機護送之下返回故鄉台灣，以後我們有許多的互動的機會，他有兩位最支持他的學生林敏生律師和林誠一董事長，協助他成立了「彭明敏文教基金會」，彭明敏教授邀我出任基金會執行長，我們常一起開會討論會務。後來我們在國是會議成功推動總統直接民選，台灣第一次總統民選，由李登輝代表國民黨與彭明敏代表民進黨角逐，我覺得那真的是台灣人上一代知識分子最有尊嚴的一次選戰，雖然當時民進黨資源不足，彭教授也不習慣台灣的選舉文化，我們幫忙彭教授打選戰都是抱著為台灣人尊嚴而戰的心情，從戒嚴時期就敢於反抗獨裁專制的知識分子，到流亡海外數十年，不放棄台灣人理想的知識分子身上，我看到彭明敏教授參選台灣總統的意義，當然選舉的結果是李登輝總統當選，但這無損彭明敏教授對台灣民主的貢獻。

總之，那一年在美國，真的很忙碌但是很充實，學到很多，也寫了很多文章。其實，人愈忙碌時，產值愈高。有人說我那麼忙，怎麼有時間寫文章？我說就是忙才會寫呀！每天很閒的話，是寫不出東西來的。人愈忙，衝擊多，思考就會一直活絡，想法就會一直產生。所以在美國一年，我把學校的功課完成了，外面的活動也參與很多，一點都沒有浪費時間，最後帶著滿滿的收穫回到台灣。

第4章

二二八事件的療癒

覺醒二二八

一九八五年間我還在柏克萊讀書時，常常有機會去史丹佛大學的東亞圖書館，因為張富美在史丹佛圖書館當副館長，就負責東亞圖書館。當時陳芳明住在聖荷西，三個地方很近，我們三人差不多每個禮拜都見面，因為柏克萊也有一個中文的圖書館，柏克萊和史丹佛之間有交通車往來，就在兩個圖書館之間對開，很方便，每次我都從柏克萊坐交通車來到張富美那裡，陳芳明也開車過來，我們三個常常在一起聊天。我在東亞圖書館看到很多在台灣看不到的資料，包括二二八的資料。

現在回想起來，我可能是去了柏克萊之後，才真的比較了解二二八和白色恐怖。在我出國之前，有時會聽到長輩講起，但是都是簡單幾句而已，通常把二二八和白色恐怖混在一起講。他們總是說：「你不知道那時有多恐怖……」我最早是聽到我爸爸講起的，他說白色恐怖時，糖廠也被抓走不少人，他和蔡太平廠長就四處奔走，去找當時的經濟部長楊繼曾，又找上陳誠，透過這條路線，保了很多人回來。

我在高醫時，有一個牙科的同學，叫馬隆祥，我們常在一起打籃球，他家離我家很近，所以常常來找我，我爸爸也認識他。我記得有一次我爸爸就說：「你知道他老爸是在白色恐怖時被抓走，他是外省人喔，外省人也會被國民黨抓走喔。」白色恐怖時，也有不少外省人被抓，我爸爸說這段經歷給我聽，就是因為我在大學時代對黨外運動很熱心，他就常常警告我說，少年人不懂事，不怕死，不知道過去國民黨是什麼樣子，講著講著，有時也會提起二二八時抓人的情景。

另外，我有一個舅舅，應該也是白色恐怖時被抓走的，但是我媽媽從來沒說過這件事。後來我在處理二二八平反運動時，他們才說我舅舅念書時是運動選手，體育很好，田徑很好，先去念空軍官校，念到一半就被牽連，他的老師被抓進去，他們一群學生只因為一起拍一張團體照，就被抓去關了，關了好多年才放出來。他在監獄內畫很多圖，我媽媽留有幾幅他的畫，她告訴我那些就是舅舅被關時在牢裡畫的。我小的時候他們都不敢提起這些，到了我念大學時才稍微講起，但是他們也無法分析二二八或者白色恐怖的因果如何。

還有，大學時我常去找陳少廷，他也曾說一些他被抓的經過，還有一些前輩的故事。陳少廷是林邊人，他說過他一個同鄉叫蕭道應，那時被抓後就被修理得很淒慘，故鄉內也有很多人受牽連等等。

後來我去日本，也看到不少二二八的資料，王育德的作品我也是在日本看到的。謝聰敏的《景美看守所》、喬治柯爾的《被出賣的台灣》等等，都是去日本才看到。那時我已經是精神科醫師，比較了解人情世故。到了美國後，遇到張富美、陳芳明，大家在一起就常討論這些議題，但是當時對二二八或者白色恐怖根本還沒有完整的研究，我只知道這件事影響很大，造成很多人被冤枉及犧牲，但是事實到底如何？影響的層面有多大？牽涉的人有多少？根本都沒有完整的圖案。

我是一九八六年的六月從柏克萊畢業，一九八七年剛好就是二二八事件四十週年，所以從美國要回來時，我就跟張富美和陳芳明說，我想在台灣發動二二八的平反運動，希望他們在海外幫忙蒐集資料、寫一些東西，因為島內沒人有辦法寫這些東西，當時那是個禁忌的氣氛，島內的學者根本沒人敢談這個問題。我希望能夠在台灣將二二八史實完整地呈現，要能完整呈現，禁忌就得打破，讓大家將所知道的講出來，有資料的人寫出來，否則在台灣連公開的討論都沒有，更別提做研究發表論文，談公開平反那更是妄想。

一九八六年，我回台灣後不久就接任台權會會長，當時的副會長是鄭欽仁教授，祕書長是李勝雄律師。我就在台權會裡提議，我們來準備平反二二八，因為一九八七年二月二十八日剛好是二二八事件四十週年。所以在一九八六年的年底，我們以台權會名義，邀請鄭欽仁、李筱峰、林明德、李永熾等幾個比較有台灣意識的學者，舉辦了一場二二八事件學術討論會，先做一個熱身活動，這場討論會還不是群眾性，只是一個室內的活動，討論會留下紀錄，那是戰後四十年在台灣首次舉辦二二八的討論會。

籌組「二二八和平日促進會」

一九八七年初，我就要開始辦二二八事件四十週年的紀念活動時，剛好鄭南榕被放出來，先前一九八六年六月，他被張德銘控告違反選罷法被捉去關了一陣子，可能他在獄中也想到要做二二八的紀念活動，所以他一出獄，差不多舊曆年前，他就來找我一起做活動。

鄭南榕不是台權會的人，先前我就和他熟識，他一直在辦黨外雜誌，他的《自由時代》比美麗島事件那些家屬辦的雜誌還要晚一點出現，但是他的雜誌是最韌命的，因為他最不認命，有的雜誌被查禁，到最後都不了了之，但是他是一本被查禁，一本接著又出來，決心要跟國民黨拚。因為大家都在辦黨外雜誌，彼此很自然就認識。有趣的是，鄭南榕開始辦黨外雜誌時，很多人不了解他，突然冒出這個人，除了他是外省人而且言論尺度很激進，很多人對他有所顧忌，怕他是不是國民黨的「抓耙子」哩！但是當他找我合作平反二二八時，我一口就答應了，我這個人通常不太會懷疑人家，我不去害人就不用煩惱別人會來害我，所以我說：「好，大家一起來。」那時他還在辦《自由時代》系列雜誌，我說咱們可以再找一些團體一起來參與。當時李勝雄是台權會祕書長，就透過他找長老教會的人來參與。

所以一開始是台權會、鄭南榕的雜誌社和幾位長老教會人士為主體，再邀請一些當時文化界的團體，和一些政治人物的服務處，像謝長廷、許榮淑、周清玉的服務處，能招得到的通通都招來，我記得第一次開會大概有二、三十個團體派代表來，也有一些政治犯參與。後來大家就決定要組織一個「二二八和平日促進會」，由我做會長，李勝雄做副會長，鄭南榕做祕書長，就這樣開始動起來。

我們會用「二二八和平日促進會」這個名稱，主要是因為當時還未解嚴，四十年的禁忌尚未打破的情形下，不可能一開始就使用比較激進、報復性的字眼，其實報復從來也不是我真正的用意。我是用一個醫師的角度來看這個事件，我認為那是整個社會的傷痛，這個傷不是只有外表的傷痕，而是在心靈深處、掩蓋在潛意識下的痛苦，是無形的恐懼感以及對政治的冷漠，或是對外省族群的不信任，導致省籍的對立，這些都是二二八留下來的後遺症。當初的主要想法就像我在〈二二八和平日促進會成立宣言〉所說的：

公布眞相・平反冤屈
——二二八和平日宣言

四十年來，「二二八」事件像一片烏雲，縷縷的冤魂濃聚不散；又像你我心底的陰影，掩著我們最深刻的創傷。屈不得直，冤不得伸，眞相不得大白。四十年來，死者無法安息，生者難以平安；這個島上因此沒有眞正的和平。

但是「和平」——統治者與被統治者，本地人與外省人之間的和平——正是這個島上最重要的生存基礎。因此，「二二八事件」發生的第四十週年，我們呼籲全島住民共同來紀念這個日子，並祈求和平早日降臨在台灣島上。我們呼籲公佈眞相，平反冤屈，讓死者的冤魂得以安息，讓生者的心靈得以平安，也讓這個島上的住民，得以因了解而諒解，因諒解而和解，因爲和解就是邁向和平的開端。

我們懇切地向島上的每一位住民發出這個訊息：在第四十週年的「二二八」，請讓我們以「和平」來紀念它，並訂定這一天爲「和平日」。

二二八和平日促進會會長　陳永興

當時我認為，我做為一個精神科醫師，我應該有勇氣去治療這個社會的病，把這個集體潛意識內的恐懼感，想辦法打破、消毒，否則這個社會永遠走不出來。我們應該正視歷史、還原真相，讓受冤的人得到安慰，還他們一個公道，破解那個藩籬，讓台灣人的驚恐消失，大家以後能夠很坦然地面對這段歷史的悲劇，從這陰影中走出來，也希望以後大家對政治不必再害怕，讓大家看清楚四十年前咬人的蛇，現在已經不在了，現在這條是草繩不是蛇，看到它就不用害怕了，不必看到外省人就怕，看到軍隊就怕，看到特務就怕，看到不義的事不敢出聲，或是不敢說出心裡話。若能打破這些禁錮，我覺得對台灣才是真正有正面的意義，會讓我們更健康，整個社會也才會更健康，讓沒必要的對立化解，大家站在對等的立場，共同來思考台灣社會的發展。我覺得若是站在避免歷史悲劇再發生的角度，當然要強調和平，那是我們未來的目標。但是和平不是單方面伸出和解的手，而是因為真相能釐清，受到冤屈的能得到平反，社會有公義、正義後，大家覺得合理，就不會再有過去那種委屈及害怕。所以當初會想要從事這個運動，主要就是站在社會心理治療、心理復健的出發點，這是重建整體台灣人心靈的一種運動。

要平反先建立自信

其實一開始，長老教會人士來參加，都是個別性質，像盧俊義、許天賢、林宗正、羅榮光、黃昭凱等，他們不是用長老教會總會的名義，是以牧師或教友的身分，整個長老教會加入是第二、三年之後。起先我有機會被他們邀請去演講時，我就挑戰他們說：為什麼教會沒有勇氣出面？在過去的四十年中保持沉默，看著這些不公義的事件一直存在於台灣社會中，我覺得不可思議，若是有信仰的人，應該會挺身而出。後來總會就決議要來參與，最後不只長老教會，連天主教、佛教也都來參加，所以第二、三年開始就有佛教儀式的普度活動。

當然，第一年，二二八家屬們也都不敢參加，到了第二、三年，漸漸才有一些家屬參與後，家屬們的反映就很不同，有的家屬懷疑國民黨會認錯嗎？會賠償嗎？社會真的有力量把二二八的禁忌打破，討回一個公道嗎？剛開始有家屬不夠有信心。反過來看，我想也有一些尚未平撫內心怨恨的家屬，他們不能認同我們用和平做訴求，他們認為不能原諒國民黨。甚至有的家屬表示要血債血還，但是問他具體上要怎麼做，他其實也不敢做，不敢訴求也不敢採取行動。我也遇過家屬說要叫李登輝總統跪在他老爸墳墓的前面賠罪，連這種說法都有。我說李登輝又不是加害者，他也沒必要去承擔這種責任，李登輝是站在台灣人選出來的總統立場，去促成政府的道歉、賠償，還給家屬一個公道，他是扮演這個角色，不是說他就是歷史的罪人，事實上他當年也是受害者，他當台大學生時也差點被抓走，他的老師、同學很多人受害，他自己都跑去躲起來了。李登輝曾經對我講，說他當時實在很不願意去道歉，因為他認為他自己也是受害者。這點是我們可以了解的。

事實上，從事二二八平反運動，剛開始面對最大的挑戰是台灣人的自信心問題，因為幾乎所有人都跟我講，怎麼可能成功，這個訴求會實現嗎？國民黨真的會道歉嗎？我們會不會又被抓走？因為在過去，若是做這類事的人絕對會被抓走的。但是當時我自己很有把握，我有信心，我要建立一個觀念：在台灣社會中，我們若認為是對的事，就應該要做，而且會成功。我們既然是國家的主人，是這塊土地的主人，為什麼我們認為是對的事情卻不敢講出口，為什麼應該做的事情卻不能做？這不是很奇怪嗎？那就表示自己沒有信心站起來，沒有信心走出來。若是說要平反，就站出來說，那些受難者不是暴徒、不是共產黨、不是被日本人利用的皇民，不是流氓無賴，我們自己講就好了，為何要問國民黨到底是不是？

簡單講，我對我們自己的質疑是：歷史的解釋權為什麼不是操控在我們自己手上，怎麼會交給了執政者呢？某個層面來說，是我們台灣人在過去那四十年裡，完全失去了信心，才將歷史的解釋權交給別人，然後在一旁怨歎。在我看來，過去四十年裡，第一代被殺了，第二代嚇破膽了，到了第三代實在沒理由再繼續恐懼害怕下去了，我們至少要有信心去說出我們的阿公不是歹人，他們做的是對的事情，為了台灣的社會去打拼，他們絕對是真正值得尊敬的犧牲者，我們應該肯定他們，給他們應有的光榮、應有的歷史評價，這些我們應該自己大聲講出來，那才對呀！

所以那時我就挑戰禁忌，我在演講台上公開說：二二八那天我們就自己主動放假一天，紀念我們的先輩，那就是國定紀念日了，哪裡需要誰來宣佈？不用國民黨宣佈，不用政府宣佈，國民黨宣不宣佈是他的事情，我們台灣人自己說這天就是國家紀念日時，開計程車的也可以說我這天要休息，教書的也可以說我今天要請假，我要紀念二二八，不行嗎？你自己做就是了。我的意思就是要挑戰台灣人，質問我們自己怎麼沒那個信心？不敢說自己認為對的事，不敢說心裡真實的話，又沒人將你的嘴縫起來呀！沒人阻止你去做你認為應該做的事呀！我一直認為若沒有信心及勇氣，說要自決，說要公民投票，結果一定都只是嘴上說說而已，不會有成果的。所以我覺得最重要的是台灣人要在心理上重新建立起自己的信心，這是最基本的，我認為你若認為自己是主人，你就決定自己的行動，你有權選擇自己認為對的事，你自己能夠判斷，自己有自己的價值觀念。

我記得那時姚嘉文剛出獄，一九八六年底或一九八七年初，我去找他時，他也是說：「這樣可以嗎？你們可能全部會被抓走喔！」我想他還停留在美麗島事件發生時的經驗。我那時是規劃演講會結束之後就要去遊行，他說那一定會被抓走的，美麗島事件時就是這樣。身邊很多朋友也都很煩惱，我記得李喬，還有文化界的朋友都為我捏冷汗，他們都說國民黨可能會下手，不能容忍我們這種訴求，因為那時候還未解嚴，一切的集會遊行都是非法的，所以他們也都說要有被抓的心理準備。當時我一直想，你若做一件對的事，而這事對整個社會又是正面的，實在沒有理由阻止自己去做。當時我真的有信心這個運動一定會成功，雖然我也有被抓的心理準備。但是這些朋友的不安和憂慮也讓我做更深的思考，更深地了解台灣人的恐懼，就引發我去探討台灣人的生命價值觀和死亡的價值觀問題。

台灣人的生死價值觀

台灣人一直生活在陰影之中，凡事都是「小心！注意！」四十年來都是這樣教育孩子，也彼此這樣提醒，過去大家對政治的驚嚇，那是最明顯的。像我還在念書時，只要教官一喊，學生就怕得要死，那時候我的家人也是常阻止我不要干涉太多，都說很危險。所以我一直都在思考這個問題，台灣人為什麼從小教我們的孩子要小心！小心！注意！注意！為什麼我們要做的事是正確的，卻沒人教我們要大膽去做，勇敢去做，放心去做，不要害怕地去做？台灣人的生命價值觀到底是什麼？平常我們說自由最重要，民主最重要，人權最重要，尊嚴最重要，當我們在說這些很抽象的價值觀念時，很容易說得頭頭是道，但是一遇到危險，這些東西卻都不重要了，變成生命最重要，安全最重要，要躲避危險，要屈就現實。遇到危險就覺得安全重要，這是動物的本能反應，動物就是逃避危險和痛苦，追求安全和享樂，但是人的價值應該和動物不一樣，人就是因為大腦的進化而有抽象思考，那是人類超過動物的特質，人類應該要比動物具有更高層次的理想，懂得生命的真正價值。當你認定的價值超過安全的考慮，超過快樂的享受，你會甘願為了一個有價值的東西而犧牲生命，甘願為了一個有價值的理想而受苦。

我一直覺得台灣人缺少哲學家，特別是欠缺那種受苦難的哲學思考，缺少死亡的哲學思考。像日本人有死亡哲學，武士道的精神就是一種基於追求他所認為比性命更高價值的事時，他可以切腹自殺，表現他對自己的人生負責任，這就是他的精神，他們認為死亡是一種最高境界的美，生命中最美的事就是切腹自殺。我覺得台灣人就沒有這種哲學。

雖然我是一個精神科醫師，我常常反省，別人要自殺，我們當然要救他，因為生命是最寶貴的。但是有時我會思考，在什麼樣的情況下一個人可以選擇放棄自己的生命？或是無論如何人們都要將生命視為最重要的？人的死亡和生存的意義究竟是什麼？台灣人很少在論述這種觀念。比方說要搞革命的人，生命是隨時要奉獻的，台灣人若認為生命很重要不能奉獻，那麼台灣人就永遠不會有革命的可能。

當然，鄭南榕是個例外，他就具有我所講的死亡哲學思想，他本身就是念哲學的，我相信他也曾想過這種事情，當他認為言論自由是最高價值時，為了捍衛言論自由，他連生命都可以犧牲。所以，他辦雜誌的理念就是追求百分之百的言論自由，沒什麼不能寫的，沒什麼不能刊出的，若要用言論自由定我的罪，我甘願犧牲自己的生命，他為了這個理念做準備，最終也採取了行動。但是像他這種行動哲學家，在台灣很少，不是說完全沒有，歷史上多多少少有這樣的人物，但是這種思想不是台灣思想的主流，基本上只有極少數的人有這種生命的價值觀。

我認為台灣人應該要檢討、反省，並且要建立一種超越性命的生命價值觀，不能只是和一般動物一樣，只是照著本能在生活，台灣人應該要建立自己的文化思考和自己的社會價值觀，有自己的生命哲學，這是我一直覺得台灣人最欠缺的思想訓練。

公義和平運動

一九八七年二月四日正式成立的「二二八和平日促進會」，其實只是為了辦活動而組成的一個臨時性組織，起先我們所推動的活動並沒有特定的運動名稱，一直到一九八九年基督教長老教會公開加入後，才正式發起「二二八公義和平運動」。

一開始，我們首先發表一份成立宣言，那份和平宣言是我親自寫的，後來一些聲明也都是我寫的，鄭南榕是一個行動家，他很少講理論，所以這些都由我來做。二月十三日召開記者會對外正式宣佈成立，說明我們的訴求以及接下來的各項活動。我記得我們那時設計的標誌很美，後來還設計出一系列的紀念品，有紀念章、手帕等等。另外，最重要就是接下來的演講和各項紀念活動，得陸續安排演講場所，邀請專人來演講等等。

二月十四日第一場演講會就在台北日新國小舉辦，我記得那晚柯旗化老師親自吟頌一首他自己寫的詩，就是〈母親的悲願〉。他看到我要做二二八平反運動，跑來跟我說他要念一首詩，我們在第一場日新國小演講會上，就請他上台念了這首詩。他說要紀念他的同學，在高雄岡山被槍殺的余仁德。那首詩很感人，很多人喜歡，詩文是這樣：

母親的悲願（柯旗化）

謹以此詩獻給一九四七年在二二八事變中壯烈犧牲的同學余仁德兄及諸位烈士，以慰其在天之靈。

請不要燃放鞭炮
鞭炮聲會使我發狂

我的兒呀，我的心肝兒
那一天
你雙眼被蒙住
全身被綁著
在一陣槍聲中倒下去
鮮血染紅了故鄉的土地
只因為在二月底

寒流來襲那天
你挺身抗議
他們貪污腐化
他們橫行霸道
他們強暴婦女
就這樣你便一去不復返

傷心的眼淚流不盡
我已哭瞎了眼睛
滿腔的悲憤
日夜使我心碎又斷腸

他們殺死你
鄉里最優秀的大學生
他們奪走了我的一切希望
叫我如何活下去？

兒呀，我的心肝兒
媽和你相聚的日子
當亦不在遠
在另一個世界
讓我緊抱著你
同聲一哭
讓我撫摸你的創傷
減輕你的苦痛

我記得演講時，其實有很多人來聽，只是大家都不敢靠過來，都站在遠遠的地方，有的人就躲在校園樹底下聆聽。我想，聽講者中也許有家屬也說不定，但是第一年他們確實都不敢靠近，還不敢表態。那時讓我很感動的還有一件事：通常我們演講之後都會募款，我抱著一個箱子走下台來，有很多人投錢，我們的活動經費一直都夠用，都是這樣募款來的。

那時主要演講者，主要是我、勝雄、南榕，我們一定會上台講話，我記得司儀如果不是蕭裕珍就是貢馨儀或蘇治芬，反正在台北的演講會，她們三人一定會參加。政治人物方面，謝長廷有出席日新國小那場演講，另外顏錦福、許榮淑也來，大概就是這些人而已，那時民進黨才剛成立，黨組織本身並沒有參與。

當時在台中、彰化、嘉義、台南、高雄、屏東都有辦演講會，還辦到台東去。第一年開始做這些活動時被打得最慘，第二年之後才比較好一點。我以前從沒有實際遇過鎮暴部隊，第一次遇到時，那種腳步聲真的很震撼，他們邊走邊震，啪！啪！啪！還敲盾牌，砰！砰！砰！一直圍過來，真的很嚇人。我印象最深的是彰化那場，我太太和我一起南下，她一直叫我回來，說不要再待下去了。但是在那種場合，根本沒有退卻的可能，因為他們從四面八方一直圍過來，我們只好突圍，衝破警察的盾牌及封鎖走出去。本來在定點演講時，他們只會在周邊，不會來阻止或干擾，但是他們不希望你辦遊行，你一開始移動，他們就圍過來。那時好幾場演講，彰化、台南、嘉義都打得很嚴重，彰化那場打得最慘，我的眼鏡都被打破了，所以後來演講時，我都沒戴眼鏡。台東那場也被鎮暴部隊包圍，也是很緊張，他們會打人，沒有抓人，就是不要我們遊行，但是一旦衝破封鎖線，他們就拿你沒辦法。大家跟著車隊繼續走，遊行時也喊口號，要求平反二二八，要求國民黨道歉。

建立台灣第一座二二八紀念碑

一九八七年發動二二八運動之後，每場都被鎮暴部隊包圍、攻擊，一九八八年我們準備建紀念碑，政府不建，我們自己來建。一九八八年我們去內湖山坡上破土，那片土地是林宗義教授提供的，準備建紀念碑，那時特務包圍著我們。後來更把林教授提供的土地編為公共設施保留地，不准興建還予以徵收，讓我們無法進行建碑活動。但我們不死心，一九八九年時，我們準備在嘉義建二二八紀念碑，因為那時張博雅是市長，地是嘉義市政府提供的，但建碑經費完全由我們民間自行籌措，我發起募款，號召全台灣，徵求二百二十八個人，每人捐壹萬元，只要二百二十八萬就可以建立第一座台灣人自己的二二八紀念碑，馬上就獲得熱烈迴響，得到足夠的經費。嘉義地區的長老教會牧師和信徒，還有民進黨部分熱心黨員和地方文化界人士都積極支持，我們抱著勢在必行的決心。當時邱創煥是省主席，他下公文給嘉義市政府說不能建。張博雅告訴我說省政府說不能建，我說，又不是用政府公家的錢，是民間蓋的，政府有辦法就來拆呀。結果蓋好之後，他們也不敢來拆，不過要蓋之前確實很緊張，紀念碑要落成時，大家都想官方會不會來阻止或拆除，結果還是不敢來。紀念碑落成那天，我們也辦遊行，從嘉義車站集合走到彌陀路三角公園去，當時紀念碑的碑文是我所撰寫，內容如下：

二次大戰後，台灣脫離日本統治，以爲從此可過自由民主生活。豈料中國政權接收台灣，所派陳儀官兵貪污、腐敗無能，特權橫行，加上戰後經濟體系破敗，物價高漲，造成台民生活艱困，哀聲怨道，各地紛傳反抗之聲。終在一九四七年二月二十七日，於台北大稻埕發生官員查緝私煙，蠻橫打傷女販，復又開槍射殺抗議市民。次日二月二十八日台北市民請願要求嚴辦凶嫌又遭機槍掃射，導致爆發全台民眾紛起抗暴，要求政府徹底改革的「二二八事件」。陳儀起初佯作妥協，然私下電請中國派兵。大軍登陸後隨即展開全島恐怖大屠殺和清鄉，造成台灣精英死傷無數，含冤莫白四十年無人敢予安慰。今吾建碑爲之紀念伸冤，肯定先輩犧牲奉獻，並祈代代子孫記取歷史教訓，誓保台灣永久公義、和平，絕對不容許類此悲劇再次發生。一九八九年八月十九日立碑

我們還在紀念碑底下埋了一本聖經，代表公義和真理。

現在回想起來，在推動二二八平反運動時，有幾個朋友確實給我很大的幫忙，除了鄭南榕負責整個後勤的支援工作，他的雜誌社內有人手，我們要印傳單、申請場地等等，他祕書處的工作真的做得很有效率。李勝雄和長老教會那邊也增添很多力量，長老教會是個很有組織的團體，動員力量很強。其他的政治人物中，有三個女孩子，我覺得幫忙很大，就是蕭裕珍、蘇治芬和黃馨儀，我們的演講場都是她們三人在做司儀，做得很好。學術界的，就是前

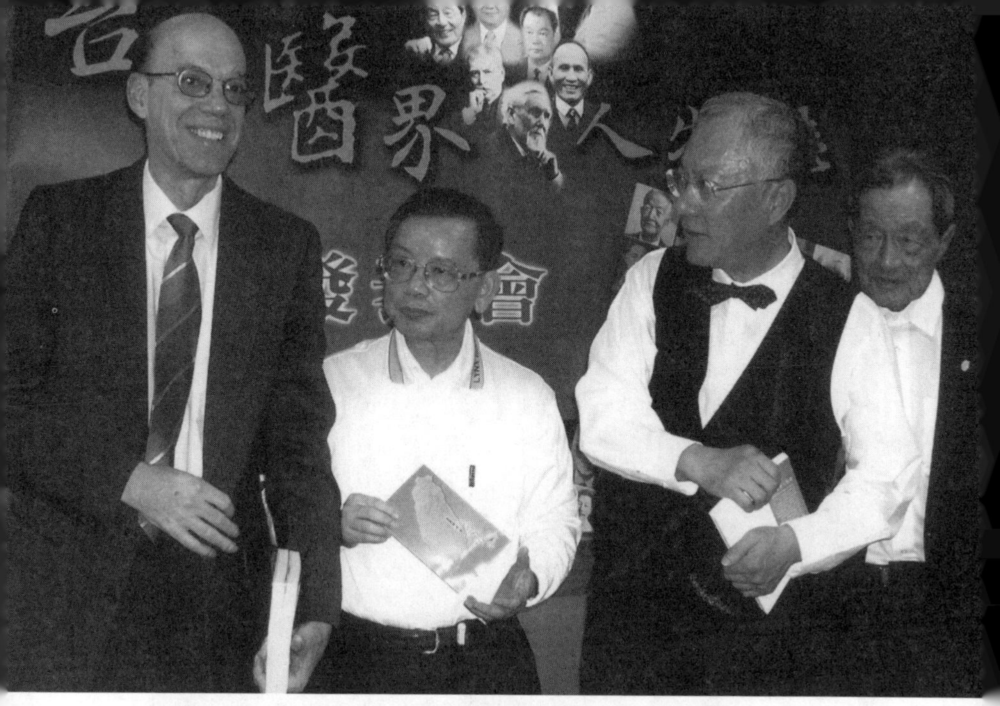

陳永興（右二）與林宗義（右一）、於《台灣醫界人物誌》新書發表會留影。

面提到的幾位教授，他們做資料整理的工作，提供比較扎實的理論或是史實基礎。

家屬方面，一個是林宗義，我記得我是第二年拜託他回來的，那時他說既然為了二二八這件事要回來努力，他至少要替他父親林茂生辦一個公開的追思活動。因為從他父親失蹤後，他們四十年從未辦過追思活動，主要是他們不知父親死亡是哪一天，剛開始他們也不願相信父親已死，一直奔走找人，但是一直等不到父親回來。所以那時我拜託當時還是濟南教會的翁修恭牧師，在濟南教會舉辦一場林茂生的追思禮拜，林宗義就這樣回來，之後他開始和家屬有一些互動，也因為他的年紀和李登輝差不

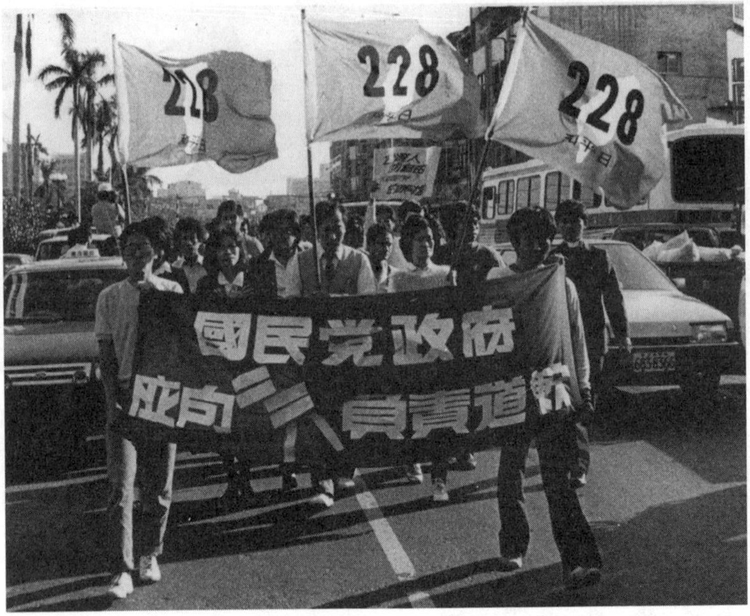
228
228
228
國民党政府
應向二二八負責道歉

一九八七年「二二八和平日促進會」首次走上街頭，希望台灣的社會，最後可以因為真相的公佈，從了解而諒解，因諒解而和解，走向和平。

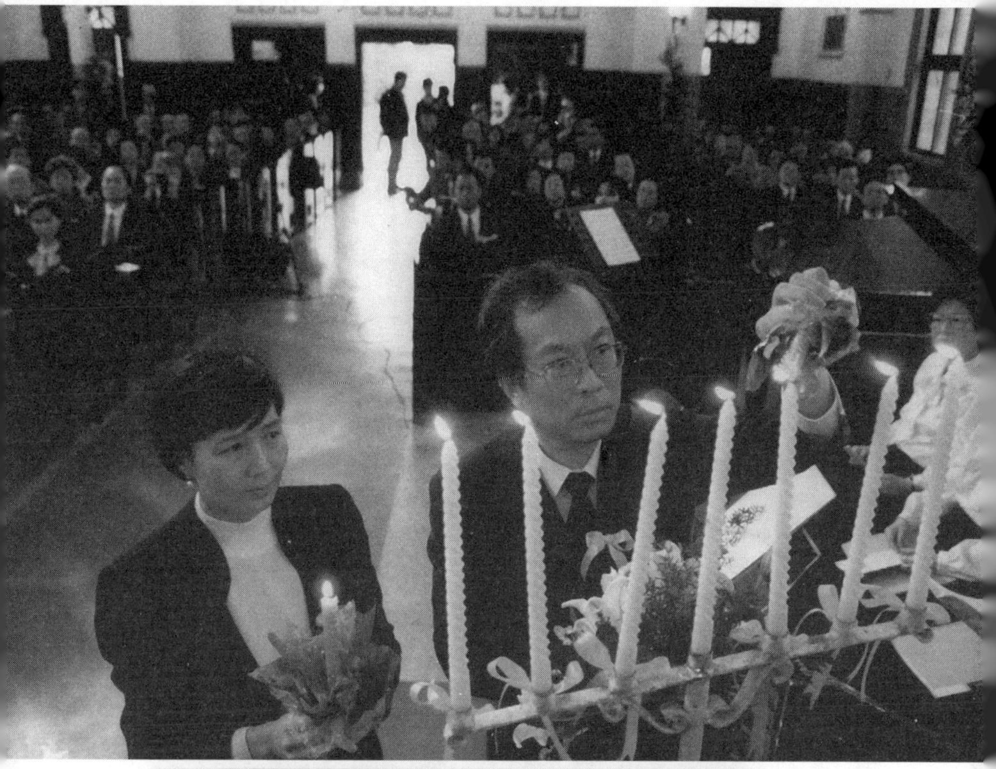

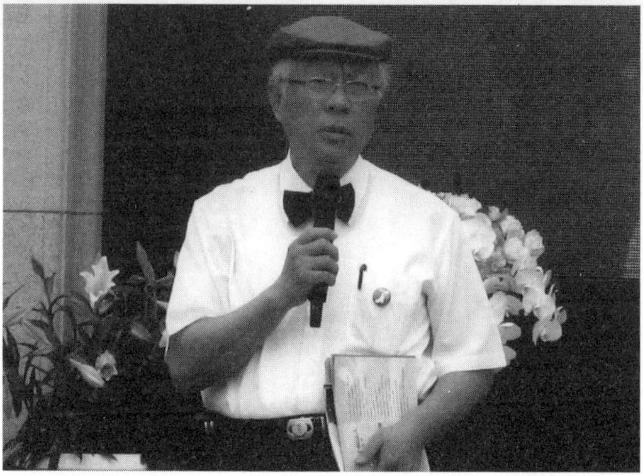

上：一九八八年於濟南教會舉辦二二八受難者追思禮拜（紀念林茂生博士）。

下：二〇〇九年在二二八紀念活動演講，攝於高雄歷史博物館。

多，在台大教書時曾同事過，所以李登輝就接見他，他就提建議，之後行政院就辦追思音樂會，建二二八紀念碑，那段時間林宗義也算很盡力了。家屬中，還有一個就是高李麗珍牧師娘，因為她的參與，也對很多的家屬有很大的安慰。

險遭國民黨毒手

當二二八公義和平運動正如火如荼在台灣各地推展時，鄭南榕也發起「五一九綠色行動」要求解除戒嚴。之後蔡有全和許曹德、楊金海、柯旗化等老政治犯，共同組織政治受難者聯誼總會，成立時通過章程，主張台灣應該獨立，公然提出台獨的主張，結果國民黨就把提案的蔡有全和許曹德扣押起來，說他們是叛亂犯，讓政治受難者聯誼總會形同解散。我們馬上開始聲援，因為我是台權會會長，責無旁貸就去全台灣遊行抗議，那時我和黃華就提出一個「新國家運動」的名義，聲明台獨是言論自由，有主張台灣獨立的權利，所以他們不是叛亂。

當時整個社會的氣氛，從二二八公義和平運動後到新國家運動，我認為台灣獨立的聲勢已到了一個高潮，國民黨當然極力想打壓，抓了他們兩人後，看到我們竟然不怕，還在各地遊行繼續舉辦演講會，這時他們就準備抓我了。他們製造了一個假台獨案，說一個從南美洲回來的生意人是海外的台獨分子，他一進到台灣就將他抓走，高檢署一直叫他「自白」，在自白書上寫說他是海外獨盟主席張燦鍙指示他回來的，目的是要來找我接應他，因為我是台灣台獨運動的負責人，要在台灣發展台獨組織等等。事實上我根本不認識這個人，那些都是捏造的事實，他們想利用這個案子抓我，就像當初抓余登發一樣，先去抓個吳泰安，假造吳泰安是中國派來連絡余登發的人，就說余登發是中國在台灣的負責人。這都是羅織罪名的一種作法而已。那時高檢署在做這件事時，被《自立晚報》一個跑司法單位的記者知道，我忘記他是在報紙上，還是在雜誌上直接寫出來，說警總要逮捕島內的某台獨領導者，是一個人權醫師，公開暗示說當局要抓我就對了。結果這個消息一刊出，國內很多朋友以及國外人權團體都嚇一跳，很多人打電話給我，叫我要小心。幸好就在高檢署要抓我的消息曝光兩個月後，蔣經國突然過世，李登輝接任，這個案子就無疾而終，我才逃過一劫。

為了二二八公義和平運動，之後我又付出一次代價，就是北醫不讓我教書，那大約是二二八平反運動的第四、五年，當時我還在北醫當精神科主任及講師。運動在最早推展的一、兩年時，學校校長是杜聰明的學生董大成教授，他以前是台大有名的教授，專門做雞母珠的抗癌研究，台大退休之後才來北醫當校長。有一天他對我說：「報紙上常寫一個『陳永興』，那個是你嗎？應該不是吧？」我說有給你造成什麼困擾嗎？他說：「沒啦，沒啦，很好，很好。」但是從此，我了解到情治單位已經開始給北醫壓力，只是董大成是個君子，他不予理會，但是他暗示我，有人在注意我，雖然他沒講什麼，只說沒關係。之後董大成卸任就換江萬瑄，他沒找我談過，他直接去找葉英堃，因為是葉英堃推薦我去北醫教書的，他對葉英堃說：「這個陳永興弄得我們壓力好大，這樣不行喔！這樣下去可能無法再讓他教書了。」所以知道這個消息後，我就提出辭呈，不再為難他了。前後不同的校長，面對壓力時的承受度也不同。他一批准，我就離開了北醫。所以北醫的學生常惋惜說我沒有留在學校繼續教學，是他們的損失，也擔心我失去教職和工作，生活上會不會受影響，我總是告訴學生：「在台灣要做個有良心有尊嚴的醫師，不必怕沒有病人要讓我們照顧，也不必怕沒有地方去做有意義的事。」

二二八平反的歷史意義

在做二二八公義和平運動的那幾年內，尤其是前幾年，真的很艱辛，每年到了一月就要開始準備二月的活動，要密集討論執行很多大大小小的事，而且參與的受難者家屬也愈來愈多，他們的感受和意見也很多，他們也有許多不同層次的思考。唯一可感到安慰的是，我們的訴求一年一年地陸續實現，包括一九八九年時，全台灣首座二二八紀念碑在嘉義彌陀路建立起來，那是靠我們自己的力量建立的。之後，李登輝呼應我們的訴求，叫行政院組織二二八事件研究小組，重新寫研究報告。那時，我們怕他們寫出來的報告和事實相差太遠，所以我們民間自己也組了一個小組，就拜託蕭欣義、張炎憲、李筱峰、鄭欽仁、張富美、陳芳明他們來參加，在官方的研究報告還沒發表之前，先開一個學術討論會，再發表論文集。這麼做就是要讓國民黨官方知道，大家都是學術界的人，他們寫出來的內容如果太離譜的話，必會遭到批判。最後，立法院也通過二二八的補償條例，開始辦理賠償，並且成立一個紀念基金會。再來，台北市在陳水扁任內也將新公園改為二二八和平公園，並於公園內設置台北二二八紀念館，之後各縣市也陸陸續續建了紀念碑，最後，二二八也訂為國定紀念日。至此，我們當初所提的各項訴求，可以說幾乎都達成了。

只是當這些訴求慢慢實現之後，我心裡並沒有很高興，也不覺得我們已經完成了任務。主要是我覺得二二八事件對台灣社會的影響很大，但是平反運動推展至今，台灣社會其實還未真正得到和解，而台灣人也沒能從二二八中得到歷史的教訓。第一，或許當年的當事者大多已經過世了，不過我相信一定還有當事者還在世的，但是二十年來，從不曾見過任何一個當事者、加害者出來講一句他的懺悔或是他的歉意，承認錯誤。雖然政府的負責人一直表示歉意，一直表示善意說要和解，但是他們都不是真正的當事者或是加害者。這點讓我覺得不可思議，我覺得一個社會發生一件如此的錯誤事件，抓人也不審判，隨便就槍殺，那麼多人遭到冤枉，那麼多人在進行的錯誤，怎麼都沒有一個人會覺得良心不安，對這社會有虧欠，對受難者欠一個交代？而逐漸地，也沒有人再要求了，台灣這個社會太欠缺負責任的態度，很多事得過且過。到如今我還是想不透，所以我覺得這社會還是有問題的，還是在生病中的社會。

第二，我認為這麼大的一個悲劇、痛苦，照理講，享樂就使人頹廢，痛苦反而能產生力量。但是自從二二八事件發生到今天，超過六十年以上了，台灣卻沒有因為二二八而產生任何令人有反省力量的藝術作品，電影，沒有；音樂，沒有；美術，沒有；文學作品，也沒有；不是說都沒人寫，多少也是有人寫，寫幾首詩、幾本小說、拍幾部電影、做一、兩首歌，但是都沒有產生多大的影響力或是對社會造成衝擊、對人的內心造成震撼，都沒有產生應有的作用。或許四十年的禁忌、隱忍、壓制和約束，已經讓台灣人失去了創造力。二十年前，我就是想把這個束縛打開，拿開壓制、打破禁忌，讓不健康的心靈開始健康地活起來，希望這個痛苦的力量，可以變成正面的創造性力量，引領我們向前，但是直到今天，我還是看不到這種力量。我的看法是，如果教訓不夠，苦難還不夠的話，這個歷史悲劇必然會再重演。雖然二二八已經是很痛苦的事情，對很多人來說也是很大的犧牲及悲劇，但是對台灣這個社會似乎未產生多大的歷史教訓，雖然大家嘴上說我們要從歷史學得教訓，避免悲劇重演，可是我看不出來大家真的有很大的反省或者覺醒，或是從中得到很大的力量和智慧。對台灣人來講，歷史的教訓往往抵不過現實的考量，現在有那麼多人去中國做生意，主張和中國更密切往來，這些都是現實利益的考量。這點也讓我感到遺憾，所以我覺得這個運動不算真正成功，雖然沒有失敗，但是也沒得到很大的成果。不知道是不是因為這個社會扭曲太久，生病太嚴重了，所以不能因此就治癒。

不過，「二二八和平日促進會」的平反運動開始之前，台灣社會並沒有什麼街頭運動，但是之後台灣街頭就開始熱鬧滾滾起來，我認為一九八七年的二二八平反運動很重要，它最重要的意義就是打破禁忌、打破大家的驚嚇心理，釋放出人民的力量。大家覺得連二二八都可以講了，其他議題應該也能嘗試去碰觸和討論，所以之後要求解嚴、國會全面改選，乃至於訴求農民的權益、婦女的權益、原住民的權益等等議題都冒出來了，那一、兩年真是台灣街頭運動的全盛時期。

第5章

參政是理想的落實嗎？

獻身人權工作

台灣人權促進會成立時，我就加入成為會員。台權會第一年會長是江鵬堅，後來民進黨成立，他當選黨主席，因為台權會標榜政治立場超然，他當然就不能再任會長，於是辭職。一九八六年我從美國回來，正好遇上台權會改選會長，結果我被選上了。在台權會時，我也認識一群律師朋友，像李勝雄，我發起二二八時，他做我的祕書長，他是個很熱情、很好相處的人，後來也做過台權會會長，也在國際特赦組織幫忙，在人權工作這塊領域內一直有相當的參與。另外，台權會內的律師江鵬堅、郭吉仁也都很熱心，很有貢獻。郭吉仁後來去做勞工法律支援，江鵬堅去擔任民進黨黨主席，可惜太早過世了。另外，當時認識的還有張國龍和劉福增教授，張國龍長期投注環保運動，付出很多心力；劉福增是台大哲學系教授，在戒嚴尚未解除前，他也很有勇氣，常常寫文章批判。

當上台權會會長後，常常去探監，關心政治犯，那時裡面還有很多人未被釋放。我記得我還去綠島看過王幸男他們；也曾去三總探望施明德，那時他正在絕食；也去探望過魏廷朝和黃華以及一些因為美麗島案件被捉去的人。黃華出獄後，有一段時間住在我家，當時他還沒結婚，父母都已過世，兄弟也各自分家了，剛出來沒地方可去，我就將他接來我家住了一陣子。因為他被關了很久，外頭許多事情都不知道，我還每天幫他「補習」，告訴他台灣社會變成什麼模樣，讓他在很短的時間內進入狀況。本來我已經忘了這件事，最近看了黃華的回憶錄才想起來，很多事情過後，我就沒有記在心上，自己都忘記了。前陣子，我遇到楊金海，他也說起當年他被判無期徒刑，國民黨準備把他關在綠島直到老死。有一次他胃出血，都快要死了才被轉到台東署立醫院就醫，結果他竟然逃跑，一時全國風聲鶴唳，一直要抓他。那時，他想我是醫師，從醫院逃出來之後就到我家，我還收容他讓他躲藏。那時戒嚴還沒解除呢！協助逃獄的叛亂犯，罪名可不小。所以楊金海說他很感謝我，其實我自己也忘了

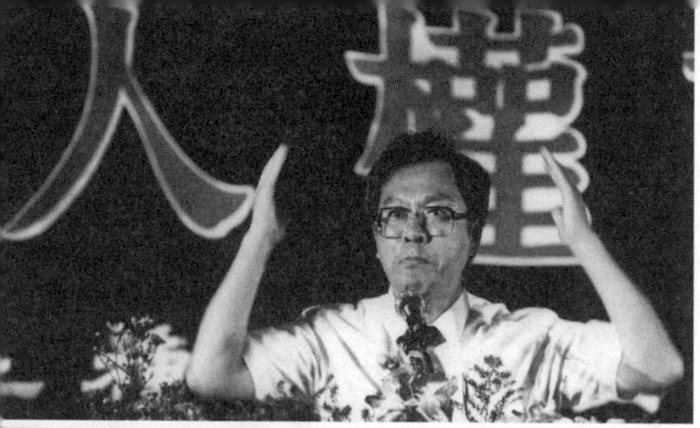

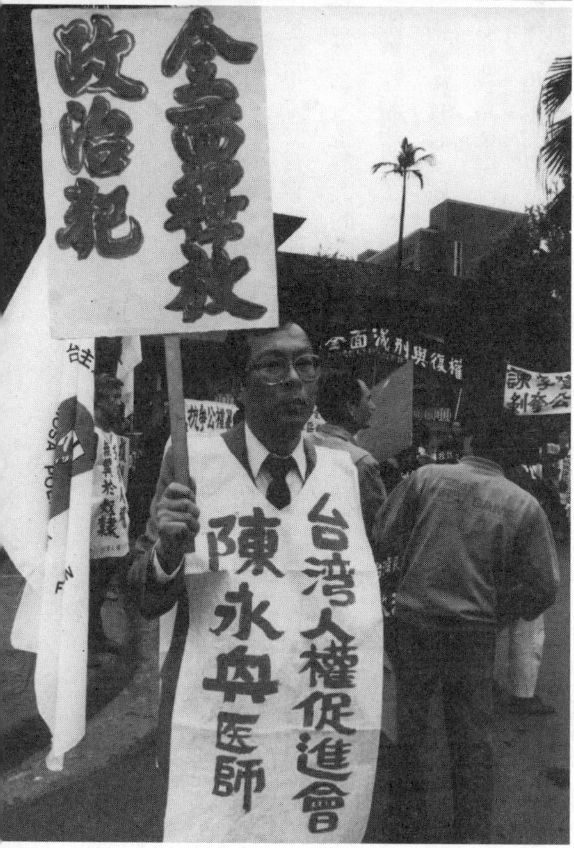

上：台權會的演講。

下：擔任台權會會長，要求釋放政治犯。

這一段，他那天講起，我才想起來有這回事。

那時我們不只關心受難者，也關懷他們的家屬，此外我們和其他社運團體的互動也很頻繁，像是原民會、勞工會、婦女新知等婦運團體以及各個殘障團體，從此，我就更積極地參與人權工作。後來發起二二八平反運動，我覺得對這些社運團體來講，也是很大的鼓舞，因為大部分人都認為二二八是最大的禁忌，沒人敢去挑戰禁忌，既然這個禁忌已被突破了，整個社會運動也就跟著蓬勃起來了。

在我擔任台權會會長時，我還做了一個很大的突破就是，我是第一個寫台灣人權報告書的人。一九八七年我寫了第一份台灣人權報告，內容主要是凸顯台灣人權的問題，包括那時戒嚴還未解除、政治犯的事情、原住民、勞工、精神病人的醫療權益等等都有講到。為什麼會寫這本「人權報告書」？主要是因為那時彭明敏教授擔任FAPA的會長，我是台權會的會長，他在美國國會安排一場關於台灣人權的聽證會，邀我去做報告。我想，去聽證會總不能隨便講講，要寫一個較正式的報告書才好，就動筆寫了那本「人權報告」，所以後來這份報告書也翻譯成英文。記得那次我去美國國會也拜訪了索拉茲、斐爾等等一些美國國會議員，美國參眾兩院裡面很關心台灣的國會議員也都接見我，還召開聽證會，差不多有四、五十個議員和助理都來參加，算是相當成功。之後，依循我那份報告書的型式，台權會每年也都發表一份人權報告書，連續有四、五年。之後其他團體也都發表自己的報告書，像兒童人權、勞工人權、婦女人權等等，總之，人權保障的工作是永遠作不完的，像醫療人權，殘障者、原住民、精神病患、弱勢者的人權都是我長期關心的。

走向參政推動總統直選

我在台權會長任內推動人權運動和二二八的平反工作，頗獲社會的共鳴和認同，也認識許許多多的朋友，其中很多人也參加了民進黨的創黨，我因為在黨外雜誌長期幫忙，也跟他們維持良好的關係。或許因為這樣，後來民進黨就徵召我去擔任不分區國民大會代表。那時，為了要直選總統，之前必須要先修憲，所以民進黨就徵召一些學者和社會人士參加修憲的行列，那次黃信介、張俊宏也都擔任不分區國代，民進黨算是傾巢而出了，所有精英都放在國民大會，想要拼修憲，讓總統直選的理想實現。

當時的時代背景是，一九八八年蔣經國去世之後，李登輝接棒，起先是繼任，但是任期結束就得要重選，必須經由國民大會投票，所以一九九〇年李登輝第一次選總統時，仍是由國民大會行使同意權的，那時他吃足了苦頭，因為國民黨內那些非主流的人都杯葛他，情勢很緊張，尤其是李煥、郝柏村、林洋港這些人，一直想拉垮他，就是一般所謂的「二月政爭」。之後，一九九〇年三月中，已經四十年未改選的國民大會代表們，竟然通過「臨時條款修正案」，把自己的任期延長為九年，創下國會議員自行通過延長任期的惡例，於是爆發所謂的「野百合學運」，很多學生開始在中正廟前靜坐，要求解散國民大會，終止「動員戡亂臨時條款」，召開國是會議等等。那時我們認為要透過國民大會改革已經是不可能，所以也是要求召開國是會議來取代國民大會。

當時李登輝正面回應國是會議的提議，他接見學生代表，之後又接見民進黨代表。那次黃信介去見李登輝出來後，他向記者說了一句：「總統英明。」結果被罵得要死。黃信介說李登輝答應要召開國是會議，那不是英明嗎？不然要說總統笨蛋嗎？那時民進黨內也分成兩派，一派主張要抵制，新潮流那些人都想要抵制，他們說不要去參加，意思是不需要幫助李登輝度過那個憲政危機。我則主張應該要參加，我認為要用國民大會來修憲是不可能的事了，用國是會議或許可以達成目標，所以我主張要去參加國是會議。為了要參加國是會議，當然要結合許多海外回來的人士，因為國是會議也有海外的名額，像張富美、廖述宗等就是我邀他們回來出席國是會議的。後來民進黨和海外的台灣人代表，再配合國民黨內一些本土派的人士，最後決議就順利通過。其實那次並沒有真正表決，是有點「偷渡」的意味，因為吳豐山擔任主席團主席，他就宣佈通過，大家鼓掌，就散會了。那時在國是會議內，宋楚瑜、鄭心雄負責國民黨內折衝並和我們對口協調，我們這邊則是我和張俊宏、黃信介等領軍。結果這一戰是我們贏了。之後，一九九一年五月終止「動員戡亂時期」，一九九二年

「萬年國會」告終，台灣步上另一段新的憲政時期。由於有國是會議促成總統直選的決議，才有台灣第一次民選的總統李登輝，才有接下來的政黨輪替交棒給陳水扁，這段歷史是台灣民主化主要關鍵。

當時我擔任民進黨國大黨團召集人時，我們做了好多事，還有一場最大的抗爭，就是為了要總統直選，去火車站抗議了六天五夜的群眾運動，那場是國大民進黨黨團發動的，由我帶頭。那時民進黨的國大黨團比立委人多，那時黃信介也是國代，但是他是黨主席，他這個人是下屬要做什麼都沒關係，請他來他就來，但是規劃執行等等細節瑣事，他都不理，所以那些工作都是我在處理的，那是台灣有史以來最徹底的一次群眾運動。最後國民黨忍不住，派出鎮暴部隊來趕人，用水車來噴，靜坐者通通被扛上卡車載走，在台北火車站前靜坐一星期的抗爭，也是台灣群眾運動史上最長紀錄。

不拜票的監委候選人

我還在國民大會時，也被李登輝提名我當監察委員候選人。李登輝大概看我處理二二八的平反以及在國是會議中的表現，給他很深的印象。他提監委那次，二十九位監委當中，我最年輕，那時才四十歲，那次民進黨提了三位，康寧祥、張德銘和我。當時監察院長候選人是陳履安，李登輝叫陳履安帶二十九位候選人去跟國代拜票，當時還是國大行使同意權的。但是我不想去，我堅持不拜票，我的想法很簡單，認為做監委就是要得罪人的事，將來要彈劾人家，而你現在欠了四百多個國代的人情，一個一個去拜託，到時要彈劾官員，每個都和國代認識，隨便叫一個來拜託，說當年你還叫我投你一票呢！我有投給你，現在這個官員是我的誰誰誰，討個人情。到時你要怎麼彈劾呢？所以我的看法是，這個不是在競選，做監委是被提名，你們行使同意權，是要你們看這個人適不適合做監委。我覺得做監委最重要的就是個人操守，再來是有勇氣得罪人，敢針對貪污枉法的事提出彈劾。所以我堅持不去拜票，結果引起國代眾怒。因為從來沒有遇過不來拜票的，連李登輝都要拜託他們投一票了，何況是小小的監委。說實在的，李登輝那時也是很忍耐，他為了要當選，真的是一個一個去拜託國代，去李煥家吃了閉門羹，他也忍了下來。所以那些國代就說那個陳永興比李登輝還硬氣，不能讓他做。

當然，我想藍營的國大代表也有許多人是意識形態取向，特別是那時有新黨的國代，他們覺得我台灣意識太強，我是一個主張台灣獨立的人權醫師，又推動二二八平反運動，他們不可能支持我，一定要讓我不能當選，也要讓李登輝難堪。所以在最後國民大會要行使同意權時，他們就存心給我難看，他們問我有沒有認同中華民國，那時有錄影存證，做為歷史文獻。我就公開在台上說我認同台灣，結果台下的國代就大喊，這個人不認同中華民國，怎麼可以做監委呢？大家就起鬨，硬是把我拉下來。我記得那時我還說：「我認同台灣，我主張用台灣的名義加入聯合國，但是我認為如果要擔任監察委員，我是最好的，不過我沒有拜託你們投給我，那是總統提名的，你們是行使同意權，若是你們認為我適合，我做就是了，不過我認為我會是最好的監察委員。」最後當然是沒通過，為此李登輝很生氣，一直說這個猴囝仔，實在太硬氣了。事後也有不少反對運動的朋友勸我說應該要先忍耐，進入監察院才能發揮監督功能，否則只是堅持自己理想也不能實現目標，這是我的個性太直，不適於台灣政治生態的實例。

花蓮拓荒參選

一九九二年，國會要全面改選時，民進黨花蓮縣縣黨部的主委施金樹跑來找我，叫我去花蓮選立委。那時我才剛開業，而且我太太非常反對我去選舉，她覺得我辦《台灣文藝》也好，做台權會工作也好，她都還可以容忍，但是說到要參選，她非常非常反對。於是我就跟施金樹說沒辦法，我太太不贊成。後來施金樹就去找黃信介，黃信介就說：「要選就來呀！怕什麼，上不上沒關係，去選選看好了。」於是黃信介「老帥東征」，結果選舉時國民黨的魏木村作票被抓到，黃信介順利遞補，回到了立法院，那次花蓮立委的大戰，我以民進黨國大黨團總召身分擔任黃信介的競選總幹事，把選戰打得轟轟烈烈，國民黨也沒想到竟然會讓黃信介攻破鐵票區。

又隔一年，花蓮要選縣長，信介仙又來找我，他說上次立委本來就是你要去選的，我替你去了，現在換你來選縣長了。他又說：「我這個老的都不喊苦了，你是少年人，更不能喊苦。」他總共來找我五、六次，實在沒辦法，我只好把身分證拿給施金樹，讓他去辦登記，還先幫我遷了戶籍。結果我太太為了這件事，絕食一個禮拜，每天哭，不講話。後來，我是認為既然答應，決定要做就放手去做，還是把太太放著，把診所關了，就這樣自己一個人去了花蓮，只拜託一些我太太的家人及朋友來台北陪她，我怕她出事。

去花蓮參選，說真的是吃足了苦頭。到了花蓮，就要開始展開拜訪行程，但是，第一，我沒住過那個地方，沒有人脈，對環境也很陌生；第二，去了才知道花蓮的族群很複雜，國民黨的勢力根深蒂固，地廣人稀，這些根本都很不利於選舉。所以剛開始，我也不敢抱著樂觀的想法，總是知其不可而為，就當作是個啟蒙運動，去開拓這個民主沙漠，撒一些種子，反正認真拚一場就是了。

一開始都沒認識的人，怎麼辦？就問西部的朋友，遇到人就問有沒有認識花蓮的人？請人家給名單、電話，我就去拜訪。反正所有西部的朋友、親戚，每個人都要幫我想在花蓮有沒有認識的人，就這樣從最基本的功夫做起。

幸好還有一些正面的力量，地方上一些專業的知識分子很歡迎我，像醫師、律師、教師、環保團體、文化團體等等，因為過去他們都很鬱卒，覺得花蓮已經被國民黨踐踏幾十年，從來沒有翻身的日子，有心的在地人也認為怎麼選都選不上，所以他們也期待外來的力量，看能不能讓花蓮有翻身的機會。像花蓮的一些醫師，裡面有開業的醫師、慈濟醫院的醫師、門諾醫院的醫師等等，他們聽到我要去參選，都很歡迎，還幫我辦了一個歡迎會，這也是一個很好的擴散點。

選舉時，我是真的很認真，整天都在拜訪，每天早上六點出門，到晚上十一點都在各地拜訪。天一亮就去美崙山公園或去學校操場，只要是運動的場所，就去發名片；到了七點多，晨起運動的人回家了，我就去菜市場，向買菜、賣菜的人拜票；九點多，就換去公家機關拜訪，縣政府、電信局、郵局、國稅局等等通通都去，之後再去各級學校，白天上班時間就去拜訪公教人員，傍晚後就去商店，拜訪街上的人；九點過後，再去夜市，直到半夜十一點。而且不只花蓮市，每個鄉鎮都得走透透，每天從早上六點走到晚上十一點，整天全身都濕答答的，至少都得換三次以上的衣服，出門就披著一條毛巾，到處握手、拜訪、發名片，每天吃飯都在不同的地方，一進去就先發名片，有婚喪喜慶的場合也得去，就這樣總共走了足足八個月。

第一次到花蓮時，人生地不熟，連路都不會走，到了玉里，住在旅館裡，也沒一個認識的人，連第二天要去哪裡吃早餐也不知道。走到最後，各個鄉鎮，大街小巷，連許多花蓮人從沒去過的地方，我都去過了。之後，認識的人愈來愈多，再去就不住旅館，都住支持者的家。於是我利用這個機會，開始組織後援會，那時民進黨還沒有執政，根本沒有資源，只能靠候選人自己了，他們徵召你去，其實是叫你去「拓荒」的。

把選舉當作啟蒙運動

而且在花蓮地方上，民進黨給人家的印象也不好，他們都覺得民進黨就是暴民、亂黨。花蓮其實是個很保守的地方，又是國民黨的大本營，所以他們對民進黨的印象特別不佳。那時媒體也不在我們手上，只有三家電視台，台視、中視、華視，通通控制在國民黨手中。花蓮的報紙只有《更生日報》，不像我們北部還看得到《自立晚報》，但是若將《自立晚報》送到花蓮，都半夜了，沒人要看，所以那兒真的很閉塞。剛開始很多人遇到我們都會害怕，他們都說會暗中支持，想去他們家拜訪，他們就怕被國民黨的人注意，也怕情治單位的跟監，所以參選剛開始真的是吃足苦頭，很辛苦。但是我很認真地打拼，最後，我想對花蓮也造成很大的衝擊，尤其是花蓮的醫師朋友，幾百個人不但一起刊廣告，叫花蓮人要支持我，連看病患時也在幫我發名片，所以整個花蓮人都開始討論，陳永興到底是什麼人？就這樣到了離選舉約兩、三個月時，整個氣氛就不同了，開始熱烈起來。

而且，我的選舉和別人不一樣，我不喜歡傳統那種演講或是餐會的文宣方式。那時我就在我的競選總部辦了一個「永興學院」，廣發傳單宣傳說要開二十六節課，聘請海內外最優秀的台灣人學者來上課，一個晚上一個老師，那時我請李鴻禧去講台灣的憲法；彭明敏講台灣的國際外交；林玉体講台灣的教育；林俊義講台灣的環保；林鐘雄講台灣的經濟，我將我所想得到的，過去一、二十年我所接觸過的，我覺得是每個領域內最優秀的台灣人，通通請到花蓮來。海外的學者包括廖述宗，當時是北美洲台灣人教授會的會長，請他來講生物科技。我邀請花蓮民眾來聽演講，第一節課就發上課證，聽完就蓋個章，上完二十六節課後，再頒發畢業證書。那時花蓮還沒有大學，我說雖然這不是正式的大學，但是我請的這二十六位老師，保證比台大的教授還優秀，就算你去台大上課，也沒辦法同時選到這二十六位老師的課。結果這系列演講在花蓮造成轟動，差不多有幾千人，一個禮拜有三個晚上來競選總部聽課，兩小時的課結束後，大家還留下來聊天，交換意見。所以我覺得我在做一個啟蒙運動，把花蓮的知識階層整個拉出來，讓他們真正關心台灣的問題、關心花蓮的問題，去探討台灣的命運和花蓮人的將來。我覺得「永興學院」在當時確實是引起很大的震撼。

第二個，我的選舉主軸是強調知識的啟蒙以及藝術和文化，所以我辦音樂會又辦畫展。以前辦《台灣文藝》時，我認識了很多畫家，他們知道我去花蓮參選，就捐了畫作讓我辦畫展義賣。音樂會也是，請了很多很好的演奏家，之後連原住民也來表演。後來開始辦演講會時，每次演講前都先唱歌，就由布農族、太魯閣族的教會帶團來表演，原住民的歌聲真是好聽的天籟。我盡量想讓花蓮人感受到我的選舉其實不是一般的選舉，而是一個文化運動、啟蒙運動和政治運動的結合。此外，我還舉辦路跑、辦園遊會，用很多不同形式的活動讓花蓮人有參與感。

那時我的助選團隊很特別，花蓮人從來沒見過那麼龐大的陣容，幾乎所有後來的總統候選人都來助選了，彭明敏、許信良、施明德、陳水扁、謝長廷、呂秀蓮都去過，還有當時的立委每一個都來了，有時一個晚上，台上就坐了十個立委。因為我從學生時代到黨外的時代都一直在幫忙他們，大家想到我辛苦地被徵召到花蓮拓荒，通通願意來幫我。還有一些特地從海外回來幫我助選的人士，他們都是國外著名的學者，那時他們都笑稱整個花蓮縣街上都是博士。他們一次回來都是幾十個人，一起到鄉下拜訪，芝加哥大學的、史丹佛大學的博士等等，都是美國大學的教授在替我發傳單，晚上就住在鄉下和民眾一起聊天。像醫界聯盟的李鎮源教授，他一次帶四、五百位醫師來助選，大家穿著白袍，在花蓮街上遊行替我發傳單。

值得反省的台灣選舉

到了最後一個月，每場演講課都是人山人海，最後三天遊行時，每晚都有幾萬人出來一起遊行，整個氣氛炒熱到連國民黨都嚇到了，我們的支持者也都有信心會贏。但是我們的對手都沒有聲音，沒有舉辦演講，也沒宣傳政見，我們不知道他在做什麼。但是，選票開出來證明他們的方法還是比較有效。我們去遊行也好，演講也好，他都不管，他只要靜靜地去買票就好了，他有他們的樁腳，利用傳統的組織戰就贏了。開票後，我拿到花蓮空前最高的在野票，但是還是沒選上。我的支持者當然很傷心，我也覺得奇怪，我們的聲勢那麼好，個人條件也比對手好，但是選出來的結果還是對方贏。

於是，我對台灣的選舉又有了不同的認識。其實競選也是很科學的，不能一廂情願，只有浪漫的理想是不行的，台灣的選舉值得反省的地方實在太多了。我自己嘗試去思考和分析，把一場選戰裡關係輸贏的相關因素通通列出來，我找出二十多個可能關係到選舉結果的因素。

那年的選舉，我記得全台灣民進黨的縣市長候選人中，被認為最可惜的落選者，一個是蘇貞昌，他在屏東選，本來是可以連任的，政績也不錯，結果落選。一個是台中市的林俊義，他是東海大學的教授，條件也不錯，結果也落選。而我在花蓮的落選，也讓人覺得可

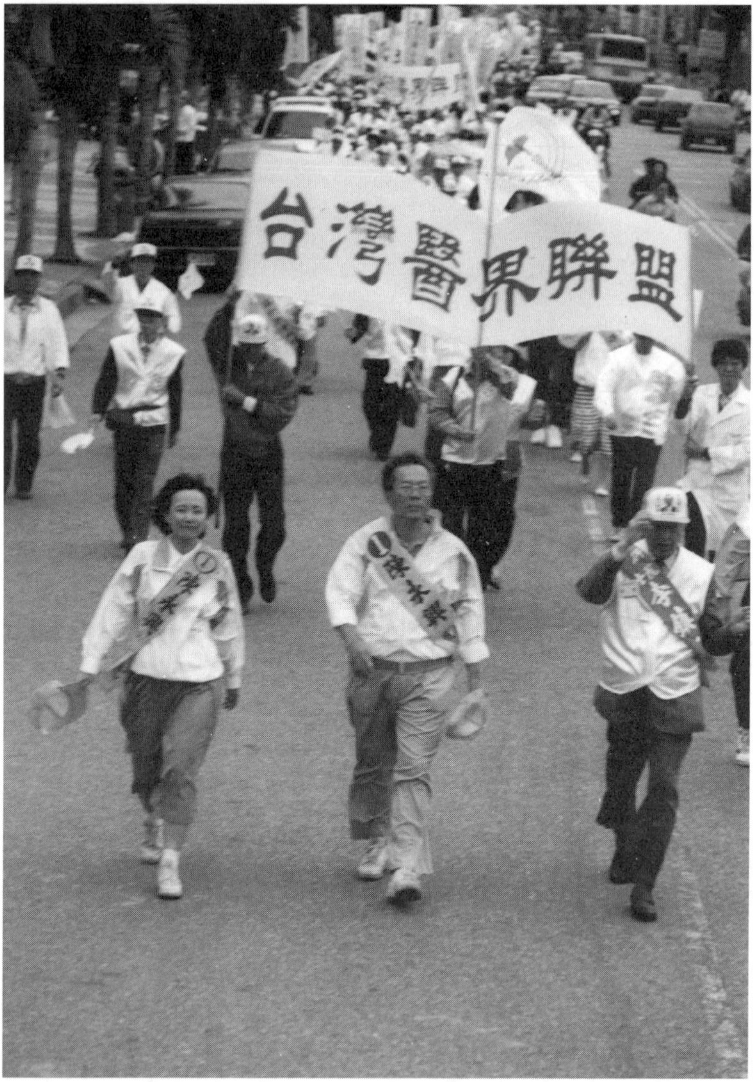

一九九三年，參選花蓮縣長於街頭遊行。

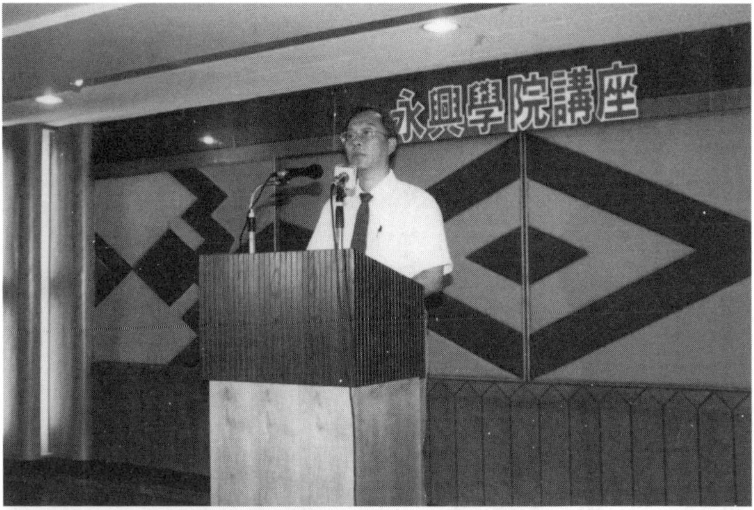

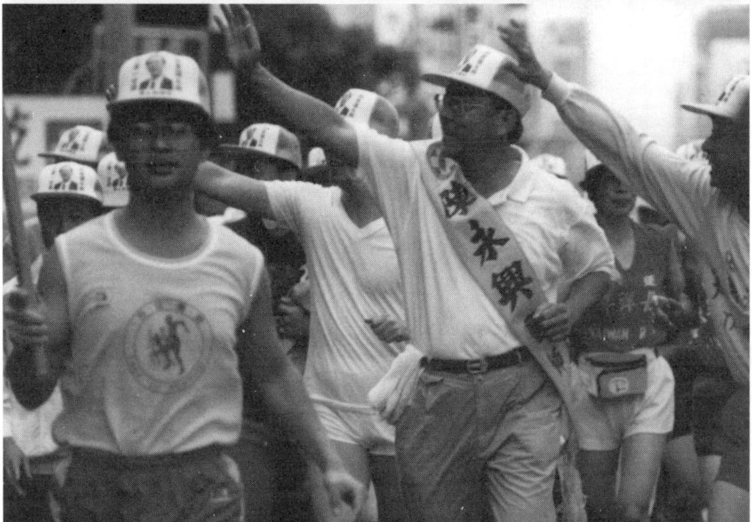

上：於花蓮舉辦「永興學院」系列講座，聘請海內外最優秀的台灣人學者授課，引起大震憾。

下：在花蓮舉行慢跑。

惜，可見單靠優秀的候選人並不是勝選的必要條件。

選後我一直覺得很奇怪，民進黨若想用選舉取得政權，在選後應該做很好的檢討才對，至少也要叫我們三人一起討論一下，為什麼會選輸，我們交出那麼昂貴的學費，付出那麼慘重的代價，這裡頭一定有學到一些教訓、累積一些寶貴的經驗才是。結果，我認為民進黨沒有真正反省檢討、改善台灣選舉文化這種事。所以，我發覺後來民進黨到底怎麼執政的，他們自己也不知道，大部分的民進黨人落選，他們也不知道原因，他們總是說對方買票。其實對方買票，這不是絕對的答案，如果是，大家都會說，不需要受過專業知識訓練的人來解釋。

當時，我覺得可惜的是，不只我花了八個月的時間全心全力投入，就經費來講，選縣長就花了一千七百萬元，這個數目相對於台灣其他的縣市來說，算是很節省的，但是對我來講，那是很大的資源投入，因為以前我做人權工作、文化工作、社會運動，幫忙過很多團體，我知道有些團體一年才一、兩百萬的預算而已，就要做很多事情，而我們一個選舉一下子就花掉一千七百萬，我想，若把錢給那些團體，一個團體就可以做十年的工作，若給十多個團體，一年也能做很多事情。所以我覺得這種資源的浪費真的很可惜，何況那些錢都是辛苦募款來的，當然要特別珍惜。所以之後，我就做了徹底的反省，一一去細看那些錢是如何用掉的，自己去研究哪些錢可以不必花，哪些錢不該花。其實這種反省或檢討是很有價值的，因為後來第二次我選立委時，總共才花七百萬就當選了。所以選舉不一定要花很多錢才選得上，當然國民黨是花了很多錢，但若是要比花錢，我們永遠贏不了，所以我們一定要學習用很有限的資源，去打一場很艱難的選戰，這才有意義。我也常告訴朋友，要為台灣社會奉獻不一定要去參選，但若要為理想去參選，一定不可以花太多錢，否則就失去意義。

外來者和本地人

花蓮縣長選舉落選後，我就面臨是否要留在花蓮或者回來台北的問題，最後決定留在花蓮。當時會決定再留下來的原因，主要是在選舉的過程中，國民黨打擊我的唯一理由就是「你是外來的」這句話，他們無法挑剔我的學識和各方面的條件，很難挑到我的毛病，所以他們一直強調本地的人再糟糕也要選自己人，訴諸這種很狹隘的地域觀念。我說國民黨也是外來的政權呀！你們有什麼資格說人家是外來的？而且花蓮本來就有很多人是從外面移進來的，不是嗎？

不過，這種「外來」和「本地」的說法，對我來講也有很深的反省。我發覺在野陣營、民進黨也常常用「本土」的概念去修理國民黨，說他們是外來的，我覺得這些論調都是太簡單化的邏輯，難道本土的就比較好？外來的就不好？若思考到這層問題，就會發現問題其實不是那麼簡單。譬如，我是念醫學的，我就想到馬偕到底要算外來的？還是本地的？馬偕確實是外來者，但是他替台灣做了很多很好的事。我在花蓮時，問他們門諾醫院是外來的？還是本地的？門諾醫院是美國人設立的，但是它為花蓮人做了多少事？又如證嚴法師呢？她也不是花蓮人，也是外來的，但是她也為花蓮做很多事。所以，外來的不等於負面的，反過來說，本地的就是正面的嗎？也不見得。國民黨所栽培的一些本地人，但是他們歪哥、貪污，那又有什麼用？台灣人裡面也有出賣台灣的，所以本土的就一定好嗎？不見得。所以，我在學校教書時，常提醒學生們注意，我們是讀書人，是知識分子，我們的思考應該比別人更深沉、更有科學根據，不能只是訴諸感情，或是表面狹隘的訴求，那就真的會被別人牽著鼻子走。

其實本地、本土都不重要，重要的是你有沒有真心認同、有沒有犧牲奉獻的行動，這些比較重要。如果你是本地人，卻根本不認同，也不愛惜自己的文化，甚至為非作歹，那又有什麼用？當然，外來的也不全都是好的，也有壞的，來掠奪的，但是外來的人，也有為本地犧牲、奉獻的人。這還有一個例子，規劃建闢嘉南大圳的日本人八田與一，他當然是外來者，但是他比本地人還愛台灣。台灣人不一定就愛台灣，比台灣人還愛台灣的人所在多有。經過這種反省，再去思考問題，我想就會更客觀、更包容，而且比較能掌握問題的癥結所在。我覺得這一點也是我去花蓮選舉所得到一個很好的學習。

所以，我想既然他們都說我是外來的，好，那我就不回台北了，我來做花蓮人。既然要留下來，就要真心認真工作，不是每天遊玩、每天搞選舉，其實我不是那麼愛選舉的人。所以我去了門諾醫院服務病人，因為過去門諾一直沒有精神科的醫師，就此我就去門諾醫院當義務的精神科醫師，直到我選上立委以後才轉為兼任。

再來是，我去創設一個電台，為的是要突破當地的媒體困境。選舉時《更生日報》每天修理我，甚至說我若當選，中共的飛彈就會打到花蓮來，連這種離譜的話也登得出來。當時我實在很生氣，但是沒辦法，因為媒體掌握在別人的手裡。為了要突破媒體宣傳，我們的力量又沒辦法辦報紙，只好先設立一個電台，叫「花蓮希望之聲」。剛開始，電台完全沒有廣告，純粹是義務性和服務性，那時門諾、慈濟的醫師、花蓮師院的老師、環保文化團體人士，大家都輪流來主持節目，我自己也每天主持節目。

其次，我也特別設立一個服務處，做選民服務的工作。因為當初他們攻擊我是「外來者」的時候，也順便攻擊黃信介，說他補上立委後就到立法院，都沒有回來花蓮做服務，讓黃信介變成我的包袱。當時黃信介的年紀大了，而他又是民進黨的黨主席，不可能來做地方的選民服務，國民黨就抓住這個弱點，一直強調選外來的人，根本就沒有用，一旦選上了，要找人也找不到。其實這種攻擊法，任何能思考的人一想就知道，立委是在台北開會，有可能會找不到人，但是縣長是在縣政府內做事，怎麼可能找不到他呢？他們就用很簡單的邏輯推論，說外來的就是沒用。為了替黃信介澄清，也為了解除這種疑慮，雖然我沒選上，我還是設了一個陳永興和黃信介的聯合服務處，做選民服務。全國大概只有我落選了還設服務處的。那時我服務處的主任就是游賢達，他是花蓮小孩，本來在台北雜誌社上班，他看到民進黨徵召我選花蓮縣縣長，就主動跑來找我，先前我並不認識他，他說之前就知道我這個人，很高興我要去花蓮參選，他願意回花蓮幫忙我打拼。所以選舉時，他在花蓮替我助選，落選後我成立服務處，就讓他當主任。就這樣在花蓮又住了一年，平時若沒有門診看病人時，我就去服務處服務選民，晚上就去電台主持節目，直到黃信介立委任期到了，一九九六年我再出馬參選立委，很順利就當選了。

全心服務的專業立委

從一九九六年到一九九九年，做了三年的立委，我可以很自信地說我是一位很專業、很認真的立委。第一，我開會時很認真，無論審法案、審預算，都很認真。第二，我服務選民也是很認真，禮拜一到禮拜五都在台北開會，禮拜六、禮拜日就回去花蓮做選民服務。

在立法院時，我一直很關心教育問題，所以參加教育委員會，那時已經在討論教改問題，我們修改了許多教育法案，為教改做了很多的準備。在我的專業醫療方面，我舉一個例子，就是催生了「職能治療師法」。我進立法院時，看到待審法案中有一件職能治療師法，當時那個法案送到立法院已經十年了，一直都沒有審，因為沒有立委知道職能治療師是什麼，他們也不覺得重要，事實上，那時台灣的職能治療畢業生也才幾百個而已，所以立委諸公根本不想管他們，這個法案就一直躺在那兒。所以我一直認為我們的立法委員應該要具有專業背景才行，像我就是因為專業背景關係，才會知道那個法案的重要性，因為沒有職能治療師法，就沒有國家考試，就不可能發給職能治療師執照，沒有專業人員，患者就得不到適當的照護。

所以我就主動要求要審職能治療師法，其實只要有兩、三個人關心這個法案，這個法案就會通過。因為這個法案沒有政治衝突性，於是我就去拜託內政委員會，那時立法院還沒有衛生與環保委員會，醫療部分法案都附在內政委員會內審查，那時內政委員會的召集人是葉菊蘭，我請她幫忙把職能治療師法排上去，而且要排在禮拜六早上審，通常禮拜六的早上，各立委都回去選區了，這樣干擾較少。反正只要有六個人簽到就算達到法定開會人數，所以就拜託六個人來簽到，簽完他們再回去，結果就剩葉菊蘭擔任主席，我審法案，一條無異議，二條無異議，三條無異議……結果三、四十條法案，一個早上就通過了。一讀就這樣通過，二讀是院會，沒有人在二讀時討論法案，一百二十位立委都來討論是不太可能，所以通常都是到了會期要結束時，朝野再來協商。朝野協商，就是各政黨對無爭議的法案先一次就通過，有爭議的大家再來表決。通常有爭議的法案都是攸關政黨各自的利益，那才會有爭議，像職能治療師法這種民生共同的法案就不會有爭議。反正只要有人關心，其他政黨也不會有意見，二讀就通過了。三讀時只做文字修正，法案不會再修正了，所以一個會期內，我就將它通過了。

躺了十年的法案，因為我的關心，就讓它通過了，所以立委是很重要的，他可以立很多好的法案，通過很多與人民權利有關的、對人民有保障的法案。事實上，我在任內做了很多這種事，可是媒體不會報導這種事情，沒有人關心誰在認真審法案、誰在認真審預算，我們的媒體只報導衝突的畫面，不然就是罵人的新聞，淨是一些無意義的報導。

做了三年立委，我一直覺得很感慨，應該要有一些受過各方面專業訓練的人進去立法院才對，譬如醫療衛生專業的人士，或者財經專業方面，懂得國家的財經、所得稅、遺產稅等等的人都很重要，或者是對環境、能源、婦女問題、文化等等很了解的人，要有各方面的專家才行，這樣國家的立法水準才會提高。但是今天台灣的實際情況並不是這樣，大部分的立委連法案都看不懂，預算書也看不懂，他們要如何審法案？如何審預算？當然都是胡亂來，有的人連預算書都沒翻過，都是用喊的，像在菜市場殺價一樣「砍百分之十五」、「砍百分之二十」，再和行政部門討價還價，這樣的國會問政品質怎能提升？我敢說在教育委員會有關的部門預算書，我都認真的看過，並且提出很好的審查意見。

為地方爭取預算經費

再舉個例子，那時花蓮的國立東華大學才剛設立，教育部給它的預算不多，因為它的學生少。但是我擔任教育委員會召集人時，看到台灣所有國立大學的預算書，我覺得這種預算不對，所以質詢時就跟教育部講，若是按照學生數目來看，當然台大可以拿到最多經費，因為歷史久的，規模愈大的大學拿的預算就多。但是教育部又鼓勵這些學校成立校務基金，希望他們自己去募款，而台大的校友數量多，各行各業的精英都是台大的校友，募款相對更簡單。可是東華大學連校友都還沒有，它要去哪裡募款？沒有校務基金的來源，教育部又給那麼少錢，它怎麼發展？我說這就像一個嬰兒和一個粗壯的大人，嬰兒需要營養，結果你給他的奶水不夠，營養不良，當然瘦巴巴的；而那個已經長大成人者，那麼粗勇，你還給他那麼多營養做什麼？顯然這個預算編列法不正確，對於愈新的學校，要針對它的需要去編列預算支援才對呀！

當時我就要求將國立花蓮師範學院和東華大學合併，因為我發覺東華校地很廣，學生卻太少，發展得很慢，把花師併進去之後，一下子可以增加兩、三千名學生，促進它的發展。第二，花師在飛機場旁邊，根本沒有發展的空間，環境也太吵，若把花師搬到壽豐，原校地變成城中校區，晚上開進修班就好了。結果教育部接受了我的建議，這個案子被採納，現在他們已經合併了，花師成了東華大學的教育學院。其實若能用心，擔任立委真的可以做很多事情的。

那時台灣弦樂團透過我向文建會爭取經費，舉辦花蓮的國際音樂節，我的構想是，全世界都有這種文化藝術活動，他們都是選在風景很美的地方，每年辦文化性、音樂性、藝術性的活動，吸引很多人前來觀光停留，我覺得花蓮有這個條件，所以就想推動這件事。剛開始提倡時，地方政府就是沒眼光，我去跟花蓮縣政府說，我替你們爭取經費，他們第一句就問我，真的有可能在花蓮連續舉辦十七場音樂會嗎？要去哪裡找那麼多人來聽？他們認為花蓮沒有高水準的聽眾，舉辦意願不高。所以我只好用我自己的服務處來辦，由文建會補助五百萬，我自己再去募五百萬，總共用一千萬元來籌辦。

當時我就請了全世界最好的音樂家，俄羅斯的、捷克的、法國的，不管是小提琴家、吹薩克斯風的、吹長笛、吹喇叭的音樂家，凡是最好的通通都請來，結果集合了全世界十多個一流的專家來花蓮，然後我讓全台灣學音樂的孩子來報名，白天請專家教學，晚上則開演奏會。那些家長們都高興得很，因為每逢寒暑假，家長為了將學音樂的孩子送出國去遊學一、兩個月，每趟要花費二、三十萬元，現在來花蓮，只要二萬元就解決了，還住了三個禮拜，在這兒訓練。就這樣，我在花蓮連辦了十七場音樂會，場場爆滿，不只花蓮人來聽，台北人也來，只要學音樂的人，一看到那些音樂家的名字，就知道那是世界級的頂尖人物，而且還是免費的音樂會呢！結果造成很大的風潮。可惜的是我卸任立委之後，就沒人再繼續做下去，我想若是能夠連續辦個十年，那一定會變成國際性的大活動的。

在立法院時，我還出了一本《台灣醫療發展史》，當時大家都很驚訝，認為我那麼忙，怎麼有時間寫書？我每天去立法院開會，禮拜六、禮拜日回去花蓮服務，還要出去助選，坐野雞車回到台北都已是三更半夜，第二天照常去開會，但是我還是照樣把書寫出來。我是覺得一定要常常回歸專業，便把醫療史資料整理一下，自己也做個反省。那本書本來是《自立晚報》出版社約稿的，一九九五年正好是日本佔領台灣一百年，他們有個構想，想出一套台灣百年系列的書，請大家寫《台灣醫療一百年》、《台灣經濟一百年》、《台灣農業一百年》、《台灣教育一百年》等等一整套叢書，就找我寫醫療史部分。那時我真是不自量力，只想「台灣百年」，那很有意思呀！出版社先給了每位作者五萬元稿費，結果書還沒寫完，《自立晚報》就倒了，但是沒跟我們要回五萬元，所以後來我上課時還跟學生開玩笑說，研究醫療史也會有意外之財。我拿了五萬元，資料準備到一半，他們不再出版，我也就不再寫了，就這樣放著，後來在立法院時，我想資料既然已經準備一半了，乾脆把它寫出來，後來就在一九九七年出版了，這本書可說是台灣醫界的人自己出版的第一本醫療史，雖然我不是歷史學者，但我關心台灣的歷史，特別是醫療專業的發展史。

全年無休專業服務

擔任立委時，我也很認真在服務選民，但是我服務選民，不是去跑攤參加婚喪喜慶，而是全天候在做專業服務，每個禮拜六、日，我一定回去花蓮，然後就一天留在花蓮市，另一天就去玉里、壽豐等幾個鄉鎮，去聽取民眾的訴求，有問題就替他們解決。我常常跟花蓮人講：你們家家戶戶都有小孩子在台北工作或念書，你們有哪一個孩子每個禮拜回來看你們的？幾乎是不可能的。只有我這個外來的高雄孩子，一年三百六十五天，每個禮拜都回來花蓮孝敬花蓮人，而且我不是回來看你們而已，而是回來做工、服務，三年來從沒有休息過，忙到連我自己的爸爸媽媽生日，都沒有回去探望他們。這樣子你們還要區分外來的或是本地的嗎？我是真的全年無休，就是實踐競選承諾，替花蓮人服務。

當年我服務的案件，都是很大的案件。我當上花蓮的立委後，發覺花蓮人累積了三、四十年的冤屈真的無處發洩，花蓮從沒有在野的省議員或立委層級的民意代表，遭遇到很多不公平、不合理的待遇，對中央政府的不滿，通通無處宣洩。他們去找國民黨的民意代表完全沒有用，因為國民黨的民意代表不會去和國民黨政府抗爭，於是我選上之後，他們都來找我們，我等於要替他們辦理三、四十年陳年累積的冤案，問題真的很多。

舉幾個例子，譬如玉里被劃歸為玉山國家公園的範圍，但是當地人本來在山上有採礦，一旦被劃成國家公園就不准繼續開採了，結果有九個礦主損失慘重，他們要求賠償，陳情書厚厚一整疊，可是陳情了十幾年，一個單位踢給另一個單位，都沒有人要理他們。去國家公園管理處陳情，管理處說要去找礦物局，礦物局說找省政府，省政府又說要找經濟部的礦物司，結果就是沒有人要解決。政府公務人員的心態就是如此，最好不要負責，不要處理。他要怎麼賠？到底要賠多少？一個礦值多少？這種東西本來就很難估計，你說值一億，若真的給你一億，到時被人說我圖利，要怎麼辦？沒有人敢負這個責任。像這種案子，他們以前找國民黨的省議員、立委，再怎麼辦理，永遠也沒下文。

我接到這個案子後，確實知道民眾有損失、有冤屈，不承辦不行，但是一個案子接下來，差不多就處理了一、兩年，那不是叫公務人員來一次就可以解決的，個別講，行不通，只好全部叫來立法院，把所有不同單位全叫來，不只承辦人員來，主管也要來。雖說政府是一體，其實大家都是本位主義，但是事情總要解決的。最後，這個案子在我手上真的獲得賠償，那是很困難的事啊！要所有的單位全部同意說要賠，再來就要協調出誰要負責、誰要主簽，怎麼鑑價、重新公告、提異議、重新鑑價、再調查，民眾不服再申請第三者鑑定，最後再由政府編預算執行賠償。一路下來，一個案子前後拖了十多年，最後我真的替他們解決了，每一個礦主大約獲得一千多萬元的賠償，最後拿到錢時，已經有三位礦主過世，家屬非常感謝我。這只是其中一個案件，類似的案子我總共辦了三千多個，你若曾擔任過民意代

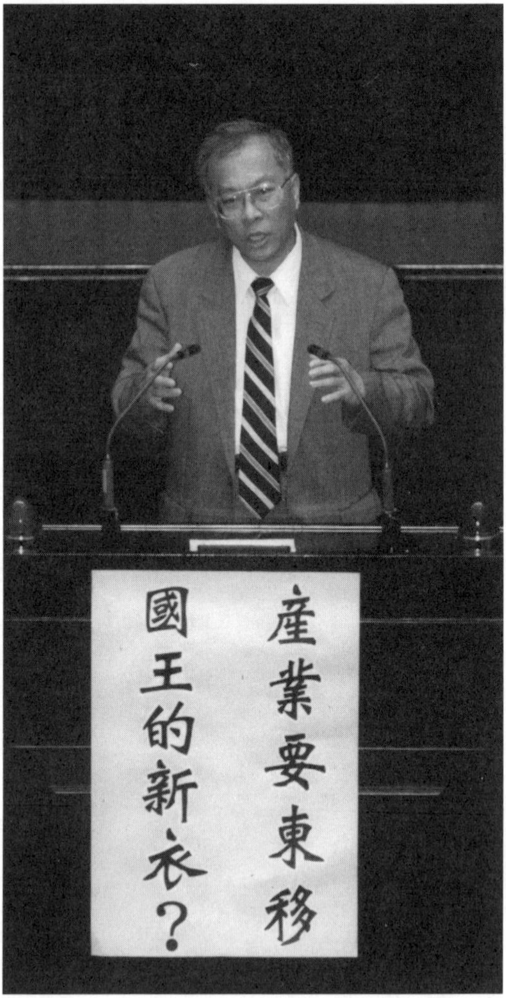

一九九六～一九九九年任立委，於立法院質詢。

表，就會知道其中要耗費多大的心力，解決多少問題。

再舉第二個例子。花蓮市旁靠近佳山機場附近，有一個國福里，有一天當地民眾發現軍方在那裡蓋了九座彈藥庫，居民就很緊張了，第一，彈藥庫就在你家旁邊，隨時面對身家性命的危險；第二，房地產整個慘跌，財產大大縮水。於是居民就開始陳情，但是省議員、立委都沒辦法，只要是國防部的事，大家通通沒辦法，那個時代的國防部是很「鴨霸」的，誰去講都沒用。後來這個案子又到了我手上，我去和國防部吵一整晚，最後竟然逼使國防部讓步，九座彈藥庫全部廢除。

那案子的協調會開了幾十次，每次都和他們拼生死。在交涉過程中，才發現地方的民意代表欺騙自己的選民，當初國防部要取得土地時，他們有編預算徵收土地，說明要蓋彈藥庫，但是花蓮議會有人去跟當地人說成是要蓋空軍醫院，結果大家把土地便宜賣了，因為認為蓋空軍醫院很不錯，就醫也很方便。於是有人先將這些人的土地買起來，之後再賣給國防部，高價賣出，賺了一手。國防部蓋彈藥庫後，問題出來了，換我去收拾善後，逼國防部放棄，也替當地居民爭取到很大的福利。

九座彈藥庫換九票

只是讓我很感慨，之後的故事真的讓人感到很心酸。後來就是我服務處的主任游賢達要參選花蓮市縣議員，我帶他去那個里拜訪，里長一看到我們來了，說：「陳醫師你不用來啦，這邊一定都是你們的票，大家都知道，若不是你們，大家都已經搬走了，這個里早就是廢墟了，彈藥庫一蓋，誰還敢住在這邊，早就搬走了。大家都知道，這個案子是你和你的服務處替我們解決的，讓大家今天能繼續住在這裡，所以這邊一定都是你們的票，你們不用來了。」但是開票的結果：九票。一座彈藥庫換一票，你看有多可憐啊！那兒的選票全部被買光了呀！誰買的？就是當初騙他們的人，他把騙到的錢拿出來再把他們的票買回去！

說真的，台灣的政治為何會這麼糟糕，尤其是花蓮那個地方，為什麼到今天還永不翻身？花蓮人自己也要檢討。明明知道以前國民黨的民意代表出賣你，結果今天他們又拿錢來收買，你還是乖乖地把自己賣掉，又把頭伸出去讓人家砍。另外，花蓮的候選人有些是流氓背景，你敢不投他，到時就會找上門呢！票箱開出來有多少票，發錢的人就有責任，他哪敢跑！因為一里有幾個人都算得出來。

看議員的選舉結果就會知道，凡是國民黨籍的議員，他的票不是分散在所有的票箱，而是集中在某區，也就是他買票的那區，票數都很高，譬如一個票箱內總共有三百張票，他通常可以拿到二百多票。但是他沒有買票的那些區，就只得十多票，那是很明顯的，他們有重點地區。一個花蓮市選九個議員，大家不可能全市都買，就各買各的地盤，分配一下，各顧各的地方，不能買過頭，所以開票時，某人的票就集中在他的勢力範圍。像我們就不是這樣，我們得到的票分散在各處，一個票箱都是三、四十票，支持者不會集中住在一個地方，所以我們的票都是分散的，他們的票都是集中的。這很明顯，只要看每一個開票箱的候選人得票數，就知道怎麼一回事了。但是我們真的沒想到，連我們費盡心力服務的地方，竟然也是如此，遇到這種文化及選民的素質，真的很讓人感嘆。

在我這樣認真打拚之下，三年立委任內，都被票選是表現最好的前十名立委，服務那麼多案件，認真質詢，我將這些點滴印成一本書，叫《花蓮之愛》。在我三年任期屆滿，發送給選民當作我的工作報告，但是每個拿到的人都說：「陳醫師，沒人要看這個啦！你都沒有參加婚喪喜慶，這就沒票了啦！」意思是，不管你在立法院表現有多好，大家覺得那些不重要。台灣選舉的本質還是很落伍，選民搞不清楚選一個國會議員到底要做什麼，他們認為選一個民意代表，最重要的事情就是參加婚喪喜慶，因為「我老爸過世時，你都沒來探頭一下，我都那麼支持你呢！」「我孩子要娶某，你都不來講一下話，實在很不給我面子。」這就是他們認為議員最重要的工作，而不是你在議會殿堂發言，替花蓮人爭取權益，也不是你在審查預算替人民省錢，他們覺得那些和他們不一定有關係。他們不會在意你關心哪些教育的問題，處理哪些醫療法案，關心殘障弱勢者等等，他們感受不到那種重要性，他們認為議員、立委和鄉民代表都一樣，他們對國會議員的認知和我們的認知實在有很大的差別。

專業不敵選票

民眾的民主素養深刻影響選舉文化，當然也影響國會素質。我再舉個例子。有一天，我的服務處進來三、四十個人，說要叫我帶他們去立法院抗爭，我問要抗爭什麼？他們說：衛生署在電視上登了一個廣告，說吃檳榔會得口腔癌。他們是種檳榔的業者，這個廣告會影響他們的生計。但是我是學醫學的，我的專業知識告訴我，這則廣告說的並沒錯呀！我是不能帶他們去抗爭的。他們說：「你不帶我們去，你是不想再選了嗎？」我聽了也嚇一跳，問他們怎麼回事，他們說：「陳醫師，花蓮有一、二萬人靠檳榔在生活，衛生署做這個廣告，明明是要我們活不下去，叫你帶我們去抗爭，你不去，你是要檳榔業者活不下去就對了。」這就嚴重了，因為要當選花蓮立委需要二萬八千多票，他們說有一、二萬人靠檳榔生活，你要怎麼辦？當然，我想想還是說不行，我自己有良心原則在。問題是不帶他們去，他們自己也會去呀！後來他們包了十二台遊覽車，四、五百人去立法院抗議，第二天全台灣的檳榔業者也都去，幾萬人將立法院包圍起來，嘉義的、屏東的、南投的通通都來了。包圍立法院後，就派代表進去立法院，當然，各選區的立委也接待他們，陪他們在那邊抗爭。

當時的衛生署長張博雅就被叫出來修理，被立委臭罵，不管國民黨、民進黨的都一樣，因為選票最重要。最後，曾振農還拿了一包檳榔爬上講台，當著張博雅的面，塞進嘴巴，咬一咬，再吐出來，說：「我從小吃檳榔到現在，我怎麼沒得口腔癌？」又說衛生署是在騙人，怎麼可以繼續刊登那種廣告，預算要全部刪掉。現場所有立委聞言歡聲雷動，張博雅整張臉都糾結了。那時我坐在那裡，感慨很深，心想這種立委職務，不是我做得來的，立法院根本不是講道理的地方，雖然我一直強調專業的重要，但是在這種時候，根本沒有專業發言的空間，因為選票最重要了，選不上什麼都別談，大家只好譁眾取寵。做到最後，我自己也會覺得有些無奈，不知道台灣的政治狀況還要多久時間才能真正進入正軌，國會真的是一個政策辯論、講道理、講理性的問政空間嗎？這也是我當立委時，一個很深的感慨，也是我後來決定離開，再回歸醫療專業，放棄從政的心理背景，因為我覺得學醫的人不能違背良知，即使當立委也不能信口開河、講話不負責任，可是我們的國會和民意代表卻是講話不負責，只計較利害得失不顧原則，這樣的政治文化何時才能上軌道？

退出民進黨

我擔任立委任內，民進黨也發生幾件很重要的事情。黃信介下台之後，黨主席換許信良擔任，許信良提出「大膽西進」的政策，我很不以為然，在黨內我和他的意見就經常相左，看他們那樣搞法，我真覺得厭煩。其次，我也很討厭民進黨內的人頭黨員、派系的問題。我不是這個問題的直接受害者，但是我看到兩位優秀的立委同志深受其害，一個是彭百顯，一個是許添財。在立法院時，他們兩人和我很要好，他們都是財經立委，表現也都很好，我真的很少看到那麼認真的立委，每天開完會，我是禮拜六、禮拜日才回去花蓮，他們不是，他們是每晚回去，南投沒有什麼公共運輸，彭百顯都是自己開車回去，傍晚五、六點和助理從台中進去南投，做一做選民服務，也去參加婚喪喜慶宴會，他知道鄉下地方不參加婚喪喜慶是不行的，所以都忙到十一、二點才結束，半夜開車回台北都已經凌晨兩、三點了，天亮再去立法院開會，每天就是這樣子拼。許添財也是，他是每天回去台南，還好台南有飛機可以坐，第二天一早再飛回來。他們問政認真，服務也認真，只因為在黨內不願意搞人頭黨員及派系，結果就被封殺。彭百顯想回南投選縣長，因為民進黨的地方派系把持住，不讓他去選，結果初選沒過，後來他脫黨參選。許添財選台南市長時，也因為同樣原因，最後選擇脫黨參選。那時我都去挺他們，因為我好打不平，我覺得民進黨有問題，所以我去台南幫許添財助選，去南投幫彭百顯助選，我們之後還組成一個「新國家連線」，最後我也退出民進黨。

要退出民進黨時，花蓮很多支持者就跟我講，下次可能就選不上了，除非民進黨沒派人出來選舉，否則你一定不會當選。我認為沒選上也沒關係，我覺得自己的原則最要緊，花蓮人若認為別人比較好，那就讓別人來做好了，就這樣，我退出了。其實立委做到第三年快結束時，我就感受到在立法院，無法按照我自己的原則去做，那樣其實沒什麼意義。所以三年任期一到，游盈隆說他要出來競選，民進黨就提名他。

其實游盈隆在選立委前，先是遇到一次花蓮縣長的選舉，那次游盈隆自己來找我，說他要回去選縣長。那時我還在立委任內，我的花蓮支持者說他出來競選，一定選不上的，要我別支持他。但是我想替花蓮多培養一個人才，他在東吳大學教書，又是花蓮小孩，應該也不錯，就答應擔任他的總幹事，帶著他四處跑。因為我用心經營了一、兩年，風評還不錯，幫忙他助選，讓他輕鬆很多，那次他總共得了五萬多票，雖然沒當選，但是已經很不錯了。

結果，他一落選，馬上就宣佈他要選立委，當時我還在任上，所以我的支持者都認為他這樣做實在很不應該。到了立委選前，我請人去轉達，說我再連任一屆，他晚一點再出來，將來我去選縣長，他來選立委，這樣應該兩人都會順利當選。我是想讓自己再好好經營，在花蓮做了六年立委後，應該就有實力把國民黨翻倒，但是游盈隆沉不住氣，我想那時他是年輕氣盛，而且可能太高估了自己，他可能以為他首次選縣長時得到那麼多票，選立委一定能選上，結果沒想到一路競選，得票愈少，立委沒選上又去競選縣長，還是沒選上，再去選立委，結果竟然更壞了。花蓮人不能認同他，是因為他平時都沒回去服務，也未和當地人來往，只在選舉時才回去，尤其第一次他落選，還出言批評花蓮人，讓花蓮人無法接受，我想這是他個人的問題。可惜的是，在我離開花蓮後，原本認真在地方上耕耘，腳踏實地累積起來的力量就消失了。即使民進黨後來在中央執政了，動用了全黨力量和中央資源，去為游盈隆助選三次，還是徒勞無功，真是很可惜。

唯一收穫是朋友

之後，我認為我已經為花蓮盡過力，對花蓮人也沒有虧欠了，剛好謝長廷當選高雄市長，他邀我回去高雄服務，我答應了，就離開花蓮。不過，當年我所設的花蓮電台還一直持續到現在，我在立委任內時，電台還是一直持續，我一直義務在幫忙，到了要離開時，我就交給游松輝，之後他將電台慢慢轉化成商業性質，開始有廣告，靠這樣生存下去，現在經營得還好，替花蓮留了一個聲音。

算起來，我在花蓮前後有五年時間，從縣長落選後去門諾執醫，加上三年立委，剛好是五年。五年內，是替花蓮做了一些事，但是我覺得最值得珍惜的是認識一些花蓮人，交了不少很可愛的花蓮朋友，包括那時還是陽明大學四年級學生的黃一城，我和他認識是我競選連任立委時，我記得他是花蓮人，請他回鄉幫忙。另外，我在花蓮認識的林武順律師也是，我第一次選舉時，他做我的總幹事，我們本來互不認識，不過他知道我過去為平反二二八所做的一些事。剛去花蓮時，我沒地方住，他好意叫我去住他家，所以第一次選舉期間都住在他家，戶籍也設在他家，我和他的孩子們都很熟。那時他的孩子才讀小學，現在已經念大學了。還有慈濟醫院的一些醫師，包括郭漢崇醫師，我本來也不認識他們，來到花蓮後，他們都來幫我助選，他們過去不曾參與過選舉，為了我，也是拿著麥克風就到宣傳車上去演講，後來他還被證嚴法師叫去念了一頓。郭醫師和林律師都很會教養孩子，他們的孩子很會念書，郭醫師兩個孩子都畢業於陽明大學醫學系。林律師的孩子，一個念台大法律系，一個念清華生物系，一個念政治系，都很優秀。另外，還有花蓮名醫張澄溫醫師以及一些基層的朋友，我在玉里、瑞穗、壽豐各地都有朋友，到現在還是常常連絡。

我覺得花蓮是個很有人情味的地方，我在那兒奉獻了五年，唯一的收穫就是這些朋友。否則，算算那五年，所投入的心血和損失收入，民進黨內大概沒人像我付出那麼慘重的代價。我在花蓮完全沒賺過一塊錢，我去門諾醫院看診也沒領錢，在花蓮服務也沒收錢，在花蓮五年期間等於沒有收入。做三年立委的薪水，我都拿去花蓮的服務處和電台，通通用光了，所以五年內完全沒拿一毛錢回家過，我太太和孩子的生活費用就依靠出租我本來的診所，租金就是她們的生活費。世間哪有像我這麼憨傻的人，做五年的工作，竟然沒領到一毛錢的工資。

不過有時想想，覺得人生中的許多遭遇，其實不是你事先就能料想或規劃得到的，我在高醫念書時，從來也沒想到我會跑到花蓮選舉；我在台北執醫十多年，也從來沒去過花蓮，哪會想到後來竟然去花蓮服務了五年。凡不是自己安排規劃的，就算是個意外，但是儘管是我人生的插曲，我還是選擇全心全力投入，留下一些痕跡。後來有人問過我：「現在再叫你去，你要去嗎？」我說：「不會，我不會去了。」花蓮地廣人稀，族群實在太複雜了，如果真要選舉，我回高雄故鄉參選不是更輕鬆，也為故鄉奉獻，不是更好嗎？

參選是痛苦難忘的記憶

我想起一個有趣的回憶。記得是沈富雄剛從美國回來時，他想選立委，就跑來找我。那時在黨外的知名度，我是比他高很多，他才剛回來，沒人認識他，他是因為從美國帶洗腎用藥回台，在機場被抓到，被國民黨抓去關了幾天才出名的。當時台北市只分南北兩區，沈富雄來找我說，咱們來選立委，醫師連線，分別去南北區參選。那時候我根本不想參選，我說：我不要，競選的都是認識的朋友，謝長廷、葉菊蘭等等都在參選，我幫忙他們就好了。那時我沒選，而他一出來就當選了。後來我被徵召去花蓮選縣長時，他來花蓮幫我助選，第一場演講結束，他就跟我說：「不要了，不要選了啦，咱們回去吧！那麼艱苦做什麼，你要選舉，在台北躺著選就會選上了，沒事來這邊選這個幹什麼，那麼艱苦，又選不上，真是憨……」一直勸我不要選了。

剛去花蓮參選時，我是真的很痛苦，要參選，遇到人就要握手，那句「拜託」我一直講不出口。以前我爸爸硬要我讀醫學院時，就對我說：「當醫師就不用去拜託人家，在台灣做醫師這行，只有人家來拜託你，你不用去拜託人家，你這種個性，做什麼都不適合，只有當醫師才能過活。」我的個性確實如此。先前，李登輝提名我擔任監察委員時，我就是不去拜託人，結果到了花蓮，為了選舉卻要到處說「拜託」。剛開始時，我內心真的會想，花蓮人有那麼偉大嗎？我是想來奉獻的，竟然需要去拜託他們。記得有一次在豐濱辦演講，那是原住民的聚落，雨正下著，沒幾個人來聽。演講結束後，要回來花蓮市，我開車走海岸公路回花蓮，一路上，大雨持續下著，隔遠遠地才看得到閃爍的車燈，自己開著車，不知不覺眼淚就流下來，我問自己究竟是在做什麼？好好的醫師不做，監委不做，居然來這裡拜託花蓮人，想替他們服務卻還要拜託他們。

所以現在我的朋友若想參選而來問我的意見，我都說，我從來不鼓勵人家去競選，即使是再好的朋友，我也不鼓勵，若是他已經決定要選了，我可以提供一些參考意見，比方說要如何省錢，如何打好一場困難的選戰等等，但是我絕不鼓勵人家去參選，我認為參選對一個讀書人來講，是很大很大的折磨。坦白講，若把政治當成投資，那是可以回收的，可是我沒有那種動機；說是為了理想、為了抱負，事實上結果也很難如你想像，在台灣的這種選舉文化、這種議會生態，你有理想有抱負，也是沒辦法實現的。當然，在某種程度範圍內，是可以做一點事情，但是完全依照理想去走，事實上還是會有相當大的差距。所以面對要參選的朋友，我都會問他，要他想想，參選究竟是要做什麼，吃了那麼多苦頭，如果理想也不能實現，抱負也不能施展，剩下的就沒什麼意義了，何不好好在專業領域內，把自己的工作做好，或許還更有意義。

這樣的理念，其實正是我在花蓮參選、擔任三年立委的心得，也因為這樣的理念，離開立法院之後，我就想回到我的醫療專業。剛開始謝長廷找我時，他問我回高雄當他的副市長好嗎？我就說不要，我說我曾去柏克萊大學念過公共衛生，我對衛生局的業務比較熟悉，我去擔任衛生局長好了，他尊重我的決定，所以我回去高雄市政府服務，回歸我的專業，貢獻我的專長。

第6章

改革之路絕非鮮花鋪成的

應邀出任衛生局長

謝長廷當選高雄市長之後，就打電話問我要不要回到高雄服務。那時我在立法院的任期快要結束了，我又沒再連任，心想：「好啊！高雄是自己的故鄉。」我問他要我去做什麼，他說：「你考慮看看，要不要來做副市長或是衛生局長。」我想一想，那時才剛從花蓮選舉完，對選舉很失望，覺得台灣的選舉都不是上軌道的常理選舉，我若當副市長，將來又要做選舉的事。副市長要做的事情就是，市長不能出席的，你要代表他去，或是替他主持會議或是替人剪彩致辭等等，我覺得做這些事都是為了選舉而鋪路，實在很沒興致再做這些事，所以我想我還是去衛生局做自己的專業工作比較好，因為我去柏克萊留學過，讀過公共衛生，對衛生政策、衛生行政也算有一些專業，我也在立法院做過立委，對政府的預算或是健保、衛生署的工作都有一些概念，所以我說，我回去做衛生局長好了。記得我要南下時，我太太還說以我的個性去到了公務機關，不知道能不能適應？尤其是議會那樣的生態，搞不好不到三個月我就說不做了。所以，那時我是自己先下去高雄，太太及孩子都留在台北，書也沒搬，家也沒搬，自己一人南下住在市府的宿舍裡，開始去上班。

早在民進黨還沒有成立之前，我和謝長廷就認識了，主要是美麗島事件發生時，他是辯護律師，而我則在學生時代就和美麗島那些人很熟了。說起來，我和黨外的關係比謝長廷還

INK PUBLISHING

讀者服務卡

您買的書是：______________________________

生日：　　年　　月　　日

學歷：□國中　□高中　□大專　□研究所（含以上）

職業：□學生　□軍警公教　□服務業

□工　□商　□大衆傳播

□SOHO族　□學生　□其他 ______________

購書方式：□門市_____書店 □網路書店 □親友贈送 □其他 _____

購書原因：□題材吸引　□價格實在　□力挺作者　□設計新穎

□就愛印刻　□其他 ______________（可複選）

購買日期：_______年_______月_______日

你從哪裡得知本書：□書店　□報紙　□雜誌　□網路　□親友介紹

□DM傳單　□廣播　□電視　□其他

你對本書的評價：（請填代號　1.非常滿意　2.滿意　3.普通　4.不滿意）

書名_____ 內容_____封面設計_____版面設計_____

讀完本書後您覺得：

1.□非常喜歡　2.□喜歡　3.□普通　4.□不喜歡　5.□非常不喜歡

您對於本書建議：

感謝您的惠顧，為了提供更好的服務，請填妥各欄資料，將讀者服務卡直接寄回或傳真本社，我們將隨時提供最新的出版、活動等相關訊息。

讀者服務專線：（02）2228-1626　讀者傳真專線：（02）2228-1598

廣	告	回	信
板橋郵局登記證			
板橋廣字第83號			
免	貼	郵	票

舒讀網「碼」上看

235-53

新北市中和區建一路249號8樓

印刻文學生活雜誌出版有限公司　收

讀者服務部

姓名：＿＿＿＿＿＿＿＿　性別：□男　□女

郵遞區號：＿＿＿＿＿＿＿＿

地址：＿＿＿＿＿＿＿＿

電話：（日）＿＿＿＿＿＿＿＿（夜）＿＿＿＿＿＿＿＿

傳真：＿＿＿＿＿＿＿＿

e-mail：＿＿＿＿＿＿＿＿

INK

早，我念書時就開始幫忙康寧祥、黃信介辦《台灣政論》，在《大學雜誌》時期也已經和張俊宏等人熟識。之後他們開始辦《美麗島雜誌》，我幫忙《八十年代》，因為大家都是老朋友，美麗島事件發生後，我就很關心他們的家屬，也會去照顧幫忙。謝長廷以前和姚嘉文是同一個事務所，他替姚嘉文辯護，後來周清玉辦《關懷雜誌》時，謝長廷和我同時都在幫忙她，那時我跟他就很熟稔。後來謝長廷擔任台北市議員時，又辦了《台灣新文化雜誌》，我們也有很多互動，那時我辦《台灣文藝》，和文化界的人很熟。

我對謝長廷也幫忙不少，像是他後來去選立委時，我也出過力。我記得有一年他不幸落選了，原本那次他的聲勢很好，他和趙少康辯論還引起很大的轟動，但是那屆康寧祥和江鵬堅同時都參選，大家認為謝長廷穩當選，就把票分給康寧祥和江鵬堅，結果他們當選，謝長廷反而落選了。後來，謝長廷去做民進黨社運部的主委，發動「六一二」包圍國會，要求國會全面改選，結果被起訴，他就避走，為了不要收法院的調單還將戶籍遷到澎湖去，一直躲到要再選立委時，才出馬競選。

說到這個，為了他，我還和葉菊蘭有過一些不愉快。在平反二二八時，鄭南榕和我是很要好的朋友，我和葉菊蘭的關係當然也很好，南榕自焚後，我也很難過，所以我去美國到處演講，替他募款拿回來給菊蘭。之後菊蘭出來選立委，她拜託我出來做她的總幹事，當時我就面臨要幫謝長廷助選，還是幫菊蘭助選的抉擇。當時依我個人的判斷，我是認為葉菊蘭一

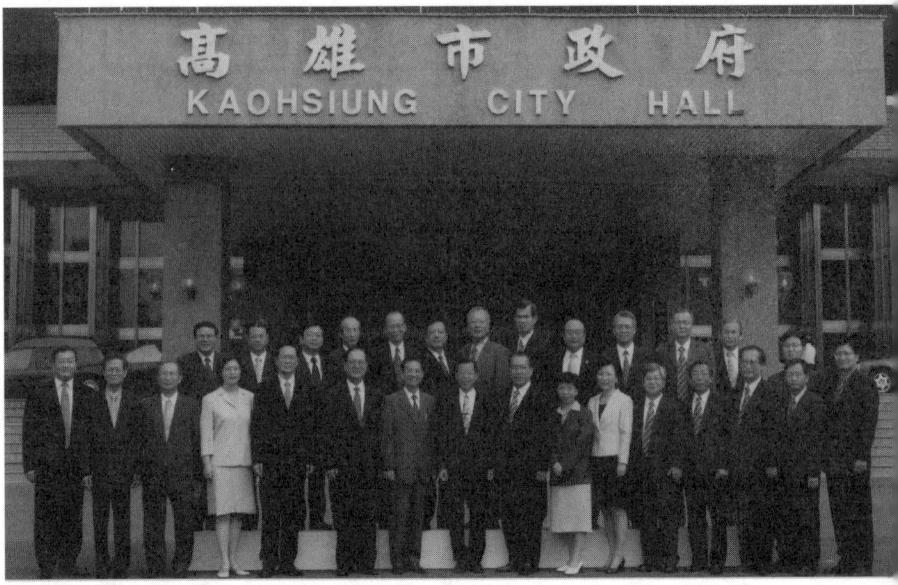

任高雄市衛生局局長，與高雄市府團隊合影。

定會當選的，因為南榕的過世，同情票會多很多。所以我跟菊蘭說：「妳一定會當選，我也會幫妳的忙，可是我不能當妳的總幹事，我去登記擔任謝長廷的助選員，因為我怕謝長廷會落選，謝長廷若二度落選，一定會被抓去關，那就太可惜了，他是很優秀的人才，又很關心文化界，在台灣的政治人物內，我還滿欣賞他的。」可是當時無法取得菊蘭的諒解，本來我還不知道她為了這件事情不高興，是周邊的人跟我講我才知道。還好後來她順利當選了，之後她和謝長廷的關係也很好，所以謝長廷卸任高雄市長時，也是請菊蘭去代理，謝長廷要參選總統時，本來也是想請她當副總統候選人的。

這些都過去了，不過這段回憶可以說明我和謝長廷的交情。在民進黨還沒組黨之前，我們就有長期合作的經驗了，所以謝長廷對我很了解，也很尊重我，雖然我去高雄做局長，但是他從不把我當成下屬，他認為我們就是好朋友、長期的戰友，這一點高雄市的局處所長大家都知道，他對其他的局處所長就不一定是如此。他對我是絕對尊重而且百分之百授權，像人事的異動，不管市立醫院、衛生所或是衛生局內，我怎麼調動人事，他從來沒有干涉過一句。其他局處就不可能這樣了，做一個地方的行政首長，一定有很多人會拜託人事，他也要應付很多人情的壓力，不管來自議員也好或是民進黨中央等等，可是他從來沒有過問我的人事問題，這就表示他對我很尊重。

我在衛生局長任內，當時的副市長因為和議會衝突而辭職了，謝長廷還問我要不要接副市長職位。說起來這都是一念之差，後來高雄有一些朋友就很惋惜地對我說，那時我如果去接了副市長，高雄市也許就又不一樣了，因為謝長廷接任行政院長後，我必然就是代理市長，也許之後就有可能出來選市長，結果一定和現在不一樣。但是人生的過程就是這樣，許多轉捩點都是自己選擇的結果，所以自己的個性、價值觀等等都會影響到人生的路徑，但是誰能說怎樣的選擇是絕對正確或者錯誤呢？

整頓衛生局

因為對國民黨過去的執政不滿意，輪到我們執政時，我們就要改進，所以在衛生局工作四年期間，我是很認真，積極勇於改革，要把過去公家機構的那些惡習改掉，期間發生許多有趣的事情，也面對很大的反彈壓力。印象最深的是，去報到那天，衛生局給我的第一印象就讓我受不了，當時衛生局位在舊市區中正四路上，它的建築物看起來很老舊，一進去就覺得這個衛生局根本就是個很不衛生的地方，又髒、又亂、又暗、又臭，難怪普通民眾一直認為衛生局是個老大官僚的機構。衛生局應該是很專業的行政單位，但是事實卻不然，就如同很多國民黨時代的公務機關一樣，很多人都是調查局、警界或軍職出身，經由公務員考試轉任。我一去，就發現當時的衛生局內也充斥很多這類人士，他們的出身背景和醫療衛生專業根本沒關係，像企劃室的性質相當於研考單位，照理講應該最講求專業的，他們必須了解公共衛生、醫療衛生，但是那位主任是個警察出身轉任來的，所以頭一天上班，我就覺悟要改革公家機關的這種問題，絕不是小事一樁。

為了改善衛生局的環境和衛生，我問祕書和總務主任，能否稍微整理、油漆、清潔一下，才不會讓來洽公的民眾留下衛生局自己根本就不衛生的印象。結果他們說沒有經費，說以前曾編過一年一百多萬的整修預算，送到議會就都被刪掉了。這些公務員的心態就是沒預

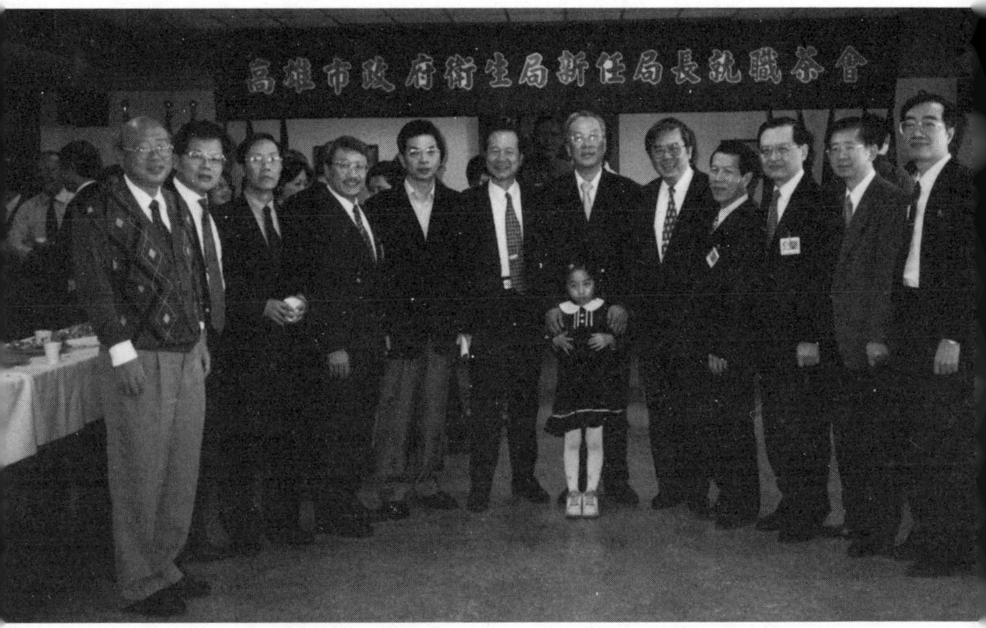

陳永興（左七）任高雄市衛生局局長就職茶會。

算就不用做事，反正大家都覺得沒差別，只要日子照樣過，薪水照樣領就好了。我說：不然我去募一些油漆，自己動手來做。我一講，他們竟然笑了，心裡一定在想：天底下哪有公務員自己拿油漆來刷辦公室的，然後他們就不理我。沒想到過了幾個禮拜，朋友真的捐了幾十桶的油漆來，我就集合主管，宣佈說禮拜天全局大掃除之後，全部重新油漆粉刷，沒有經費就自己動手刷，哪個主管不會刷的，我去幫他刷。

這下沒辦法了，禮拜天大家只好乖乖來打掃和油漆，結果煥然一新。牆壁油漆前，就得將一些陳腐的標語、照片等等拿下來，我就趁機說那些不用再掛上去了，如果真的要掛，我去找一些更美的東西給你們掛。反正圖畫很好找，也不一定就要花錢，於是我打電話到凱旋醫院復建科，我知道病人們做職能治療時，所畫的圖都很漂亮，有時精神病患畫的圖和藝術家畫的差不多呢！普通人未必分得出來！我請他們把倉庫內收存的那些圖都拿來衛生局懸掛。另外，我也把蔣渭水、賴和、杜聰明、許世賢等等台灣醫界前輩的照片都掛上，下面還寫上說明，就這樣把衛生局佈置成畫廊一樣，大家都覺得辦公室的氣氛變得不一樣了。

之後，我就不斷利用局務會議時向他們機會教育，說和我一起工作時，千萬別說沒經費就不做事，錢是找出來的，只要想做事就能改變，不能再用過去那種思維。我一直在做這種「員工的再教育」，從生活中、從工作態度中、觀念上去改變他們的舊思維。我認為民進黨執政時，最大的失敗就是未能積極去改變公務員的心態，才會發生政策無法推展的困境，因為不管上面怎麼說，下面根本就不去做。阿扁做總統，中央執政了，你能換幾個部長？能換幾個國營事業的董事長？頂多一、二百人而已，但是公務人員有幾百萬人呢！我常常說整個公務體系就是國家機器，這台國家機器已經換人操作了，但是機器裡有數百萬個螺絲根本都沒換，希望這機器產生新的功能，很難啦！我的意思不是說要把這幾百萬人都換掉，而是要想辦法讓這數百萬人的觀念轉變，要讓他們有不一樣的服務態度，拿出不一樣的創意，讓他們認為擔任公務員就是要認真替人民服務，不能老是推卸責任、應付了事，甚至欺負老百姓、耍特權。但是，真的要能改變這些公務員的心態，不是你說一次就可以達成，必須要不斷、不斷地一直教育，要用實際的行動讓他們知道非改變不可，而且改變並不困難，不要害怕改變。這是我在衛生局長任內最感到安慰的一點，在這四年之中，我真的將他們的想法徹底地翻轉。

再舉個例子。以前衛生局很愛開會，但是開會時總是議而不決，因為沒有人要負責，大家互相推卸，結論總是說再研究，就是不做決定。開會時做的報告也一樣沒效率，我剛去時，聽他們報告，簡直讓人難以忍受。我不只局內要開會，也得和市立醫院的院長或者衛生所的所長開會。為了要了解他們的業務，我去每一間衛生所開會，一間衛生所有十多人，我讓所長報告過去三年內做了什麼事。起先幾乎都是聽了五分鐘左右，我就說：「你不用繼續報告了，這樣無法通過啦！你提供的資料錯誤百出，不像受過真正嚴格的學術訓練。」我說：「你得像是要去醫學會做醫學報告一樣，要在十五分鐘之內將所有的重點都講出來，讓人一聽就知道你要說什麼。你現在向我報告的資料，重點在哪裡你自己也不知道，自己做的表格也合不起來，要怎麼解釋也講不出來……」剛開始和這些衛生所所長們開會時，經常就是這樣，他們才報告沒多久，我就說不要講了，回去重新準備，我不想浪費時間。以前他們開一次會要三個小時，我在一個半小時內一定會解決，通常開會都是五十分鐘內就結束。剛開始時，他們當然很有壓力，但是經過三個月的訓練之後，每個人都進步很多。

積極培養人才

另外，我還讓他們十二個衛生所所長報告後，根據報告結果彼此打分數，一所報告完，就由其他十一個所長打分數，讓大家互相比較，看看自己哪個地方做得好，那個地方做得不夠，然後我根據這些分數打他們的考績。過去公務員的考績通常是用「輪」的，做主管的人都不願得罪下屬，所以如果有百分之三十的人可以得甲，那麼今年就由這三個人拿甲，明年再輪另外三個人。這種考績有什麼意義？無法獎勵真的認真工作的人，而懶惰的人也不會受到處分。私人機關根本不可能發生這種事，但是公務機關都是這樣，這就是所謂的「官僚文化」。我剛去那一年，要打考績了，有人就來告訴我說：今年輪到誰和誰了。我說：「那樣我還要打考績嗎？你們都排好了，甚至明後年的也都排好了。」考績既然都打好了，那麼明後年大家也都不用認真做事了！天下哪有這種道理。

再來，我還訓練他們學習負責任。副局長出缺時，我就讓科長來代理副局長，一個人代理兩、三個月，代理時我就將印章給他們說：「所有的公文你們來蓋，你蓋的我就認帳，由你裁決。」結果大家嚇得要死，通通不敢蓋，因為要負責任啊！以前他們看公文，從來不表示意見，承辦人簽上來，股長蓋好，科長蓋好，上頭都是寫「如擬」，或是只蓋章，連「如擬」兩個字也不寫，最後寫「請鈞長裁決」，就拿到局長桌上來了。我說：既然結果通通都是「請鈞長裁決」，那麼以後承辦人簽好就直接拿來我桌上就好，中間的主管都不用蓋章了，花那麼多時間做什麼？給股長看、給科長看、給主祕看、給副局長看，一個公文要蓋八、九個印章，有時還蓋了十多個章，公文流程要很花時間，有很多人過目，但是沒人要負責。所以我就要求主管一定要表示意見，不管贊成還是反對，兩案同時簽上來要我選擇也沒關係，但是必須做出兩案的優缺點分析。我這種做法，就是逼著他們要勇於負責，敢表達自己的意見，這衛生局的業務是專業性質，對於專業的東西本來大家就應該要有意見才對呀！

院轄市的職等比普通縣市是高一等的，高雄市的科長職等就相當於高雄縣的局長了，但是那些科長當了二十多年公務員，經常就是在等退休，對於其他業務都漠不關心。所以我就輪調他們，告訴他們說：「你不能說只懂你這一科的業務，其他科的都不懂，你在衛生局工作二十多年，衛生局的事你都不知道，那實在說不過去。坦白講，衛生局的工作有那麼複雜嗎？有那麼困難嗎？今天叫你代理局長，你為何不敢？那是因為你都不知道其他科的業務才會這樣。」所以我就輪調他們，本來是第三科的就轉調第一科，一科轉調二科，目的就是要讓他們了解全局的業務。然後，再讓他們每人自我訓練，要達到就算今天局長突然出缺，換任何一個上來當局長，衛生局照常能運作得很好，讓他們有這種信心，也有這種訓練。總不能說今天是這個局長，業務就做得很好，明天換了局長，業務就垮了，公家機關不能這樣，每個事務官必須要有很好的訓練才行。

再來，我也鼓勵甚至逼使他們去進修，在我擔任局長任內，衛生局、市立醫院和衛生所裡面，有好多人去念碩士班和博士班，因為他們發現如果不這樣，在專業的方面，他們會被我考驗。公務人員本來就有再教育的機制，有了實務經驗再去學習新的知識和技術，絕對會大大進步，何況政府還會補助學費，提供公假讓他們去念書，為什麼不去？所以大家都變得更積極，願意去進修再上進。

精簡組織

至於用人方面，我是絕對不接受請託和關說，以前都是議員來關說人事，公務部門裡很多人都有靠山的，但是我很簡單地就讓他們知道我不理這一套。我上任時，衛生局的管轄單位除了市立醫院和衛生所外，還有兩個單位，一個是性病防治所，一個就是慢性病防治中心。一開始，我同樣去性病防治所聽他們的業務簡報，一聽完，我第一句話就講：「你們這個機構應該裁掉。」這下子所有的人都緊張了，我說：「沒關係，我再留在這裡半個鐘頭，你們只要能說服我，說性病防治所有存在的必要，我就讓你們繼續存在，不然我就要裁掉它。」性病防治當然很重要，我並沒說不重要，可是不一定就需要性病防治所啊！看了他們的資料，一個月的門診人數是六十人次，平均一天只看兩個人，那個所裡面還配置三個藥

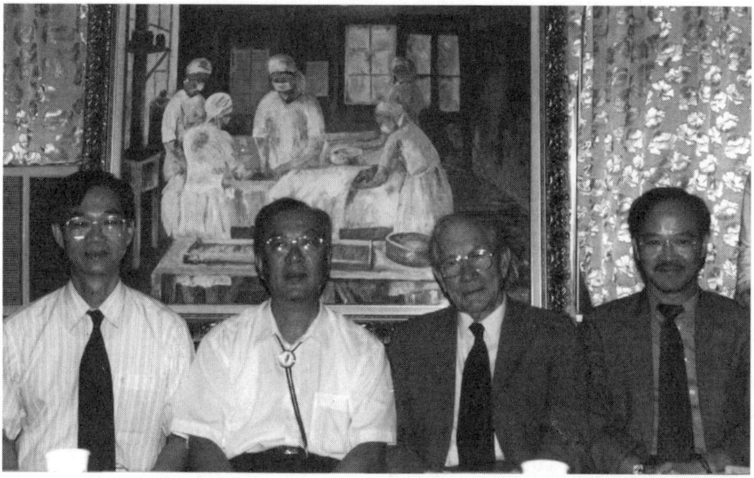

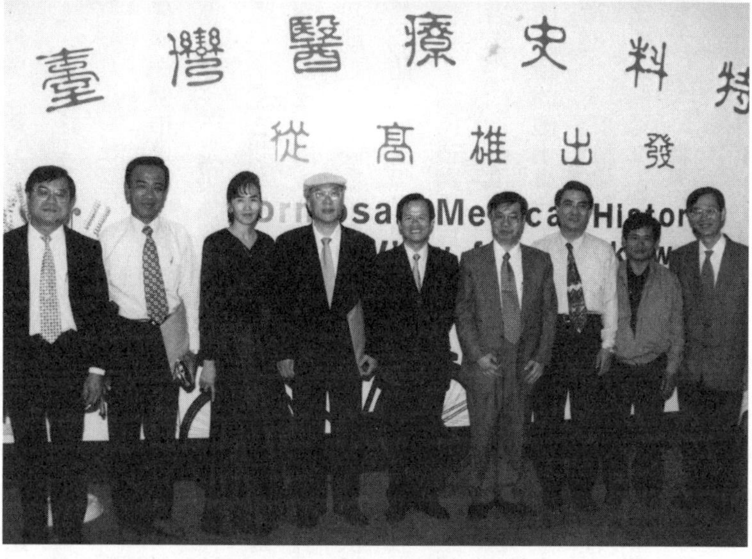

上：與蘭大弼醫師（左三）合影於高雄市衛生局台灣醫療史料文物中心。

下：一九九九年十二月於高雄市歷史博物館舉辦高雄醫療史料特展。

師，我問他們：「你們一個人平均一天只包一包藥，不會累嗎？太累了吧！」其中還有十二個護士，一個所長兼醫師，此外還有工友、總務、人事、政風，服務量又那麼少，實在太浪費了。

我問那位所長：「請問目前高雄市任何一個市民得了性病會不會來讓你看？」一般人看到「性病防治所」那塊招牌就沒人敢走進來了。若是男性罹患了性病，他就去任何醫院的泌尿科看診，哪會來性病防治所看？若是女性，就去掛婦產科就好了，怎麼會來這裡呢？可見這兒沒有臨床的功能，那麼，還要養三個藥師及那麼多個護士做什麼？完全沒有意義。講到公衛，他說法定傳染病的防衛很重要，我就說：「高雄市發現了一個愛滋病個案，依照法定傳染病的通報程序，是必須通報到你的性病防治所，但是現在都是電腦連線，電腦設在哪裡就通報到那裡就行了，也不一定要設在性病防治所裡啊！假如我把通報電腦設在衛生局，有個案就通報到衛生局裡，然後，我就派各衛生所的公共衛生護士去追蹤，帶他去治療，幫他做衛教，讓他不要擴散，請問你，性病防治所的護士會比十二個衛生所的公衛護士還會追蹤嗎？今天這個個案若住在旗津，我叫旗津衛生所的公衛護士去找，不是比較快嗎？住在楠梓的，我就叫楠梓的去，而性病防治所的這十二個護士，我就把她們分發到十二個衛生所去，讓她們在當地工作不會更便利嗎？何必一定要配置在性病防治所呢？」他被我問得啞口無言。

事實上，裡面的人太閒了，閒到沒事做，於是每天投書互相告狀，整天想著要把別人鬥倒，爭奪位子。當時那個性病防治所是很多人最想調去的單位，我每次去議會，議員就送履歷表來，都說希望調去性病防治所，頭先我也覺得很奇怪，高雄市的性病很猖獗嗎？需要那麼多人去服務？原來不是，是因為那裡是公認最「涼」的單位！以護士來說，若在市立醫院工作就得值夜班，醫師的門診都是一天幾百人，每天忙得要死，若是去性病防治所，薪水一樣多，又沒什麼事做，當然大家搶著要去那兒。就是因為這樣，我才覺得那裡應該要裁撤才對，不管那個所長怎麼講都無法說服我。

結果，台灣社會果然不是像我們所想像的那樣單純。第二天，我一進衛生局辦公室，議員已經坐在那裡了。他們說：「局長，聽說你昨天去性病防治所說要裁掉它，我跟你講，你別開玩笑啊！裡面可都是我的人。」這就是所謂公家文化，官僚體系遇到的問題可真複雜。通常議員在議會質詢時，都是質疑單位為什麼浪費那麼多人事費用，一直要求你要減少人事費用。可是當我一說要裁撤，他就來要求不能裁撤，他在質詢時講的是一套，實際做的又是另外一套。這種例子真是不勝枚舉。不過，我還是不理他，堅持要裁撤性病防治所，結果就變成了大事，得罪了議會。因為要裁掉一個機構，不是我下行政命令就可以了，必須要修改組織法才行，所以我就提組織修改送到議會去，議會不敢和我辯論，因為若是要我說明裁撤的理由，我一定站得住腳，專業上他們辯不過我，私底下的理由他們也不敢講，結果他們就使出最簡單的辦法，就是不審我提的案子，整整拖了三年都不審。那怎麼辦？我這個人也是很鐵齒，既然決定要改革就要徹底執行，他們不審法案，我總可以調人事吧？於是我就把藥師調到市立醫院的藥局去，護士和所長則調到衛生所，最後剩下那塊「性病防治所」的招牌，我就拿去衛生局掛。機構還在啊！可是實質上我已經將它解散了，原來那些人還是在從事性病防治的工作，可是我省掉了辦公室的費用，避免了很多無謂的浪費，這是在為公家做好事，但是我也得罪了很多人。

過去政府機構實在太浮濫，經費都浪費在這裡，去衛生局之後，我是很認真在精簡組織，我就為了這點，而把旗津醫院改成公辦民營。我剛去高雄時，衛生局轄下有八間市立醫院，和台北一樣，但是台北市的醫院規模都比較大，我發現高雄市不需要八間市立醫院，規模小又虧錢，長久而言，對市政府是財務負擔，而且不能盡到照顧民眾健康的責任。醫院規模太小時，請不到好的醫師，像旗津醫院，只有五、六十床而已，床數那麼少，服務量也就少，醫院就不會賺錢了，連急診醫師都請不起，根本是有名無實的醫院，沒辦法提供好的服務。於是我把旗津醫院改成民營，後來委由阮綜合醫院去經營，阮綜合醫院是一間有五、六百床的醫院，它要去支援五、六十床的醫院其實很簡單。

改革市立醫院

當時的高雄市立醫院都在虧損，虧損還沒關係，因為身為政府單位，如果能提供很好的服務，照顧到民眾的健康，就算虧損也是必須繼續做；可是如果提供的醫療品質不好，沒辦法照顧民眾，市民何必花稅金去養沒有用的公立醫院？在高雄，要看病去長庚或高醫也行，當他們能提供更好的服務時，公立醫院就沒有功能意義了，所以我主張把醫院合併或者委託民營，只要保留做得好的醫院就好。比方說八間市立醫院裡面，規模較小的像旗津醫院，就委外民營，像婦幼、大同醫院的規模有三百床左右，就將他們合併變成六百床的規模，我們集中全力把這些醫院經營好，至於慢性病防治中心和性病防治所兩個幾乎沒有功能的單位就裁掉。

這是一個很理想也很正確的構想，但是真的要推動起來也是很不簡單，只是一個小小的性病防治所，就遇到很大的反彈，更何況是一所大醫院？但是我處理得算是很成功，我比台北市更早完成整併工作，而且我的作法不像台北市把八家縮成一家聯合醫院，我是按照各醫院的性質做不一樣的處理。我認為我的市立醫院改革是成功的，可是在成功的背後，我也要付出很沉痛的代價。像旗津醫院要民營，首先員工也反彈，我就去說服他們，最後是處理到讓大部分的員工都很滿意，當然我不能說百分之百的人都滿意，例如本來擔任院長的劉某人，沒了院長的職位，他當然很不滿意，就去找蔡姓議員，蔡姓議員是國民黨的議員，專門在修理謝長廷團隊。他來衛生局找我就說：「局長，做議員的若無特權是要做什麼？」我們的地方政治就是這個樣子。他說：「這個人（劉某人），最好是放在旗津醫院不要動，若要動，就讓他去婦幼做院長或是去大同做院長，那樣我就沒意見，不然我不會放過你的。」當然我不可能接受這種威脅、這種惡質的人事干預，所以我照常民營化，把劉某人調到婦幼醫院擔任顧問醫師，其實我這樣安排並沒有虧待他，他擔任顧問醫師的薪水比他在旗津醫院當院長還要高，因旗津醫院很小，營業量很小，獎勵金就不多，而且還做到虧損，到婦幼醫院領的薪水更多，可是他就是不滿意，很不甘願。

後來蔡姓議員果然就在議會修理我，擺明了不放過我，說我的人事調動都是因為我太太在背後收紅包。地方議會的文化真的很可怕，這些議員利用他的言論免責權，隨便就要把人污名化，污衊人。我太太從來不曾理會過我的公務生涯，我去高雄的前半年她都在台北，之後才和小孩一起搬下來，而且我太太從來不曾去衛生局，也不曾問過我公家的事情，她的行事一向也都很低調。所以當場我就很不客氣的反駁說：「你胡說八道。」結果就不得了了，說我不尊重議會，說議會要休會，要杯葛市政府，因為他知道我不怕壓力，他要去抵制整個市政府的預算，看市長會不會妥協還是讓步，什麼招數都使出來。

後來，我還是堅持他若不道歉，我就要告他，結果我太太真的到法院去控告他，事情愈鬧愈大。謝長廷他很了解我，他也不敢叫我讓步，但在市府團隊內，不見得大家都是一樣的想法，有的局處首長是國民黨時代留下來的，他們就說要「息事寧人」、「府會要和諧」，「議員講你，就隨他講就好了，我們沒有做就別管他了……」我當然不會妥協，這案子最後是議長出面，叫蔡姓議員和另一位幫腔的國民黨議員到議長室，雙方握手致意說是誤會，他們不是那個意思，之後我才叫我太太去撤回告訴，這事件才告落幕。

由此可見，我們要推動一項改革，替公家做好事有多困難。市立醫院的合併，一年可以替市政府省一億元。一億，聽起來好像不是大錢，事實上在地方政府，那是很大一筆錢，為什麼？高雄市衛生局一年的預算才二億多，裡面人事費用一億五千萬，業務費才五千萬，地方政府是很可憐的，一般人很難想像。坦白講，我還未去高雄市做局長之前，我也不知道地方政府的財政已經惡化到這種程度。高雄市是院轄市，但是當時它一年的預算費用差不多是六百億，可是高雄市政府一年的稅收只有四百多億，連人事費用都不夠，所以它必需靠中央補助一百多億，再另外舉債一百多億，才能維持它的預算。難怪有些縣政府到了年底，員工的年終獎金都發不出來，若沒有中央的補助，地方建設的經費根本都沒有。而高雄市一年預算六百億裡，衛生單位的預算差不多是十二億，但是這裡面有十億是市立醫院和衛生所拿去，衛生局本身只有二億而已，扣掉人事費用，剩五千萬的業務費，這五千萬要做多少事情？從小孩子的疫苗、婦幼健康、老人裝假牙、防疫登革熱、食品衛生、藥政、醫政等等，衛生局的業務有近百種，平均一個業務只有幾十萬，最多也不過一、二百萬，這是一整年的費用，講起來是很可憐的，所以我能夠每一年省下一億元是很不得了的事了，市立醫院若省一億元下來，這錢拿來做衛生局的業務費用，可以多做好多事情呢！

所以我自認為做了四年的衛生局長，真的替高雄市省了很多的經費。可是這種事情，市民不會了解，包括市府的其他局處也不會了解。說真的，若是站在社會大眾的立場上，我在高雄市衛生局真的可說是全台灣最好的模範公務員，為什麼？每年市政府在編預算時，所有的局處都會說錢不夠用，想要再多討一些錢來，編多一點預算，只有我每次都跟市政府說：「沒關係，減一億。」我逐年自己減少百分之七的預算，但是我們做的事情並沒有比較少，醫院經營得比以前更好，衛生所的士氣也比以前更高昂。

可是，四年這樣管理下來，我也很感慨，若不是整個團隊都有這樣的理念和打拼，結果變成我只是在做傻事，因為衛生局省下來的經費，卻讓別的局處拿去亂花，拿去浪費的反而更多。我舉最簡單的例子。現在政府的施政，常常在辦活動，燈會、過年晚會……一辦活動，就請廣告公司、企劃公司來承包，一拿就是幾百萬。我在衛生局辦活動，從來沒有找過企劃公司，我們都是自己做，新聞稿自己寫，企劃書自己寫，自己印海報。我想，如果大部分的公務人員都能用這種精神來做事，必定可以為民眾做更多的事情。

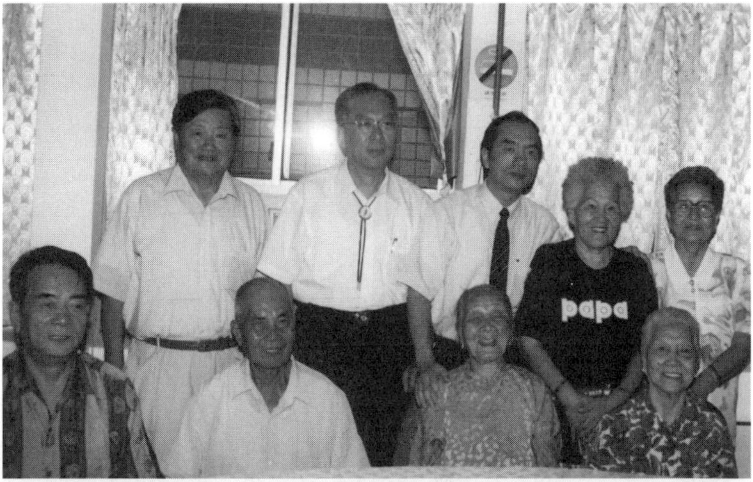
papa

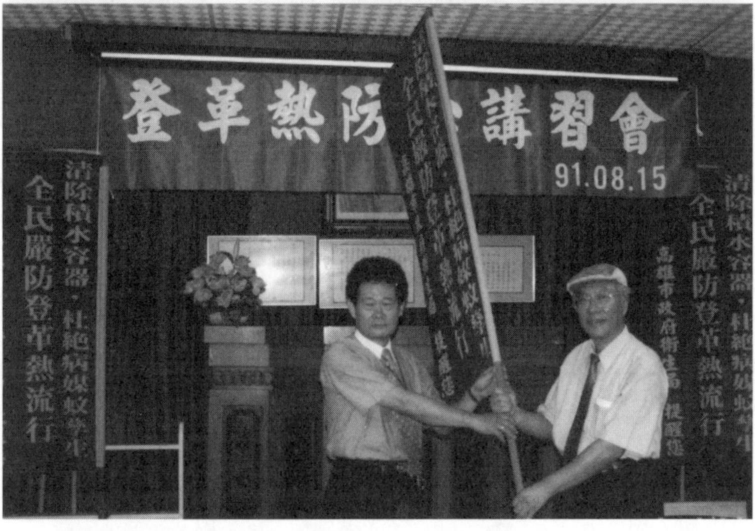
登革熱防
講習會
91.08.15
清除積水容器，杜絕病媒蚊孳生
全民嚴防登革熱流行
高雄市政府衛生局 提醒您

上：任高雄市衛生局局長時推動為老人裝假牙。

下：登革熱防疫宣導。

絕不向不法妥協

因為我決心要從事改革，盡力堅持下是完成了很多事情，但是在執行的過程中，也面對舊勢力或者既得利益者很大的反彈，甚至還引來殺機，差點就丟了性命。

我剛上任時就發現電視、報紙充斥著許多誇大不實的廣告，尤其是廣播電台和有線頻道第四台，更常有虛偽不實的藥品廣告，奇怪的是怎麼都不見衛生單位去徹查取締？於是我就請專門督察藥政及食品衛生的科長來詢問，結果他們都靜靜地不回答。後來我才知道以前國民黨執政的時代，假使承辦的科員去取締，開了罰單，下午回到辦公室，議員就坐在局長室，叫他去把罰單取消。這樣的公務員怎麼會有尊嚴？他一定會覺得自己是「冤大頭」，既得罪廠商，上面的長官也不支持，還會被議員罵，那還有誰要做這種傻事？漸漸地就沒有人要去做取締的工作，吃力又不討好，甚至於後來這些執法人員還常常接受廠商邀宴款待，演變成今天下令要去搜查，馬上就會有人事先去電話通知了。

了解這個癥結後，我就用兩個方法處理這件事。第一，我想辦法重新調配人力，我把十二個衛生所的食品衛生稽查員全調回局內，今天若要搜查三民區，我就派非三民區的人去，一次去三個，因為他們和當地比較沒有瓜葛淵源，廠商不敢公然對他們施加壓力。第二，我將承辦人員盡量換成女性，因為女性公務員通常比較沒有讓廠商招待的壞習慣。於是，罰單就開始開了，罰單一出來，議員也來了，議員來關說對我無效，最後黑道就來了。

最先，他們對一個男性科長下手，他們趁他牽摩托車從停車場出來時，三、四人一起圍上來，一句話也沒講，就將他壓在地上打，打得鼻青臉腫。回到局內後，我問他是不是和什麼人結冤仇、有什麼債務糾紛或家庭問題等等，他都說沒有。我看這位科長也是很單純的人，就想到會不會是我們的取締得罪人了，叫他去查一下，就發現我們對某一家廠商連續開了九張罰單，我想一定是這個緣故，但是沒有直接證據，也只能懷疑。所以我就召集那科的員工說：科長不可能和人有私人冤仇，這很顯然是執行公務受害，我們要支持他。但是，我們絕對不能因此害怕和退縮，假使我們因為害怕而不敢堅持下去，以後他們更會用這種方式，甚至於得寸進尺。身為公務員，若不能執行公權力，國民的健康就沒有保障，那會愧對自己的職守，所以我說以後若遇到什麼壓力或危險，就叫他們直接來找局長好了。

結果，我這句話就傳了出去，對方真的找黑道來了。他們找來的黑道是個殺人前科犯，先前曾殺過人，現正假釋出獄的殺手。起先我什麼都不知道，案發後才知道，他們先派人跟蹤我，我如何上下班？經過什麼路線？我的生活作息如何等等都調查得一清二楚，這些不法廠商，衛生局內都有他們的人，甚至連我的司機，他們也都認識。事後，我才知道衛生局的主任祕書和過去的藥政科科長都和他們很好，常常去喝酒，第二攤、第三攤，連不法場所也去。所以說改革，坦白講真的很難，他們根本就是一個食物鏈，在國民黨執政的時代，數十年來，這些公務員和這些不法廠商彼此掛勾已經很深，不是短時間內就能解決。所以我才講，整部國家機器若只是換人操作，而機器的零件都沒有更換，要叫這部舊機器操作出新的功能，不是那麼簡單的事情。甚至於，我的司機事後才說，以前喝完酒攤後，他們還受邀去他們公司，一看都是槍。當你拿了人家的好處，又知道人家有槍後，你還會開罰單嗎？當然不會，只有我這隻「青暝牛」，哪知道他們過去有什麼關係，看到不法的事情，就堅持一定要取締，這下好了，他們就真的叫黑道殺手來了。

當時我是住在離愛河很近的市府宿舍，我的生活作息又很正常，下班回去吃完晚飯，差不多七點我都會去愛河邊散步，約八點回家洗澡，九點看電視，十點就睡了，第二天早上七點就去辦公室。我不應酬、不受邀請，也絕不和廠商來往。以前的衛生局長不是這樣，一天到晚接受廠商請客、喝酒，搞得好像兄弟一樣，現在他們發現我這個新來的，不但不和他們打交道，還要開罰單。

引來黑道殺手

他們跟蹤我，知道我的作息後，有一天晚上，我在愛河邊散步，遠遠地我看到有一群穿黑衣黑褲的人，十多個人在愛河邊，但是我沒想過那是來找我的。我一樣八點就要回去了，經過國賓飯店後面的巷子，走到一幢很漂亮的大樓旁，巷子暗暗的，我看見前面有三個穿黑衣黑褲的人朝著我走來，一走到我面前，一言不發，就開始攻擊我。第一個人打我，手上戴著手指虎，上面有很利的勾子，一下子血就噴出來，那天我穿著白襯衫，整件衣服灑滿鮮血。他們還不只打一、兩下，而是不停揮拳一直打，我驚覺狀況不對勁，這種打法是想致人於死地，所以我回頭就跑，跑進旁邊那幢大樓裡，告訴裡面的管理員說我是衛生局局長，請他快打「一一九」，之後救護車就來了，緊急送我到大同醫院就診，才逃過這個死劫。

這個案子一發生，警察就開始偵辦。因為我覺得這件案子很重要，所以當時的剪報都留下來，我也寫過一篇文章交代這件事情。之後刑大開始辦這件案子，但是經過幾個月都沒有線索，因為人跑掉了，我也不知道他們是誰。當然，我有跟刑大說我懷疑是這家廠商，因為前有科長的例子，期間他們還叫議長蔡見興來關說過，另外，是我的主祕一直叫承辦人員不要開這家罰單，這些都是事後我才知道的，事前我都不知道他們在搞這些。

結果一、兩個月都沒動靜，有一天我接到王幸男立委的電話關心，他問我知道這案子是誰做的嗎？我說：「不知道啊！你知道嗎？」他就講了那個廠商的名字。我說：「你怎麼知道？」原來王幸男他家以前就是在製造藥品，他說台灣的藥界內，誰在做偽藥、禁藥、不法生意的，其實大家都很清楚。這個人就是專門在做不法的藥物買賣，他在高速公路交流道附近開設國術館，「打拳賣膏藥」，和遊覽車勾結，讓遊覽車載進香團的阿公阿嬤們去參觀，而且賣的藥品都很貴。王幸男說他很了解這個人，而且這已經不是第一件案子，過去已經發生過很多類似的案件，在台南也發生過。

王幸男會知道，也是因為他的支持者曾被這個人傷害過，這個支持者本來是和這個廠商一起製造藥品，後來內部不合，他就修理他，弄到眼睛都瞎了。他又說這個人很兇狠，而且每次案發後都叫別人頂罪。王幸男說，他曾帶著受害者去找過警政署，要求他們一定要破案，但是結果都沒破案。他還斷言說：「你這案子不可能破的。」我問：「為什麼？」他說：「你不知道，這個人和謝長廷有多好呢！選舉時他都會寄付、捐錢，他還參加獅子會，是漂白的黑道，開公司做黑生意，和警察局的關係也很好。」我聽了，質疑：真的會這樣嗎？但是我也很鐵齒，我這人是嫉惡如仇，雖然心軟，但是若是讓我看到很惡質、不法的事情，我會很憤怒，非得把惡人繩之以法不可。

有一天我就去找謝長廷，我說：「市長，聽說我這個案子不太容易破案，我聽說這個人和警察局、刑大的關係都不錯，所以要靠他們破案大概有困難。」我又說：「大家都認為你是人權律師，在黨外時期我是人權醫師，今天我們自己做公務員要行使公權力，連公務員的權益都沒有保障，你說百姓還有什麼人權可談？所以我這個案子非破不可，不然以後衛生局的員工要怎麼去取締不法？」謝長廷聽我說完，就說，不然你打給張俊雄，當時張俊雄是行政院長，法務部長是陳定南，他說是不是叫定南那邊派人下來查辦。結果，法務部派了一個檢察官來找我，還問我：「是不是真的非破案不可？」我說當然要破案，非破不可，我說警方不破案的話，我就自己開記者會，我要自己破案。我說假使公務員行使公務的人權不受保障，那我就自力救濟，我也來買殺手殺掉他，而且公開說是我幹的，因為這個國家不能保護我，我總要保護我自己呀！國家如果連基本的公權力都無法伸張，表示法律和治安單位根本沒效用，那叫人民怎麼辦？人民只能自救了不是嗎？

結果，你知道台灣的社會有多黑？這個消息放了出去，對方嚇到了，馬上打電話給刑大，說幾月幾號有三個人會去投案，還和刑大約了時間。那時我剛好帶著太太、小孩和一些同學、朋友去北海道旅遊，在日本突然就接到刑大的電話。說起來，我們的刑警大隊若是認真辦案子，效率也是很強的，他們只知道我出國，透過旅行社查我的行程，查到我在北海道的什麼地方，透過日本刑警連絡，最後找到旅館，才找到我接電話，那家旅社在北海道國家公園的偏僻角落，連傳真機都沒有，也不能刷信用卡，他們就是有辦法找到我。電話中，他們說後天對方要來投案了，叫我馬上回台灣指認，假使二十四個鐘頭內不能指認的話，就要放人回去。我說我趕不回去，第一我無法臨時更改機票，第二日本正在刮颱風，我也趕不回去。接下來，換他們去通知對方，說本來約的那個時間沒空，叫他們慢一點來投案，之後又再通知我，再給我一個禮拜的時間，叫我一定要想辦法趕回來。

奇怪的是，電話中刑大還鄭重交代我，回來後別叫司機去載我，只是電話中我也不便再追問，想說既然他們交代了，我就沒叫司機來接我。回台後，我從桃園機場包一輛計程車，直接趕到高雄市的刑大，一進去，那三個人已經被訊問。他們叫我指認，我認不出來，因為我也不敢冤枉人家，只好說我認不出來，因為第一，事發時是晚間，本來視線就不夠清楚；第二，他們迎面而來，一句話也沒講就攻擊了，沒辦法將他們的臉看清楚，所以我不敢指認。結果，刑大竟然叫我再等著，他們又去抓人。他們去到一個現場，四個高雄市議員在那兒擋著，還叫刑大的人回去，派去的人打電話回來問要怎麼辦？法務部的檢察官就說：「把議員也抓回來呀！妨礙公務。」議員只好退了，他們把另外一個人抓回來。我一看，就是他，這個我認得出來，就是那個殺人前科犯，所以他不能出來投案，他們用別人來頂替。

台灣法治的悲哀

所以說，刑大早就知道那三個是出面頂替的人，我一指認不出來，他們馬上去抓這個人來。我想刑大開始辦這個案子時，他們就已經調過這間公司所有股東、工作人員的資料，他們發現這個前科犯後就鎖定他，也跟蹤他一、兩個月，發現他常常去找衛生局的人，去找我的司機、主祕等等，和衛生局內的人裡應外合。更有意思的是，案發時他們曾經叫我描繪凶手的樣子，我又不是學美術的，當然畫不出來，但是現在科學辦案很厲害，我不用描述也不用筆畫，他們就拿一大疊相片讓我看，先請我看哪一個人的頭髮最像，我說：「這張較像。」「好，看眼睛。」「這張較像。」接著看眉毛、看鼻子、看嘴唇、看耳朵……每個部位都叫我選，最後他們將這些部位用電腦合成，就有一張圖出來了，其實我也不知道他像誰，但是他們拿那張圖去比對所有前科犯的照片，再比對這間公司的員工，一下子，就抓出來那個人了，百分之九九・九不會錯，他們一開始就已經鎖定目標，所以他們才會請我不要讓我的司機去接我，怕他去通報。

我指認後，刑大才叫我去旁邊看很多相片，那些都是他們在案發後跟拍的，我一看，照片上的人是我的司機呀！但是旁邊有一個我不認識的人，他們說：「那人就是廠商派去的人啊！那個廠商在幕後指使人去找你的司機，不知道在談什麼。」這些他們都拍到照片。他們還監聽到我的主祕跟廠商通電話，你看台灣的社會裡，黑道和白道這個生態食物鏈已經根深蒂固到這樣的程度了。所以當你要改革時，就會遇到這種勢力的反撲，因為你斬斷了他們的食物鏈，他在衛生局辛苦建立的人脈斷了，議會的人脈也斷了，他不想辦法除掉我才奇怪。

案子辦到這裡就算破案了，但是幕後的主使者就是抓不到，為什麼？因為這個殺人凶手死都不說是誰主使的，他保持緘默不講，刑大也跟我道歉說：「若是在以前，打下去他就會講了。」以前只要一刑求，嫌犯就會招供，現在不能刑求，他死都不肯講。當初我們拼命爭取保障人權，結果惡人的人權也受到了保障！最後更不可思議了，將他羈押兩個月後，要再延長羈押還得再講理由，可是兩個月內他什麼話都不講，他行使緘默權，既不能打他也不能逼問他，也沒辦法疲勞審訊，現在問案都要錄影，他們不敢這麼做。能怎麼辦？後來再延長羈押兩個月，他還是不講，沒辦法，四個月一到就放他回去了。

面對殺手的威脅

有一天我回到衛生局，那個殺手竟然坐在我的局長室內，因為我的辦公室隨時開放，我的祕書也不認識他，他說要找局長就讓他進來了。桌上放著一份和解書，律師教他的，要我簽和解，我說：「我不能簽，又不是我告你，是檢察官起訴你的，我又不認識你，我告你幹麼？你是被利用的，你我又沒冤仇，但是你又不肯說出主使人，我要和你和解什麼？」我堅持不簽。他來了三、四次，我都不簽，有一次他還恐嚇我：「你太太都在前金市場買菜，你不知道嗎？你女兒在前金國小上課，我也知道，我不只有刀，還有槍，你簽還是不簽？」我還是堅持不簽。

接下來，他又去找我的科長，說：「你太太在高醫上班。」科長一聽嚇死了，一直拜託我和解算了，他沒法承擔那種壓力，他說他不做了。我還是堅持不行。又過了一個月，有一天我進去辦公室，有一個八十多歲的老人就跪在我的辦公室內。原來是殺手的爸爸，現在他們改用這一套，他哭哭啼啼說他兒子不懂事，被歹人利用了，被煽動了，叫我要原諒他，還說他知道我對台灣的民主運動很有貢獻。我趕快扶起他說：「你不用向我跪，我承擔不起，但是我還是不能簽。第一，你的孩子到今天還不說出主使者，他不是真的要懺悔、改過，他還在保護那個做惡的人，讓那個做惡的人繼續做壞事，其實他若肯向檢察官交代，那麼那個主使者就要負較大的責任，證明你的小孩只不過是被收買、被利用而已。若是他肯講，也許我可以向檢察官求情，從輕發落。但是他什麼都不講，只叫我原諒他，讓壞人逍遙法外，那怎麼對呢？這樣社會都沒有是非公義了。」我堅持不肯簽和解書。

之後他老爸動用很多人，包括民進黨的人也來找過我，說是他的支持者，希望我和解。反正用盡各種方法，他們甚至還探聽到我和陳光復很好，叫陳光復來拜託。陳光復本來是民進黨籍，高雄市選出的立委，和我是立委時代的同事，後來他去澎湖選縣長，我們在立法院時組新國家連線，陳光復、陳文輝、彭百顯、許添財和我都是。陳光復說：「永興啊！我是不敢說什麼，但是對方拜託我，我只好來說，但是我絕對不敢叫你要怎樣啦！我知道你的個性。」對方動用了所有的關係，但是我堅持不簽。

法院要開庭了，檢察官跟我講，他大概會逃亡。真正的殺人凶手，若被判有罪而他又有前科，就會加重刑期，會被關很久。結果開庭時，他真的沒來，逃亡了。所以我真是懷疑，台灣的司法、治安單位究竟在保護誰？當時他威脅我時，我曾向高雄市的警察局長說過，我本人是不怕，但是他威脅到我太太及小孩。局長說：「不然我派人來保護你。」我說：「我頭殼壞了，才會答應讓你們保護，我從學生時代就開始爭取台灣人的人權，為了廢除戒嚴，我們拼死拼活的，好不容易今天台灣比較自由了，我自己卻失去自由，我一出門就有三個警察跟著，不就變成是我在坐牢？」相對來講，另一個殺人犯，之前殺過人，又來殺我，他卻很自由，每天自由出入我的辦公室，要威脅誰就威脅誰，警方明知他會逃亡，還是讓他逃掉。這件事情檢察官早就料到了，警方怎會不知道？按照常情判斷，誰都知道這個人一定會逃走，結果刑警也沒採取應有的行動。或許根本不用任何處置，他們本來都是同夥的。後來嫌犯逃走了，幕後的廠商也走了，等於後案也沒辦法了。我相信他們一定都跑去中國了，現在雖然被通緝，但是等到時效一過，他們就會再回來。

這案子到現在還沒結束，我接任聯合醫院院長之後，有一天我回到院長室，一個女人抱一個小孩在院長室內哭哭啼啼。這次換他太太及小孩來苦苦哀求，她表示我若沒原諒她先生，沒有撤銷告訴，他就不能回來，邊哭邊講，說她小孩還小，老爸不在身邊，很可憐。看到那個女人在哭，我實在不忍心，就說：「我沒辦法撤銷告訴，看妳哭我又不忍心，乾脆我拿錢給妳，妳去中國找妳先生好了，反正妳知道妳先生在哪裡，妳自己去找他，我沒有辦法替妳解決的。」一直到半年前，他還透過他的律師找我認識的朋友來講情，這個社會不但沒是非、沒公義，連法治也沒有了！

突破性的人事改革

在四年局長的任內，我自認替高雄做很多事，應該有提高衛生局、衛生所和市立醫院的士氣，也改變他們許多觀念。我再舉一個人事運用上的突破性做法。我就任時就發現，衛生所裡很多所長都是老醫師，其實對工作已經缺乏衝勁，導致整個衛生所沒有什麼士氣。過去那個時代，要來都市衛生所擔任醫師的，多是自己開業不怎麼成功，要去上班也沒有醫院願意僱用者，他們待在衛生所裡，就像公務員，一天到晚只等著退休。高雄市的衛生所沒有看診的服務，大都市內三步一間診所，五步一間醫院，誰會想去衛生所看病？不像鄉下的衛生所還有醫療的功能。高雄市衛生所主要的業務在於公衛和衛生行政工作，可是這些老醫師也沒辦法做這些事情，甚至沒什麼概念，所以衛生所裡實際上做事的是公衛護士、護士長，她們很有經驗，和地方人士也都很熟，但是所長是醫師，對業務不積極，也不盡力推動，所以衛生所的士氣都很低落。

我一看這種情形就說不行，必須要想辦法激勵衛生所員工的士氣。我問我的人事主任：「護士可以擔任所長嗎？」剛開始，他說：「台灣沒有這種例子。」我就說：「台灣以前也不能選總統，但是現在可以了呀！」我就是要在觀念上挑戰他們。我說：「改憲法就可以直選總統了啊！我們這種案子會比修改憲法還困難嗎？」我們相信這點應該沒有法律的限制，只是行政慣例而已，哪一條法令規定衛生所的所長必須是醫師？我說：「怎麼不能改？我們來改。」一起先他一直抗拒，我說我會負責，你去改。

結果，我將高雄市的衛生所一半開放給非醫師來擔任所長，我是全台灣第一個讓護士、藥師、檢驗師、每一個衛生所同仁都有機會做衛生所所長，只要對衛生所的業務熟悉，資歷夠，念護理的、藥理的、公共衛生的都可以擔任，另外一半的衛生所仍由醫師做所長，讓他們去競爭。這樣效果很好，大家都很努力工作呢！因為衛生所的同仁都認為「只要我努力，就能做所長」。以前一個醫師領所長的薪水，一個月八、九萬元，他做得不起勁，但是換成護士擔任所長，同樣一個月領八、九萬元，她不但很打拼，還自動加班呢！大家認為打拼就有機會，變成一種良性循環，高雄市衛生所在我的改變下，更加有活力，也更加有衝勁。

這其實是很大的一項改革，我對市立醫院也是一樣作法。我自己是精神科醫師，所以我很重視精神科醫院的品質，以前凱旋醫院的素質也不是很好，它過去是省立高雄療養院，後來才改為市立凱旋醫院，我上任後就想加以強化，提升它的服務品質。為此，我特別賣面子去商調當時台大精神科主任宋維村，他是國內兒童精神科第一把交椅，研究、臨床俱佳。起先遇到的情形也是一樣，我的人事主任也是說不行，因為宋醫師沒有公務員資格。台大醫院有很多人都沒有公務員資格，為什麼？因為台大屬於教育部管轄，他們是以教職任用，沒有公務員的銓敘。

這明明也是慣例，誰說不能改？我就問人事主任：「今天假使我拜託高醫附設醫院的院長來做市立醫院的院長，你高興嗎？或是我請到了長庚的院長，他若答應要來做大同醫院的院長，你高興不高興？坦白講，若真有這種情形，我們跪下來道謝都來不及了。高雄長庚的院長陳肇隆，他是全世界開肝、換肝最好的醫師，他要來市立醫院當院長，我們是不是要感謝，你還會說因為他沒有公務員資格不行？又不是頭殼壞掉，什麼公務員資格，我聽不懂啦！考過高考但是很差勁的醫師也很多啊！我找到全台灣最好的醫師來做院長，為什麼不要？」他說：「我當然是很歡迎，但是沒有公務員資格的就是不行。」他們就是這種死頭腦，我說：「好，你去查，台大的醫師以前也有人去做過省立桃園醫院院長的。」他去查，還真的有！也有人去仁愛醫院做過院長。

最後，他就呈一個公文上來，上面寫著：「據陳局長述，」他不寫是他查的，一定要說是我講的。「台大某某人曾去省立桃園醫院做過，但都於法不合，惟陳局長表示，覓才不易，願負一切行政責任。」然後叫我蓋章。這就是公務員的心態，他要保護自己，這公文表露的意思是：「這是局長的意思，不是我的，我只是奉命行事，不然我是不做這種事的。」我就蓋了章，公文送出。

改革比革命還艱難

其實要商調一個人也不是簡單的事，台大醫院上面有台灣大學，台灣大學上面有教育部，要經過這三關同意，而我們這邊則是要市政府同意，好不容易經過三個月，商調同意函回來，人才被我調來。宋維村上班一個月後，問題又來了。宋維村是很老實、很好的人，當時他把太太和小孩留在台北，自己來高雄上班，晚上就住在醫院樓上的宿舍，就好像住院醫師一樣，一大早就起來巡病房，晚上下班還帶住院醫師讀書開會，此外還繼續做研究，在他這樣帶領下，凱旋醫院整體品質都提升，念書研究的風氣也提高了。

但是第一個月過完，宋維村告訴我說，這樣「很難做」，因為他領的薪水比在台大時還要少，我聽到後簡直快昏倒了，這怎麼好意思？他幫忙我又犧牲到這樣。我一問才知道，因為他沒有公務員資格，他們竟然讓他從最低職等開始敘薪。我就叫會計主任來問：「你是想趕走他嗎？」主任說：「沒辦法，不然我們也不知道要怎麼起薪。」我說：「你們沒辦法，不會來請示我嗎？我知道你們不願意負責啦！你就寫他在台大領多少薪水，來我們這裡，你們不知要如何敘薪，叫我核定就好了嘛！」竟然還要我教他怎樣讓我負責呢！我說：「按照台大敘薪。」我商調人家來，至少要讓他領到和在台大時一樣的薪水呀！當然，我們的獎勵金比台大還多，但是敘薪必須要和台大同級，怎麼可以把人家職等降級？從這個例子就可以知道為何過去的公務體系，總是優秀的人才進不來，懶惰不適任的人卻趕不走，留著一堆沒用的人老是在摸魚。

在行政單位裡，人事及會計主任都不是首長能自由調動的，他們往往不聽首長的指揮，他們若是不配合，首長對他們是一點辦法也沒有呢！我去衛生局時，一天到晚就得與這些人折衝，要在衝突之中求進步，或許他們也會覺得我在破壞他們的體制，都不照他們的規矩走，不照他們的制度來。但是我認為，如果不這樣改變，換人執政又有什麼意義？如果都依照過去那一套，那就讓他們繼續做好了。他們已經執政了四、五十年，工作都做爛了，今天換我們來接爛攤子，坦白講，做個八年、十年也很難做好！要收拾這個爛攤子，只有敢負責、肯打拚的人才行，但是我們政務官的壽命都很短，這是很大的問題，像行政院長平均做一年就下台，一年內要得罪一堆人，得罪一堆既得利益者，何苦呢？反正吃力不討好，最後大家都放棄，結果舊的那一套就又跑出來了。也因為這樣，下面的人就養成怠惰的心態，反正不久就又換人執政了。這的確是一個很大的問題。

回去高雄擔任四年的衛生局長，也有很多很深刻的體驗，只是現在回顧起來，當初我那麼打拼似乎也是徒勞無功，一切又回歸從前了，我不做局長之後，那些老公務員的心態又通通回來了，新的局長若不能像我一樣堅持，很快地就會被他們同化。我深深覺得，台灣的改革比革命還艱困，改革之路也絕不是鮮花鋪成的。我在衛生局長卸任後，出版了一本《愛河沉思錄》，裡面有一篇〈改革的路不是鮮花鋪成的〉，就是許多回到高雄時推動行政改革的感想：

一九九九年初，我結束了在立法院爲民喉舌和花蓮地區的選民服務工作，應高雄市長謝長廷的邀請，返回自己的故鄉高雄擔任衛生局長的職務，就此展開了四年多的衛生行政改革工作，接續又在二〇〇三年接任了高雄市立聯合醫院院長的職務，實際從事了將近兩年的醫療服務。在這六年當中，我對高雄南台灣，甚至全國的衛生醫療保健工作有相當深刻的投入和體驗，也實際推動參與了許多的改革，其中的血淚汗水．辛酸苦辣可以在這本文集中略見其詳。

很快地六年時光飛逝，改革的腳步未曾停留，每一步都不是鮮花鋪成的，在這六年當中，我曾因堅持改革與議會中的民意代表有所衝突，也曾因堅持取締不法廠商、得罪黑道而遭受意外災難；我曾在九二一大地震時，派出全台灣第一支醫療救護車隊抵達災區，展開了長達一個月以上的救災工作；我也在全國面臨SARS恐慌的疫情當中，毅然承擔南台灣SARS總指揮的任務，協助高高屏地區所有醫療院所控制SARS疫情渡過了危機；在我六年的返鄉服務生涯當中，每天我腦海中思考的是如何減輕政府公務部門的浪費和財務負擔，如何提升公務員的人力素質和行政效率、服務品質，如何引進

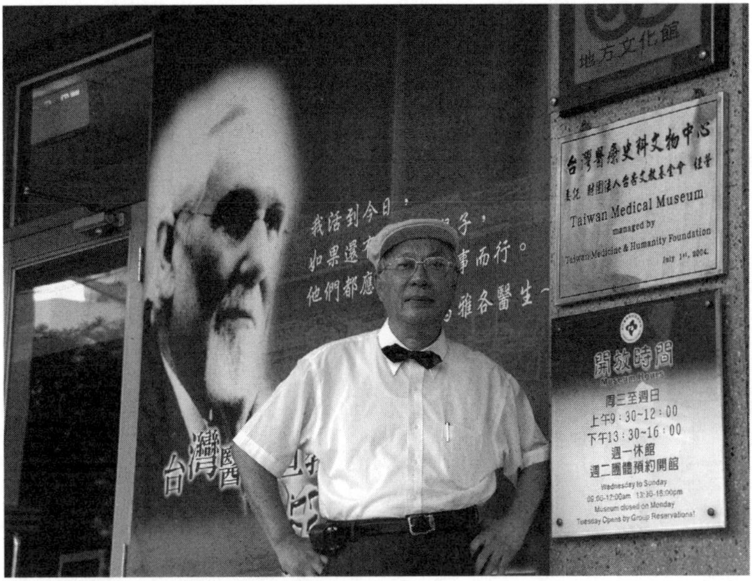
地方文化館
台灣醫療史料文物中心
Taiwan Medical Museum
managed by
Taiwan Medicine & Humanity Foundation
開放時間
周三至週日
上午9：30~12：00
下午13：30~16：00
週一休館
週二團體預約開館
Wednesday to Sunday
Museum closed on Monday
Tuesday Opens by Group Reservations

於高雄台灣醫療史料文物中心馬雅各特展海報前留影。

民間的資源和創造活力與政府部門合作，爲人民提供更好的服務和保障；有許多的夜晚我不是在愛河邊沉思，就是在中山公園的運動場快走，我腦海中沉思的是如何讓市民健康獲得更好的保障？如何讓市立醫院的醫療品質日漸提升與改善？多少的凌晨或深夜，我因睡不著就起床進到醫院急診室探視，每天早上七點過後，我就巡視整個醫院的各角落，進入病房探視住院的病人，這些點點滴滴一步一腳印的努力和付出，在給工作同仁的信中多少都留下了足以回憶的字跡。

在這六年當中，我不只是扮演精神科專科醫師的角色，要照顧病人的精神醫療問題，我還得關心市民的整體健康，包括公共衛生、防疫、藥物、食品、檢驗、護理、預防保健、緊急醫療、長期照護各種層面的問題；現在還得操心健保給付、醫院經營、醫病關係、自殺防治、醫療資訊整合、醫療品質和倫理的問題，要扮演衛生行政改革和醫院經營的領導者角色，我必須鼓舞工作同仁的士氣，建立工作同仁的共識、尋求解決問題的對策、制訂具體施政的目標，我必須承擔各種壓力、面對各種挑戰，堅定而持續地向理想邁進。

我很感謝高雄市的衛生醫療工作同仁，在這六年當中和我的配合與共同努力，爲高雄市民的健康，也爲台灣的醫療衛生改革做出了應有的奉獻。特別值得一提的是在愛河邊，我們利用舊的衛生局原址創設了台灣第一座醫療史料文物中心，這是台灣目前僅有的醫療史博物館的雛型，我覺得將台灣本土醫療發展的歷史和前輩感人的事蹟整理、保存、展示出來，對整個台灣社會來說是有積極正面的文化、教育意義，成立兩年來，我們已在此舉辦過許多有價值的展覽，提供給任何來到愛河邊散步沉思的遊客，一個充滿歷史、文化、醫療、教育的博物館之旅；另外，在這六年中，我將舊有的凱旋醫院（原高雄療養院）院舍改建整理成新的衛生局和周邊衛生醫療園區，目前環境優美，充滿綠意，令人喜悅；我又推動了全台灣首創的公立醫院合併案（將原市立大同醫院和婦幼醫院合併爲市立聯合醫院），透過資源、人力、設備、空間的整合與再造，使得市立醫院的醫療品質和服務水準大爲提升，並減少對公務預算的依賴，這些都是這六年當中值得欣慰的成果。

現在經過返鄉服務六年的時刻，我沒有想到又要轉換角色，再為全國的醫療保健衛生福利工作效勞，但無論在何處何時，故鄉的溫暖與南台灣的熱情友誼，才是我最懷念的原鄉，愛河邊熟悉的景色、城市光廊的影像，中山公園運動場的跑道，都有我的足跡和沉思，我把這六年來為台灣高雄故鄉所思、所做、所寫的整理出來，這本文集就是返鄉的我給父老兄弟姊妹朋友的工作報告和心得反省，就請大家批評指教，也算是人生過程的一段交代。

二〇〇五年六月三十日於高雄

第7章

回歸專業，醫院大改造

二〇〇三年SARS防疫大作戰

在高雄市衛生局工作了四年，謝長廷的第一個任期結束又連任成功時，我就對市長說，我做一任就好，衛生局局長一職請他另外請人來擔任。他說我做得好好的，要我再繼續，就是不願意讓我走，我只好先為他找適合的替代人選。我實在覺得行政工作做了四年，差不多了，對整個衛生體系已經有所了解，也推動了一些我想做的改革工作，而且已有初步成果出來，衛生局業務大致上都上軌道了。我想回去我的醫療本行，去凱旋醫院工作，因為那是精神科的專科醫院。後來，我找到了韓明榮醫師，他也是醫界聯盟的會員，是適當的人選。當時韓明榮對民意代表的職務有興趣，有意出來參選高雄市議員，我找他談：「既然你想要參與公共事務，不如先來做局長，也許還比較能發揮理想，擔任議員，不只選舉很辛苦，而且之後還要做很多選民服務，你是醫師，面對三教九流的選民，種種合理與不合理的要求，很難應付得來的，不如到衛生局，至少可以發揮你的專長。」同時，他對傳染病的防治也有興趣，考慮過後，他就答應了。於是我去找謝市長表明堅辭的心意，請他成全，還說已找到適當的接任人選，請他考慮讓韓明榮來接任。後來他答應了，所以在謝長廷第二任期內，我多做了兩個月，那年三月我就卸任。

沒想到才卸任，二〇〇三年四月SARS疫情就開始爆發。SARS是二〇〇三年三月從中國傳出來的，經過香港，台灣有人被感染，立刻就有個案進來。起初疫情是在台北，台北開始緊張時，高雄其實還沒有個案，不過媒體每天報導，全台灣都緊張起來，因為大家過去沒遇過SARS這種傳染病，死亡率又高。之後台北市立和平醫院爆發院內感染之後，整個社會可以說是「草木皆兵」。那時台北市衛生局長是邱淑媞，她應付得很累，衛生署也很緊張。我記得那時葉金川本來在慈濟任職，被調回台北市坐鎮，自願進去和平醫院幫忙。為了因應當時的情勢，高雄市也立刻成立SARS應變的功能性組織，由高雄市市長擔任召集人，那時謝長廷對我說，韓明榮局長剛接手還不熟，希望我能出任副召集人，協助他整合高高屏，成立一個聯合防治網，由我擔任高高屏SARS防疫中心的總指揮。同時間衛生署李明亮署長也打電話拜託我，因為衛生署也成立一個SARS的指揮網，他要任命我擔任南部SARS防疫的總指揮。當時因為一個台北的個案跑到高雄長庚就診，讓長庚也爆發院內感染，整個南部大為緊張，我說我能將高高屏顧好就很不錯了，幸好當時雲嘉南還沒有個案產生。

南部SARS指揮中心成立時，我第一個想到的是，SARS的傳染是很密集接觸到個案的人，才會受到感染，所以醫護人員是第一線，醫院是防治的第一線，醫院若做得好，就不會爆發社區性感染。社區則是第二線，第三才是社會大眾。但是剛開始時，我就發現各醫院都有自保的心態，大家都希望最好不要有SARS的個案進來，都盡量在阻擋病患進入。

這樣一來，醫院不收SARS的患者，就會造成病患在外面流竄，反而更容易引起不易控制的社區感染，所以我認為醫院必須負起第一道防線的任務，而且不應該拒收病人。

我知道大家都會害怕，包括醫護人員，但是我們不能因為有危險就不做，這個道理很簡單，如同消防人員，不能因為火場危險就不進去救人；警察也不能說歹徒有槍，就不敢去抓，這樣我們還需要警察、消防人員嗎？軍隊也是一樣，不能說戰場很危險就不去，這樣養軍隊就沒有意義。況且醫療工作本來就是深具危險性的工作，你看早期台灣的醫療史，醫療傳道人來到台灣做醫療的工作，那時台灣的瘧疾、鼠疫、霍亂等等傳染病很多，西方來的傳教士都得到瘧疾，但是他們也沒有因為危險而不來服務。

我認為醫護人員自己要有正確的觀念，從事醫療工作，就必須訓練自己如何在很危險的環境之中，保護自己又能救人，這是一種專業，不能遇到危險就拒絕照顧病人，無論如何醫院都不能拒收病患，當然行政系統也要提供足夠的資源和裝備給他們，讓他們能在足夠的防護之下，盡到照顧病患的責任。不過這些都是信念，大家都能認同，但是實際推展起來，確實有所阻礙，畢竟大家都會害怕。當時為了在媒體上安定人心，我寫了一篇〈SARS不可怕，無知才可怕〉登載報上，希望藉由我的公開呼籲，讓大家的心情能更穩定，使疫情能順利獲得控制。

有信心面對挑戰

因為我做了四年多的衛生局長，和高雄市各大醫院院長都很熟悉，為了高高屏，我就和李建廷醫師兩人合作，透過高高屏健保局的機制，將高雄縣和屏東縣十九間區域型以上的大醫院院長都請來，和大家溝通，達成協議：任何一家醫院都不拒收病人，因為不知病人會從哪裡出來，病人會去哪家醫院，但是不管到了哪家醫院，都請不要推拒。我們還要求健保局，假使醫院收了SARS的病人，使普通病人不敢上門，可能影響到他們的收入而造成損失，那麼健保局要按照過去的業績，推估出他們正常運作時的數量，給他們合理的補償，這樣才能讓醫院負責人安心。另外，我們也將各醫院的隔離床、負壓病床等全部加以統計出來，直接由指揮中心來掌控，只要有任何通報進來，我們都知道可以將病患送到什麼地方去治療，可以掌握哪個醫院還可以收容病人。

至於防範院內感染的措施，我們首先為工作人員做最好的訓練，那時我就請台北和平醫院剛被隔離出來的急診室主任張裕泰來為大家講習；又請高雄榮總感染科主任劉永慶，由他們組成一個團隊，輪流去十九間醫院為醫護人員做講習訓練。當高雄長庚因為個案進入發生院內感染時，有一段時間封院，我們就跟長庚連絡，表示萬一他們的醫護人員太累，或是有人不願去上班時，我們其他的醫院組成一隊支援隊伍，隨時待命。那時高雄榮總的防護措施做得很好，但是高醫正好在蓋新大樓，所以運作有些混亂，我們很怕高醫會淪陷，就請了美國的CDC（疾病預防管制中心）的專家來，去高醫幫忙，才將情勢穩定下來。最後高高屏的SARS是有驚無險，除了長庚的個案外，完全沒有傷亡，而且也沒有擴散出去其他的縣市。

那時整整忙了兩、三個月，我才剛辭掉局長職務，沒想到卻遇到這場緊急事務，只好繼續忙下去，每天去各醫院探望工作人員或是幫忙各醫院做SARS的防護工作，不過雖然很忙碌，但也得到一個很寶貴的經驗和體驗。當時為了穩定南部醫療同仁的信心，我曾寫了〈以信心和專業來面對SARS〉及〈建構全民對抗SARS的三道防線〉，現將前者收錄於此作為參考：

SARS發生以來，民眾的恐懼、焦慮是正常的。從人類歷史上來看，對於不了解的疾病，都有類似的反應：排斥病人、將病人驅趕、甚至把病人標籤化，如以往的麻瘋病、現在的AIDS都是如此。其實，這些都是多餘的，因爲科學的進步，最後都能夠將這些疾病控制下來，人們的恐懼主要是來自於「不了解」，像AIDS在全球的感染率、致死率比SARS高上數倍，對生命的威脅比SARS更重，但民眾卻對SARS恐慌，最重要的原因還是因爲對這個疾病的致病方式還有許多不了解。另外就是媒體的報導造成集體恐慌。

站在學醫的角度，我認爲民眾不須要過度恐慌，因爲台灣的醫學相當進步，醫療資源也相當充沛，應該要有信心。早期醫療資源還沒有這麼發達時，瘧疾、霍亂、鼠疫的流行，也造成數萬人的死亡，但最後也是控制下來。台灣這幾十年來，投入公共衛生工作的人數這麼多，國民健康衛生指標也在世界上名列前茅，所以，民眾應該要有信心，對台灣的醫療衛生專業人員給予肯定、鼓勵，讓民眾的健康得到好的照顧。

國際上，大家都在看台灣如何處理疫情，「醫護人員都害怕了，民眾怎麼辦？」像媒體這樣的報導，會被看笑話。以台灣的醫療水準這麼高，民眾不應該有這種反應的。像香港、越南的醫療水準沒有台灣高，可是他們就沒有這樣的現象。所以，媒體報導的角度是偏差了，好像台灣已亂成一團似的。

醫療人員心態要健康。學醫的人，本來就是要維護人類生命健康，在這個時刻，醫護人員要回歸自己的專業，想想自己的工作價值是什麼，應該對抗疾病，不應該恐懼，應該來研究它、了解它。事實上，從事每種專業都有它的危險性，但這都是可以克服的，最重要的就是平時所學及訓練，在這種時刻，就是醫護人員可以把平時所學所訓練的發揮出來的時候，各大醫療院所負責人也要提供足夠的隔離措施和防護裝備，讓醫療人員安心地工作，保護自己也保護病人。

台灣人本來就是一個沒有信心的民族，對自己沒有信心。從小到大就沒有被訓練成要勇敢、要勇於挑戰、勇於面對、要做自己的主人。以往的教育總是教導民眾：懷疑、接受別人的價值、不敢做選擇，凡事聽別人的標準答案。這反映在教育或是政治上都是相同的狀況，我們的民眾很容易被媒體影響，沒有自己的看法與判斷。這在歷史上不斷地發生，像是退出聯合國時很多人移民，中國打飛彈時也有一波移民潮。

做爲一個精神科醫師，對於SARS對社會的影響，我是很有信心的。像當初我說要推動二二八公義活動，爲二二八事件平反，還祖先一個公道，讓二二八成爲國定假日。那時，很多人都說不可能，我說，怎麼不可能，如果你相信這是可能的，然後努力去做，就會變成可能。二二八那天，如果大家都自動放假，不就自動變成國定假日了。所以，我認爲，台灣人民需要一些心理復健，需要自我治療，建立信心，所以那時我推動二二八公義活動，藉此活動來恢復大家的自信。

一個健康的台灣人不應該像現在這樣驚惶，要有信心，要對歷史，對所有事情有所了解，然後去選擇，去面對，就不會有恐懼。當然，這其中很重要的，就是信念的傳遞。像是專業人士的信仰——「疾病可以克服」，就要讓它傳遞出去。

無知會造成恐懼，逃避也會造成恐懼，只有去面對，才可能消除恐懼。像人家說：「一朝被蛇咬，十年怕草繩。」如果你不停下來看清楚原來不是蛇，而是草繩，就永遠不可能去除恐懼，但當你看清楚之後，就沒什麼好怕的了。

所以，面對疫情，最重要的，還是鎮靜、認清狀況、正確決策、積極鼓勵，用事實來證明，疾病可以被控制，這樣，就不會再慌亂了。

二〇〇三年五月二十日

SARS防疫實戰經驗的感想

SARS疫情是從台北市開始的，剛開始大家會覺得慌亂，我想可以從兩方面來看，一方面是因為以前沒有遇過這種病，所以不知道要怎麼處理，開始時會手忙腳亂是難免的。二方面是和平醫院的問題，有人懷疑他們隱匿個案沒有通報，院內的工作人員不知道情況而造成院內感染，因而引起恐慌，後來他們的院長被起訴了，但是我們沒有在現場，不知道實際的狀況。

其實，我是覺得台灣社會缺乏信心，任何事情一來，大家都先求自保，各自採取保護措施，所以整個社會亂糟糟的。比方說那時大家都爭著買口罩，那就是一個很荒謬的集體不理性的行為，對普通人來講，他不必照顧患者，根本就不用戴N95的口罩，結果全台灣的口罩竟然賣到缺貨，衛生署也搞得焦頭爛額，署長差點下台。對這點，我覺得媒體也要負很大的責任，當時媒體的報導都有些渲染，在高雄也一樣，我就發現他們把SNG車停在醫學中心的急診室門口，只要看到急診室死一個病人，他們就報導說SARS又添一名死亡病例，其實送來急診的病人不一定全是SARS的個案，他們沒做確認就把死亡人數一直往上加，事實上，後來被確認的個案並沒有那麼多，我認為這些誇大的報導都會造成民眾心理的恐慌。媒體貪求即時迅速，現場即時報導，但是他們不求真實，不會去求證，事後也不澄清更正，承認自己報導有誤。那時我發現這種情形嚴重，所以我當總指揮時，每天都要開記者會，我就要求他們要更正，可是我一說起誰的報導不正確，他們就把麥克風收起來，連我的話也不播出了，這就是我們媒體的問題，實在很糟糕。我寫過一篇文章，就說防疫不只是和病毒或疾病在作戰，同時也在和媒體作戰，等於是自己人和自己人作戰，因此虛耗的力量也很多。

另外一點就是本位主義的問題，其實不只SARS，以前在做登革熱防治時，我發現環保局和衛生局就是如此，他們認定蚊子在室內是衛生局的事，蚊子在戶外是環保局的事，所以衛生局負責去做家戶說明，要求要清掃滋生源，在室內噴藥，戶外部分則是環保局負責噴灑，清理水溝也是環保局的事，問題是蚊子會飛來飛去，若是一方做好了另一方沒有做，結果也是徒勞無功的。

我記得那時前鎮區的疫情最嚴重，因為當地有一大堆違章建築，有些人經濟好轉後搬走了，房子就留在那兒也不拆掉，他們在等政府強制徵收時領補償金，所以破屋子內堆了一些東西，沒人住就沒人打掃，蚊子當然更會滋生。問題是違章建築不是衛生局能處理的事，要拆房子得要叫拆除大隊來拆，茲事體大。再來，就算有人住的房子也是有問題，通知他們要去噴藥，有些人就是不給噴，白天去，他們都去上班了，門也鎖著，我們也不敢開鎖進屋，要進去還要會同警察及里長。一個里內，十戶有三戶不在家是很平常的事，所以衛生局再怎麼做，事情也很難做好。

在日本時代，他們要撲滅傳染病時，都是由警察、衛生單位一起配合，起先他們的衛生課就設在警察廳裡面，衛生防疫完全屬於警察系統、治安系統在推動的。警察今天來叫你大掃除，整個區內都動了起來，今天曬棉被，明天清水溝，大家都會乖乖聽話配合。因為日本人一開始就採用強制的手段，所以傳染病防範及公共衛生才能推得動，而我們現在是分工精細，本位主義又強，大家不積極配合，每個都只顧自己的本位，結果就會七零八落。

我經常覺得衛生單位是在替人善後，被人家罵的，像廢輪胎、廢棄物一堆，這些根本不是衛生局能夠處理的，但是滋生源就在那裡，只要有人生病了就算是衛生單位的事。就像現在的黑心食品，食品進口不是衛生署的事，衛生署要怎麼查，但是出了人命，就要算衛生署的事。總之，在台灣從事醫療衛生之工作是吃力不討好的，但是為了國民健康和生命的繼承，台灣的醫療衛生專業人才表現還是可圈可點！

父親病逝的啟示

忙完SARS之後，不幸的是我爸爸生病了，終於失去了他。現在回想起來，有件事情也是很奇妙。那年二〇〇三年的舊曆年，我們回家團圓吃年夜飯時，我爸爸突然說：「我的大限應該到了，是不是該去找塊墓地……」又說他要土葬，要約我五叔去找一塊墓地，他的兄弟之中只剩他們兩人，其他哥哥們都過世了。我想他的身體很好，沒有生病，怎麼突然在過年期間講這個？當時他的身體真的還很好，我家對面有一間學校，他每天都去操場跑三千公尺，自己騎摩托車出門四處走，早上去股票行看股市，中午睡午覺，下午去運動，晚上看電視，他的生活很規律，不抽煙，不喝酒，所以他講起這件事時，我們都不以為意，認為只是他一時想起講講就算了，事後他沒再提起，也沒有真的採取行動。

在SARS期間，三月到五月我正在忙，偶爾會回去，曾聽我媽媽講起我爸爸說皮膚很癢，去看了皮膚科一個多月就好了，此外也沒什麼事。等到五月我忙完了再回去，爸爸就說他近來很容易口渴，體重變輕，我想會不會是血糖高，就帶他去醫院抽血檢查，但是結果血糖並沒有升高。可是肝功能GOT和GPT很高，趕快做個超音波檢查，竟然發現肝臟長了一顆很大的腫瘤，再去做電腦斷層掃瞄，醫師說是肝癌，奇怪的是他之前沒有什麼不舒服，也沒有什麼症狀。

之後，我帶他去高醫就診，我有個同學專門在做栓塞治療，就是從血管打藥進去，把腫瘤周邊的血管阻塞住，讓腫瘤縮小或是不讓它再擴大。剛開始治療效果還不錯，胎兒蛋白有降下，但是一個禮拜後又升高了。每個禮拜都照電腦斷層攝影，發現腫瘤每個禮拜都在成長，速度很快，所以從五月生病後到七月間，一直在醫院進進出出的。爸爸生病期間，我若不是帶他去高醫住院，就是來大同醫院住院，那三個月內，我差不多都住在醫院內，白天上班，晚上就在醫院陪他。只是用盡了所有的方法，仍然無法留住他，我爸爸在八月就過世了，從發現到過世，三個多月而已，那年他七十八歲。

我一直覺得很奇妙的是，他事先也不知道他的肝臟有腫瘤，怎麼年初他自己說大限大概到了。不過他過世後，我媽媽整理一些東西時，找到他年輕時去算命的資料，八字上寫著大限七十八。我爸爸很相信八字，他不只給別人算，他自己也會看相命書，自己也會排命盤研究，所以他那年年初才會講自己的大限大概已到了，是巧合嗎？他自己當然不知道會得到肝癌，而且短短三個多月就走了。

爸爸過世，讓我對醫學專業有更深一層的反省。我爸爸出殯時，很多醫師來參加告別式，我市立醫院的同仁、高醫、醫界的朋友都來了，我在致答謝辭時就說：「我們念醫學的人，或許要更謙卑，事實上我們也沒有多厲害，很多病況並不是我們能夠改變的。」記得爸爸住院時常常問我，他說醫學現在那麼進步，難道都沒有方法了嗎？我們念醫學的人，一個做孩子的人，難道不想救自己的父親嗎？可是我們連自己的父親都救不回來了，還想救其他的病人，我們有多厲害？坦白講，很多時候面對死亡，醫師也是束手無策啊！我們所能做的也只是盡人事，盡量減少病患的痛苦，給他最好的照顧而已，醫學不是萬能，有病不一定就能治得好。那時候我有很深的感觸，深深覺得人的生死是上帝決定的，不是醫師所能決定的。病人的病若能治好，也是上帝透過醫療人員的愛心和技術給病人康復，但是上帝若安排要接病人回去，醫療人員和家屬除了謙卑面對死亡，能做的應是維護生命最後的尊嚴吧！

重新反省醫療運作

在陪伴爸爸住院的過程中，我更深刻體會到我們從醫的人，其實還是不能完全了解病人的感受。所以後來，我在高醫、北醫教授醫療倫理課程時，就會常常提醒學生，倫理課總是教我們要有同理心，要站在病人的立場去體會病人的痛苦，但是我們的醫院、醫療體系，很多制度面的設計都不是站在病人的立場，而是站在醫療工作方便的立場去設計醫療制度的運作。我舉幾個例子，病人住在醫院，早上醒來第一件事情是想做什麼？通常我們以為一定是盥洗等等。其實不是，一個住院的病人，早上醒來第一件事情就是期待醫師來看他，因為病房是很吵鬧的，一早護士要抽血，拖車到處跑，真的很吵，所以沒有一個病人能睡到七、八點，差不多六點就被吵醒了。醒了盥洗後，他坐在床上，就是在等醫師來看他。我爸爸常常會問我：「醫師何時要來？」我說：「現在才六點多而已，醫師八點才會上班啦！」之後他看報紙，過了一會兒又問：「醫師怎麼還沒來？」

因此，後來我擔任院長時，總是告訴醫院的醫師說：「我希望你們一早到醫院，第一件事就先去看你的病人，因為病人在等你啊！」因為我們有很多醫師，每天到醫院第一件事情是參加「晨會」，開自己的會，那是為什麼？為了醫護人員的方便，開「晨會」是為了要交班，大夜班的護士要下班了，要和早班的護士交班，值班醫師要跟大家報告昨天晚上有沒有發生什麼事情，那是我們自己在交班，可是病人在等你去看他。

那時我也聯想到醫護人員要交班，我們有沒有想過，家屬也要交班。現在幾乎所有的醫院，晚上都是家屬在陪住院病人，我們還沒有辦法做到完全護理，在外國，住院都是護士在照顧的，家屬不用去照顧，而我們不是，因為我們的護理人力不夠，所以都是自己的家屬在照顧病人，有事才叫護士。你想想，晚上照顧病人的家屬，他第二天也許要去工作，也是八點要上班，他也等著要交班呢！第一，他等醫師來要報告這個病人昨天晚上是什麼狀況。我就經常遇到這種事，晚上我爸爸吐了，做栓塞也好，化療也好，病人都會有很多的不舒服，嘔吐、發燒、痛楚等等狀況，家屬也會想趕快跟醫師溝通，看白天是不是還能做什麼幫助病人舒適一點，或者做進一步的檢查，還是調整用藥；第二，我也要上班，白天我妹妹會來照顧，我也要跟我妹妹交代，我想和醫師討論後，可能醫師會交代要做什麼，我也要跟妹妹交代啊！你們醫護人員自己交班完了，而我們要等到什麼時候？甚至有的「晨會」從八點開到九點，緊接著醫師又要去看門診了，門診看到中午，他就可能下午才會來看他的病人。所以對病人或是家屬來講，這都不是以病人為優先考量的一種運作方式。

我擔任聯合醫院院長時，我就要求我的醫師們，若是八點要開會，我希望他們七點就到醫院，在會議之前已經先把他們的病人都看過了，再來參加會議。但是在公立醫院，儘管院長這樣要求，他們也不會百分之百願意做，於是我就用我的方法去影響他們。我要求自己七點就去查房，七點開始就輪流到不同的病房去看病人，我問病人：今天早上你的醫師來了沒？若說還沒來，我就跟護士說醫師還沒來看病人，請她提醒醫師；第二，我問病人：你知道你的主治醫師是誰？其實有很多病人答不出來，我們內外科平均住院日是五天到七天，很多病人在這五到七天內，醫師去看他不到兩次，所以他不知道他的主治醫師是誰。所以病人若不知道他的主治醫師是誰，我就跟護士說，妳跟某某醫師說，他的病人不認識他。病人不知道醫師是誰，表示醫師和他互動很少，未能建立應該有的醫病關係。更進一步，我要求醫師們，不只早上去看病人，下班以前也要去看一次，為什麼？你要讓你的病人安心。你現在要下班，病人的最新狀況你要了解，你要交代好，晚上若有什麼狀況，讓護士或值班醫師知道怎麼處理，必要時讓他們能連絡到你，然後你才能離開醫院。我認為這些都是最基本的工作，這才是對病人有交代、有責任，醫師若不能做到這點，說你的醫術有多高明，對患者有多體貼，那都是騙人的。這些都是我在陪伴爸爸住院過程，對醫院的運作、醫療的行為重新反省和思考的結果。

醫療是「如果為了病人好」

護理人員也一樣，我給他們上課時也教他們倫理。我發現，護理人員很強調自己的專業，結果書面工作一堆，一天到晚在寫護理紀錄，他們都認為拖地板不是他們的事情，那是清潔人員的事，問題是現在的醫院往往把清潔工作外包，外包就變成別人的事情了。清潔公司的人早上來清一清，半夜不會再派人來醫院。我最切身的體驗是，我爸爸在高醫住院時，有一晚他吐得滿地，我走到護理站，可是護士一直在寫她的護理紀錄，我問她有沒有拖把、桶子和抹布，她頭也不抬地說：「隔壁。」隔壁有一個儲藏室，我就進去拿，整個過程她完全不管我，我回到病房清理，她也沒有來看一下，這不打緊，我把工具拿回去放好，她也沒問我到底發生了什麼事，要不要緊。

我用這個例子告訴護理人員，並希望大家去讀一讀南丁格爾的傳記，南丁格爾被公認為是護理現代化最重要的一個推動者。在那個時代，護士尚未被認為是專業，而是被當做清潔工一樣，什麼事情都要做，南丁格爾再三呼籲護理是個專業，說我們有最好的訓練，我們要受到尊重，我們不是在做下女，不是在做醫師的女婢，護士有護士的專業。但是，在南丁格爾這麼一個前進、那樣捍衛護理專業的護理前輩傳記中，有一段很感動人的話，她說：「我們護士不是下女，不是清潔工，但是如果為了病人好，必要的時候我們也會做這些事情，我們也可以做為病人清潔打掃的事情。」她強調「如果為了病人好」，這句話真感人。

我跟護理人員說，不要認為「外包」，清潔工作就是清潔公司的事了，病人全身髒兮兮的，你沒看到嗎？家屬要拖地板，護士替他們拖一下又有什麼關係，別說是護士，我是院長也可以替他拖啊！當精神科醫師時，我也經常幫忙病人洗澡，病人全身臭臭的，不願洗澡，患者是男性，護士也會怕啊！為了你的病人好，為什麼堅持一些事情不能做。我擔任院長時，巡視醫院時發現廁所髒了，我也是拿著拖把去拖，為什麼？為了我的病人好嘛！若是醫院的環境很骯髒，你說醫師多厲害、護士多專業，那有用嗎？為了維持一個清潔乾淨的環境，坦白講，就是院長也可以做清潔的工作。外包公司晚上沒有人在，難道你要等到第二天早上才叫他們來處理嗎？

從以上這些例子，我覺得我爸爸住院三個月期間，真的讓我學到很多事情。所以說我們從事醫療專業的人，不要一天到晚在嘴巴上講專業，專業當然很重要，可是什麼才是病人的需要，病人真正的痛苦在哪裡，你有真正地體會嗎？我常常說醫護人員最好是自己生一場大病，變成病人，你若住過院，當過病人，才真正能體會；否則就是親自去照顧住院患者，陪著他一個禮拜看看，你就會知道醫療、醫病關係究竟要怎樣才能和諧，這些談理論都沒有用，要自己去體會。我自己就曾經住過院接受手術，出院後寫了一篇〈住院開刀記〉，內容就有很多從病人角度反省醫療制度、醫護人員工作態度、醫病關係的問題，我深深覺得學醫的人自己若不曾是病人，至少要有在病房照顧親人的經驗，才能體會病人的心情。

改革聯合醫院

剛開始去高雄市聯合醫院當院長時，就像剛開始去衛生局當局長一樣，我發現改變員工的心態非常重要，因為我們是公立醫院，醫護人員有公務員的身分，我們的服務品質不能和私人醫院競爭的原因，就是他們的服務精神比我們好太多了。我發現來公家單位工作的人，不管在衛生局或市立醫院，他們大都有一種特性，就是很保守，不喜歡有太大的改變，公事公辦，少做少錯，都是這種心態。我發現這樣不行，若不改變他們的心態，我們醫院永遠會虧錢，只能讓政府養，所以我常常刺激他們：「我們的醫師真的比私立醫院的醫師差嗎？我們的護士比他們的素質還差嗎？不見得啊！你們一定都比他們還會讀書考試，才進得來不是嗎？」所以我一直要求他們，要讓醫院做到自給自足，不用靠公務預算來支持。

為了達成這個目的，我採取了很多的措施，後來我發現有一個方法很有效，就是親自寫信給員工。一間醫院的工作人員有七、八百人之多，護士還分三班制，很難有一個時間可以同時和這七、八百人講話。院務會議只有主管來參加，算一算只有二、三十人，主管回去是不是能夠很清楚地將我的想法傳達下去？不見得。其實醫院裡每一個員工都很重要，他若不了解院長的想法，或是不清楚醫院要做什麼樣的改變，他就會照常上班，八個鐘頭後就下班回去了，他就不會、也不能和你同心協力。我發現寫信給他們很簡單，護理站放著，交班時就會看到，工友也一樣看得到。所以從我上任一開始，我就寫信給同仁，跟他們講我的想法，我們要怎樣做才能比私人醫院還要好，我們要怎樣學習別間醫院的優點，現在醫院要開始改變什麼，做什麼調整等等，有時我去外面開會回來，就跟大家寫信報告我所見到的事情，我希望用這種方式，隨時與同仁們分享我的看法和想法。

這裡試看幾封我給同仁的信，就可以了解我的作法。

給聯合醫院同仁的第1封信

醫院應清潔乾淨，體貼病患

敬愛的同仁：

您好，我來醫院和大家一齊工作已經兩週了，每天我都很認眞地在想，怎樣能和大家把我們的醫院做得更好，讓我們的病人得到更好的服務，也讓同仁對自己的醫院更有信心、更滿意！在這裡我想把自己看到的一些可以馬上改善的小地方，提出來和大家共同勉勵：

首先，我想醫院應是一個最重視清潔的地方，任何人一進入醫院第一個印象如果是醫院不乾淨，對我們的服務品質一定就抱著懷疑的問號，所以我希望全院同仁對環境清潔的維護務必就像自己的家一樣，隨時要保持乾淨，自己看到有什麼地方不清潔，馬上動手清理，否則一定要立即通知總務單位，要求清潔人員處理，絕對不要視而不見，相信您一定會喜歡這家清潔乾淨的醫院，不是嗎？

其次，我希望全院同仁養成節約水電、愛惜資源的習慣，走在醫院的每一個角落，看到許多辦公室、走廊的燈光、冷氣都開著，卻空無一人時，請大家隨手養成關燈、關冷氣的習慣。每次我走出自己的辦公室，一定記得關掉冷氣和電燈，看到別的辦公室裡面沒人，卻把電燈、冷氣一直開著，我一定進去關掉它，大家都這樣做，每個月可以爲醫院節省幾十萬的水電費。其他的物品採購時也請大家想想，是否一定急需要用，珍惜資源才能讓我們永續經營。

第三，我想請醫院所有同仁重視病患服務的品質，病人對我們所提供的服務是否滿意？這樣的問題應時刻放在我們的腦海中。第一線的工作同仁如掛號櫃檯人員、服務檯人員請隨時保持微笑、親切地招呼病患，病房的護理人員和醫師一定要主動查房探視病人，詢問了解病人的需求，警衛人員、行政人員也都有責任提高本院的聲譽，我們要做到第一流的公立醫院服務品質，讓病人對我們的服務品質有最高滿意度，這樣我們在這家醫院工作才有尊嚴和成就感。

第四，我懇請全院同仁努力提高本院的病房住院率，自從SARS的衝擊過後，本院住院病人減少，迄今尚未回復，我誠懇希望急診的醫師和門診的醫師多收住院病患，我們必須提高住院率，才不會使醫院的許多空間閒置浪費，也必須增加住院病人，才能使醫院再請新進醫師，強化我們的醫師陣容。只要每位同仁鼓勵自己的親戚朋友或介紹病患就醫時，都以本院爲第一選擇，相信很快可以改善本院的住院率，我希望所有同仁對自己工作的醫院都有信心，我相信大家都能負責地提供最好的服務和照顧給我們的病人。

第五，我覺得醫院的工作同仁似乎可以早一點到醫院，因爲早半個小時到醫院，除了可以減少交通擁擠的時間浪費，可以提早查房看病人，提早把醫院工作環境美化清潔、維護得更好，可以有更充裕時間開晨會討論病人的病情，可以有更多時間和其他同仁協調交代事情，最重要的是，可以好好準備八點開始就要忙碌的工作。因爲我發現有不少病人都在八點以前就在醫院內等待、走動，如果我們工作同仁都是八點才上班，整個醫院的感覺很奇怪，不是嗎？

我暫時停一下，免得同仁看太多覺得辛苦，但我會繼續向大家報告我的觀察，請大家同心協力讓我們的醫院進步。祝大家平安、如意。

關心您的院長　陳永興敬上

二〇〇三年九月十五日

給聯合醫院同仁的第10封信

堅持改革目標繼續努力

敬愛的聯合醫院同仁：

您好，又到了向大家工作報告的時間，每次提筆想要和大家說說醫院的近況，就覺得和同仁內心的距離拉近了，一股暖流在我們同仁心靈深處互相流通著，爲了照顧病患，大家齊心協力地工作，經常讓我深深感動。我要謝謝大家從過年之後，經過共同的努力，我們很快地讓全院的醫療業務回復正常，並且保持穩定成長。

我相信大家都感覺到春天來了，在熱鬧的燈會結束後，總統大選的腳步已日漸接近，每天報紙電視充滿了選舉的新聞。但是我們的醫療工作絲毫不受影響，我們仍是每天全心全意照顧我們的病患，希望醫療服務的品質繼續保持，讓市民滿意就是我們的敬業表現，我們的年度預算已順利在市議會通過，而市政府衛生局最近經常開會討論市立醫院未來的發展，我在這裡向大家報告：我們的醫院是全國第一家公立醫院合併成功的案例，目前台北市、縣的醫院都在朝著和我們相同的整合方向前進，所以把我們的醫院做好，不只是對高雄市市民的健康提供最佳服務品質的保障，也是對全國公立醫院改革提供了最好的模式，我相信這方面我們會有很大的貢獻。也因此，我希望同仁們能堅持正確改革的目標繼續努力，未來兩年到三年，是我們穩定成長發展的黃金時期，我已向衛生局、市政府提議，維持現有的基礎，再努力開源節流，一方面我們逐年開拓自費服務的業績，追求合理的成長空間，一方面我們逐年減少公務預算的比例，減少市政府的財務負擔。經過兩年到三年，我預估我們的公務預算比例可降至所有人事費用的五成以下，那時候如果中央政府已經有行政法人（公法人）的法律，市府也有相關的配套措施，可以讓員工樂意地自由選擇是否將市立醫院行政法人化（公法人），由員工入股成立董事會，自負盈虧地來經營市立醫院。

另外一方面，我們很密切地在觀察台北市立醫院和署立醫院的走向，因爲他們的醫院比我們多，負擔比我們更重，他們更急於解決政府沉重的財務負擔。我們可以觀察台北市和衛生署如何處理公立醫院行政法人化的問題，再來解決我們的困境。事實上這幾年來，在高雄市我們所做的市立醫院改革已有相當不錯的成效，但是健保總預算的限制和不合理的給付制度，已經相當程度地限制了我們的成長空間，要如何再開源節流，可以說是每天都讓院長苦思煩惱的問題。

三月一日起，我們在大同院區的五樓，將新開設呼吸照護病房（五三病房）、護理之家（五一、五二病房）和內科病房（六二病房），我們預估將爲大同院區增加每個月一百床以上的住院病人，我希望同仁能更加努力，今年的業績希望能有百分之十以上的成長，在美術館院區，我們也規劃不久的將來，八東病房能新開以增加小兒科呼吸照護病人。我在此地懇請所有同仁協助尋找小兒科或急診、內、外科專科醫師，我們希望再增強我們的醫師服務陣容，來照顧更多的病人。

最後，要祝福所有同仁心想事成，工作愉快。平安、如意。

關心您的院長　陳永興敬上

二〇〇四年二月十八日

後來我發現這種方式對員工有很大的鼓舞作用，有的員工還會回信給我，他們注意到我真的有在關心，像有些清潔問題或是大廳服務檯的問題，服務態度問題、藥局的問題等等，當他們發覺到院長真的會注意醫院的每個地方、每個角落，他們就會給我回應。寫信的效果真的很不錯，有一年的醫院評鑑，台大眼科的洪伯廷教授帶隊來評鑑，現在的評鑑都不只看書面的資料，他們還會去問員工。那次是問到住院醫師，他問：「你們院長說的事情，你知不知道？」他說：「知道呀！」「院長跟你講的？」「是院長寫信給我們的。」他說：「真的嗎？拿來看看。」結果那個住院醫師把我寫的信通通收起來了，共有二十封，洪伯廷看了很感動，一直說這個方法真好。

因為現在醫院動輒都有上千個員工，那是很平常的事，院長不可能和一千個員工一個個講話。另外，我擔任院長時，還常利用中午時間約見同仁，今天約總務室的同仁一起午餐，聊聊天，下禮拜就和會計單位，再下禮拜到企劃室，接著可能去藥局、護理科，常常在不同的時候和他們有不同的接觸、溝通。至於全面性的演講，最多二、三百人參加，因為有人不能離開他的工作崗位，他要照常進行醫療，看門診的不能叫他停住，開刀的不能停，所以不可能百分之百將全部員工都聚集起來，我覺得寫信給他們的確是個很好的辦法。

結合民間資源，改善設施

我在聯合醫院院長任內，推動很多重大的改革。首先是有效利用醫院的閒置空間。我們醫院過去的佔床率差不多有五成多，等於有百方之四十左右的病房是空的，那些閒置的空間太浪費了，而且公立醫院的空間本來就很寬廣，私人醫院通常會地盡其用，公家醫院則顯得空空蕩蕩的。我就想到要利用這些閒置空間來增加醫院的收入，並提供更多的服務。譬如，我們醫院的健檢服務一直無法推動，會進公立醫院做體檢的，都是為了考駕照、考國考的那一類的民眾，就是拿一張表格來蓋蓋章就好，那些都沒有實質的醫療意義，也不會增加醫院的收入。現在私人健檢中心都裝潢得像五星級的飯店一樣舒適漂亮，又有很好的儀器設備等等，服務人員的態度又很好，而且都是獨立的空間，因為來做健檢的人都是健康的人，他們不喜歡和一般病患在一起排隊，一起檢查。

但是，這種事情在過去的公立醫院是做不來的，一方面沒錢投資，一方面服務品質很難提升，所以我就想，何不用委託經營的方式，也就是公辦民營，引進好的團隊，讓別人去投資，設備由別人提供，工作人員也由別人提供，我們提供閒置空間和他們合作就好。於是我任內推動許多委外經營案，包括健檢、呼吸照護病房、護理之家、美容中心等等，凡是自己醫院做不來的就去找人來合作，因為我們有空間，這樣也可以提升我們醫院的服務內容，透過這樣的方式，也讓許多老舊病房，重新改裝得很美很舒適。

第二是，因為和外面的資源合作，提供更多服務內容，增加了醫院的收入，這對員工也產生鼓舞士氣的作用，從我接任聯合醫院之後兩年內，我們的業績就成長很多。在SARS那段時間，聯合醫院的業績一落千丈，很多醫院都受到影響，我們是公立醫院，又被指定為SARS的專責醫院，高雄市政府還在左營成立一間臨時醫院，將發燒的、需要觀察的病人通通集中去左營的臨時醫院，醫師都從大同醫院調去，那時大同醫院的急診室被關閉，人員通通調去臨時醫院，所以SARS那段時間，整個業績下降。我去接任時，若不想辦法趕快把業績拉起來，醫師的獎勵金會減少，員工的士氣也會跟著低落，所以我在很短的時間內，提振整個士氣、增加業績。當時我寫給同仁的信中，就不斷鼓勵員工要開源節流，學習其他醫院長處，也希望能結合民間資源，改善醫院的設施和服務品質，當時的信是這樣寫的：

給聯合醫院同仁的第11封信

獻給市民的「七S」

敬愛的同仁大家好：

春天已到，氣候又暖和起來了，在醫院中有些辦公室又開始使用冷氣了，請大家記得節約用電。不知同仁們有無感覺到：整個醫院今年正逐步加強美化環境、改善硬體設施和空間。我們很感謝清潔人員和工務單位同仁的努力。配合醫療業務單位的需要，一步步地努力提升就醫環境的溫馨和舒適，我們盼望能給就醫病患最人性化的照顧，除了硬體環境的改善之外，我特別要請同仁注意軟體的提升和進步，我們對病患的服務態度和眞心誠意的付出，重視我們的專業技術和倫理，以病人利益和安全爲我們最優先的考量。這樣的醫療服務品質才是病患滿意度的最大保障。

所以在我們醫院裡，最近我們把醫院的品質政策宣言公佈在每個同仁和病患都看得見的許多角落，不知同仁們有無發現，成爲醫療服務品質最好的社區醫院是我們的願景，構成這願景的三角形是服務、品質、效率三大要素，中間就是以病人爲中心的顧客滿意，做爲我們努力的目標，這圖形簡單明白地標示，希望所有同仁謹記在心；另外在兩院區的一樓大廳，院長提出了聯合醫院同仁獻給市民的「七S」共勉守則：Sincere眞心誠意、Service服務病患、Smile面帶笑容、Smart反應靈敏、Skillful技術熟練、Safe病人安全、及Satisfy顧客滿意。這是與大家共同勉勵以成爲本院同仁工作守則，相信只要大家隨時提醒自己做到「七S」，聯合醫院一定會成爲最受市民信賴和肯定的最佳社區醫院。

在三月初，大同院區的五樓開放了護理之家和呼吸照護病房，新的病房整理得非常乾淨、溫馨、舒適，希望全院同仁有機會都去參觀一下，並且介紹親朋好友，讓更多人知道本院有這麼好的設施，可以提供給更多有需要的民眾來利用，我們希望好的醫療服務品質和設施能帶給社會大眾更大的方便。

最近本院圖書室也和衛生署連線，取得使用電子圖書的同意，本院同仁可利用電腦查詢，閱讀許多電子期刊和圖書，有這麼方便的設施也請全院同仁多加利用，圖書室每年添購許多新書和期刊，也歡迎大家多多借閱。在三月二十六日，大同院區將接受教學評鑑，請各相關科室同仁做好事前準備工作，我相信這一年來本院同仁的努力追求進步，一定會獲得評鑑委員的肯定。

最近，院長有機會去參觀了台北市立萬芳醫院的健檢和放射線科、核子醫學科、精神科等設施和業務，也有機會聽到台北市立聯合醫院的籌備構想（台北市衛生局已準備將十家台北的市立醫院整合成爲一家聯合醫院……），看到別人的努力和大步改革，不禁要再提醒全院同仁：改革的腳步絕不能停頓，追求進步的決心和速度如果鬆懈怠慢了，很快就被人迎頭趕上，甚至被遠遠地超越，變成落後，將來可能就會被進步的潮流淘汰。希望在評鑑過後，院長有機會向大家報告台北市努力向前的近況，讓各位同仁有所警惕和參考。

最後，祝大家身心健康、平安如意

給聯合醫院同仁的第12封信

教學醫院評鑑，提升服務品質

敬愛的全院同仁：

大家好，四月份又到了，去年此時全台灣陷入SARS的危機當中，本院也因爲SARS衝擊，去年四月至八月的業務受到全面性地影響，今年我們希望大家提高警覺做好各方面因應措施，讓醫院完全正常運作，也讓病患安心，安全地接受我們最佳品質的服務。

在三月二十六日，本院大同院區接受了教學醫院的評鑑，在此我要感謝所有同仁全力以赴做好各項準備，把我們平時認眞誠心照顧病人的成果展現出來，我特別要獎勵我們的清潔人員和工務單位，眞的在過去三個月內把醫院的環境整理得比過去更乾淨、美觀，我們也增添了不少溫馨的掛圖、畫作、海報、歷史照片，讓每一位病患或工作同仁都可以感受到這家醫院的用心，我聽到不少病患反映說：「這家醫院簡直令人難以置

關心您的院長　陳永興敬上
二〇〇四年三月十五日

信，變得這麼漂亮，有氣質……」我聽了心裡很安慰，更希望同仁要繼續保持整理自己周邊的環境，讓工作環境乾淨、美觀，就是提供病患就醫舒適環境的第一步。

許多評鑑委員很中肯地提出不少建議改善的事項，其中最多被提到的是病歷的書寫，我希望所有主治醫師務必確實寫好病歷，特別是最根本的診斷、疾病名稱、檢驗報告、醫囑、病人理學檢查的發現、每天查房的紀錄等，這些不但是評鑑最重要的依據，其實也是平日申請醫療給付的依據。如果不寫，我們做了什麼事沒有人相信，當然健保也不給付，對醫院和醫師來說都會造成很大的損失，更有可能在醫療糾紛時造成無可挽救的損失，所以無論如何，醫療科室主管一定要確實督導主治醫師負起責任，完成病歷書寫的工作。

其他的建議改善事項，希望企劃室整理之後，很快交給相關單位，確實迅速地加以檢討改進，我們參加評鑑的目的，並不是爲了表面上爭取教學醫院的頭銜，更重要的是平日做好醫療品質來服務病患，透過評鑑由客觀的專家來幫我們找出缺失，可以提升我們的醫療服務品質，所以我們不要想說評鑑過了就可以鬆懈下來，馬馬虎虎隨隨便便地工作，這就不是敬業的專業人員應有的態度。從我上任迄今，我一直要求所有同仁的就是做第一流的醫療專業人員，以最敬業的工作態度，提供最高品質的服務，希望大家能互相共勉，繼續努力，精益求精！

四月起，有老人健檢開始，希望本院同仁在忙碌地爲老人服務之餘，也多介紹本院這一年來的進步情形，還有本院增設的護理之家、呼吸照護病房、復健設施空間、各種健檢項目等，讓更多市民知道本院可以提供許多高品質的醫療服務照顧，希望市民能善加利用。

我記得上個月門諾醫院黃勝雄院長來本院上醫療倫理的課之後，參觀了我們的護理之家，他讚不絕口告訴我：「如果這是在台北或花蓮，早就住滿了需要長期照護的老人，甚至想住進來還要排隊等候……」可見我們的對外宣傳工作還是有很多可以努力的地方，請同仁多加爲本院宣傳。

夏天到了，請節約用電，並保重身體。

祝大家平安如意

關心您的院長　陳永興敬上

二〇〇四年四月五日

結果經過一番努力，大概從那年九月開始到了年底，總共四個月內，我們就把缺口補回來了，第二年開始又繼續成長。

引進人才，提升醫療品質

還有一項，我去高醫借將，拜託一些好的醫師加入，我去市立醫院時發現，雖然醫院有急診室，但是我們實在不夠資格提供急診服務，既沒有急診專科醫師，也沒有腦神經外科醫師，比方救護車送來車禍重傷者，我們的急診室就沒辦法動腦部手術，傷患來了就只能把傷口包一包後轉診，轉去高醫或別的醫院，日子一久，救護車就不會把病患送來了。我發現這樣實在不是辦法，可是我們的醫師沒有人受過急診專科的訓練，也沒有腦神經外科的訓練，所以一上任，我就去找高醫談，基於過去和他們的交情，高醫的急診主任蔡米山就被我請來大同擔任急診主任；腦神經外科主任黃祖源，是我的同學，我也拜託他來，這樣我們醫院的急診才顧得來。而且蔡米山來了之後，還幫忙訓練我們的內外科醫師，又從高醫請了幾個年輕的醫師來，好不容易才把急診室獨立起來。

以前市立醫院的急診，是各科醫師輪流值班，有時候是耳鼻喉科醫師，有時是皮膚科、眼科在輪值，遇到嚴重的病人時，醫師自己都會害怕，又怕有醫療糾紛，我沒來市立醫院之前，也不知道是這樣子。後來台北仁愛醫院發生了邱小妹事件，大家都責罵仁愛醫院，其實我很同情他們，以前我們高雄八間市立醫院，沒有一家有資格做急診服務，可是市民怎麼會知道？事實上也不是他們不想做，是請不到、也請不起適任的醫師。台灣的民眾都沒有想到，要提高醫療品質是要付出代價的，但是大家都不肯付出代價，只要求有效品質，這怎麼可能？今天台灣有幾千間醫院提供急診服務，可是你真的去看看，裡頭有幾個真正受過良好訓練的急診專科醫師、腦神經外科醫師？可能十分之八、九都沒有。

理論上，衛生行政單位應該公佈合格的急診醫院給民眾知道，數量少沒有關係，要讓夜間緊急的病患可以被送到可以適當照顧的醫院。例如，高雄市只有五個地方可以提供急診服務，高雄榮總、高醫、國軍總醫院、院綜合醫院和小港醫院，若將市立醫院集中一間做好就好，共六間，高雄市若有六間提供急診服務其實就夠了，一個高雄市沒有多大，由北到南有六間醫院區域分布，十二個行政區，兩個行政區有一個急診醫院，病患差不多五到十分鐘之內就會送到醫院，這樣應該就足夠了。若不如此，高雄市號稱有六十多個地方可以看急診，其中五十多間都是隨便看看或是轉診，這樣對市民反而不利，而這些醫院也會做得很痛苦。若是衛生局能夠公佈說，高雄市晚上只有六個地方可以看急診而且品質很好，民眾有病就直接去這六家醫院，意外事故也都送往這六個地方，問題就解決了。把這六個急診中心做得非常好，品質絕對有保障，輸送病患的交通問題也解決好，其他五十多間醫院，晚上就不用再花那些人力，提供那些不夠好的服務了。

這個問題不解決不行，因為要把一個急診室設立起來，不是只有找人而已，何況找個適任醫師是很辛苦的，至少待遇要有保障，若一個月沒有三十萬元，是請不到一個急診醫師的，而且至少要五到六名醫師才夠輪班、應付急診病患，普通的醫院哪有這種本事，所以以前的市立醫院都不想投資，也不想做。但是我去了之後，覺得無論再辛苦也要做起來，不然身為公立醫院卻連最基本的服務都無法提供，那關門起來算了。

那時，晚上若聽到救護車的聲音時，我就開始擔心，不知道病患要送到哪裡去，我們的急診能不能照顧好病患？我做院長時，我們醫院急診室的工作人員都知道，我常常跑去急診室，吃完晚餐後，我就散步到急診室去看看，一方面是給員工打打氣，一方面是實際去了解我們的急診做得好不好。也就是因為這麼投入，才有辦法把聯合醫院的急診服務水準提升起來。我真的很感謝黃祖源和蔡米山兩位醫師，他們甘願離開醫學中心來到市醫服務，而且底下完全沒有住院醫師，他們在高醫擔任急診主任時，底下醫師一大堆，患者來的時候是年輕醫師先負責，真的很麻煩、很急難的，他們才會親自出手，可是來到市立醫院就不是了，每天他們都要親自照顧患者，可以說我們把主任當做住院醫師在使用，那當然是很辛苦啦！但是大家打拼了兩年，把急診的水準拉高起來，這點也是我感到很安慰的地方。

在聯合醫院做了兩年之後，我想也改善了很多問題，就覺得應該讓黃祖源來接院長，因為我把他從高醫找來，他在高醫已是腦神經外科的主任，來這裡做了兩年的苦工，應該讓他有機會接院長職務，所以我跟衛生局說我要回去凱旋醫院，把聯合醫院交給了黃祖源，二○○六年一月我就到高雄市立凱旋醫院擔任院長。

回歸精神科本行

其實我在衛生局時就很關心凱旋這間精神科的專科醫院，它的服務量很大，規模大概有一千二百床，是西部最大的精神科醫院，東部花蓮玉里還有兩家更大的精神科醫院。那時我費了很大心血才商調了台大的宋維村教授來接凱旋醫院的院長，他也幫很大的忙，把整個凱旋醫院的醫療品質都提高了，醫院的制度也建立得很好。宋維村院長回去台大後，陳明招醫師升上來做院長，之後我回去接院長，她就當顧問醫師。

回去凱旋醫院，我很高興能夠在本行再進一步發揮，因為這是我自己的專長。規模那麼大的精神科醫院，我們能提供的服務層面很廣。我鼓勵員工，我們要主動走入社區，因為以往精神科醫院都是消極地在等病人來，一般人不太愛來精神科就醫，都是不得已才會來。事實上社區內有很多需要我們服務的對象，所以我們有幾個創舉，譬如我去募一台車，叫做心靈健檢巡迴車，裝飾得很好，像是一般行動咖啡車一樣，我們的車也一樣提供咖啡，還有電視牆，可以做衛教又可以做篩檢。我們巡迴社區，去做憂鬱症的篩檢，做精神衛生的教育，還有做健康人的健康檢查。我們一般人會想去醫院做身體檢查，看看心臟、肝臟、腎臟有沒有問題等等，但是很少人會想要檢查精神或心理方面的疾病。我們認為大腦也需要檢查，看看精神狀況是否健康，所以我們在高雄推動精神健康檢查的概念，包括市政府所有的主管都約來做精神健康的篩檢，特別是針對警察人員、消防人員、衛生局人員以及教師們，因為這幾種人的壓力通常比較大，我們一方面替他們做精神健康檢查，另一方面教他們如何防治自殺、如何早期發現憂鬱症等等的基本概念，這樣一來，老師也能注意到他的學生的精神狀況。我們利用這些開始對一般民眾提供精神健康方面的服務，我覺得這點很重要。

再來是，在我任內成立了自殺防治中心，近四、五年來，台灣的自殺率增高很多，可能和社會的變化有關係，衛生署也說要成立自殺防治中心，那是全國性的，所以我們高雄市第一個響應成立自殺防治中心，市政府也成立一個自殺防治委員會，但是所有的工作都由凱旋醫院執行，我們提供專業方面的人力，也提供二十四小時的電話諮詢服務，又要求高雄市所有的醫院急診，只要有自殺的個案就診就要通報，由我們去追蹤。這樣做了兩年後，真的把高雄市的自殺率降低了，這是更積極地去服務那些高危險群患者。

至於慢性病人的復健方面，我們也做了很多工作，像凱旋醫院是在高雄市內，但是在高雄縣大寮鄉我們還有一家分院，土地很大，可以讓病人去種有機蔬菜，因為強調不噴灑農藥，所以每隔一、兩個禮拜拿出去賣，一下子就賣光了。另外，也鼓勵病人種花，賣給高雄市的公務單位，一盆六元，病人增加了收入，又有復健效果。這部分工作我們也做了很多。我們不能用工業性的生產來要求精神病人，因為工業生產的東西，第一講求速度，第二精確率要很高，對精神病人來講，反而會形成很大的壓力，我發覺種花、種菜很好，他們不用和人競爭，又可以和大自然接觸，勞動對身體也很好，收入也不錯。另外，就是讓他們接觸和發揮藝術才能，所以我們成立一個賣咖啡及陳列藝術品的地方，請老師來教他們做陶瓷、彩繪等等，他們的作品都很漂亮，把那些盤子放在機場的櫥櫃內，看起來就是藝術家的作品呀！其實我們知道古往今來，有很多藝術家本身就是精神方面的病患，他們畫出來的作品都很有原創性，非常有特色。我發現若讓病人做這些東西，不但對他有幫助，回饋也很大，回饋愈大，他就愈有動力。所以凱旋醫院在這方面也做了很多工作。其實可以說我讓凱旋醫院變得更積極，變得很活潑，我們進入社區和社會的互動更多，服務範圍也更廣了。

此外，我每年還會舉辦園遊會，讓他們義賣作品，我也將自己的帽子、領帶、書、酒等等拿出來義賣，藉以籌募款項。誰說公家醫院不能募款？這其實也是我在高雄市立醫院前後服務四年裡，打破他們一個很大的制式觀念。以前公立醫院沒有人在募款的，但是我就說可以募款，只要取之於社會，用之於社會，或是取得社會資源，用之於病人，那也是替病人服務，替社會做事呀！為什麼不可以？何況我一直認為公立醫院要經營到不需要再靠公務預算來維持，醫院就能養活自己，那才有意思呀！

為病友團體募款

以前我在聯合醫院時也公開募款過。聯合醫院有一個合唱團，已經四、五年了，叫「雙峰合唱團」。雙峰是什麼？意思是指乳癌的患者，起初醫院成立這個合唱團的用意，是想到乳癌患者開刀後，心理通常都會受到影響，為了抒解大家的鬱悶心情，就號召大家每個禮拜到醫院來聚在一起唱唱歌，請老師來伴奏，讓大家互相支持、互相安慰。我接任院長後，有一次聽到她們唱歌，真的深受感動，就說要替她們辦演唱會來募款，讓合唱團可以到各地巡迴演唱。她們說：有誰要聽病人唱歌啊？我說：一定有。我就去借場地，使用高雄市圖書館的中興堂，差不多是三、四百人的座位，一張票義賣二千元。剛開始她們都沒有把握，可是我一個人就替她們賣了二、三百張票，有什麼問題呢？結果那場演唱會大爆滿，聽過的人都很感動，她們真的唱得很好，聽著台上七、八十位罹癌的婦女唱那首〈生命如花籃〉，沒有人不感動的。結果那場演唱會總共募了二百多萬元，這讓她們變得很有信心，之後就出去外面巡迴演唱，不但自我安慰，還去安慰別人。接下來她們還替別人募款，她們為了幫「奇異果合唱團」募款，而和他們一起開演唱會，這個「奇異果合唱團」也是很感動人的，他們是殘障的團體，創始人本身就是多重障礙患者，眼睛看不見，手部關節也萎縮，無法走路，坐著輪椅，用萎縮的手打鼓。他的團員都是殘障人士，有盲人，也有無法站立而躺在地上的，但是他們的歌都唱得很好。

我在聯合醫院時，就常鼓勵讓員工不是只在醫院內服務患者，我們也可以做些社會服務的工作，所以後來我們就利用母親節、聖誕節等節日，和外面的社團合作舉辦此類的活動。來到凱旋醫院後也是一樣，我們的園遊會也會邀其他精神醫院的病人，一起來擺攤位，讓社會人士來欣賞精神病人的精采作品，也為病人義賣，增加他們的收入。那時候我也常寫信給同仁，分享我的觀念和作法，鼓舞他們：

給聯合醫院同仁的第7封信

發揮愛心參與病友公益活動

敬愛的全院同仁：

大家好，天氣已轉涼了，希望大家早、晚多保重，也許是冬天較好睡，我發現大家來醫院的時間似乎比前兩個月稍爲晚了些，平常我大約七點半到各病房去探視病人，總會發現醫護人員和病患家屬已經在忙碌著，可是最近似乎較少看到醫師在七點半以前就去查房，在門診大廳也一樣，八點以前還很少看到工作人員走動。

我希望所有同仁不要鬆懈下來，在九月、十月我們的門診和住院病患有明顯的成長，可是十一月卻呈現下降，我想除了季節性因素或病房整修的因素之外，工作同仁是否因九月、十月的業績成長，而以爲醫院一切已上軌道，就在心情上鬆懈了。對於醫院的工作，我想是時時刻刻都必須全力以赴的，特別是服務品質和照顧病患絕對不可以馬虎，我希望全體同仁持續保持警覺心和危機意識，我們要精益求精，絕不可故步自封，保持現狀，距離我們的理想還有很遠的路要走！

十二月二十八日，是我們醫院爲了乳癌病友舉辦募款音樂會的重要日子，我盼望在歲末過年之前，我們所有同仁發揮愛心，爲我們許多病友的健康祈福。這是第一次我們用醫院的仁愛基金爲病患募款，除了音樂會還有義賣畫展，畫展從十二月二十五日至九十三年元月九日在美術館院區二樓舉行。爲了慶祝聯合醫院滿歲，我們將在九十三年元月二日舉行義賣和院慶，我誠摯地邀請全體同仁發揮力量，讓社會上願意關懷病患健康的朋友一齊來參與，不管是音樂會或畫展，我們很歡迎同仁邀請更多社會人士來參加，讓更多人知道聯合醫院支持各類病友團體，從事更多關心病友健康的活動。

我衷心盼望全院同仁，積極參與這項有益病友和醫院形象的活動，只有我們同仁熱心參與才能帶動更多家屬或社會人士的支持。想要捐款贊助的同仁，請和社會服務室張主任或院長室蔡小姐聯繫，也盼望各科室主管多鼓勵同仁投入社會公益活動。特別是各種病友的組織，協助病友們照顧更多病患的健康，這是我們從事醫療工作的專業人員應該樂見的，這樣的活動，以後每一季都希望本院能舉辦。

在美術館院區的病房整修工程中，還有即將施工的大同院區大門口工程，希望相關科室主管多重視病人的安全和安寧，協調施工單位盡可能不影響醫療業務的進行，也要事先告知病人和家屬，減少不必要的干擾。我很希望這些工程能提早完成，讓醫院業務能正常運作。

最後，祝大家歲末平安、身心健康

關心您的院長　陳永興敬上
二〇〇三年十二月五日

給聯合醫院同仁的第8封信

歲末感恩爲病友健康祈福

敬愛的全院同仁：

大家好，感謝大家對病友的關懷，本院將於十二月二十八日舉辦的音樂會募款活動，獲得熱烈的迴響，許多同仁和社會人士都表示支持贊助，院長在此要特別感謝大家的共襄盛舉，也希望本院的仁愛基金未來能發揮更大的功能，幫助許多需要的病友。

在推動這樣有意義的活動過程中，本院需要全體同仁和病友的參與，讓活動能圓滿成功。院長在上一封信也鼓勵大家踴躍參加音樂會，因爲雙峰合唱團是本院乳癌病友組成的合唱團，她們優美的歌聲將帶給我們最大的安慰和鼓舞，也帶給所有癌症病友更大的希望和祝福。院長在院務會議和主管會議上也都呼籲各科室主管，積極鼓勵同仁參加，但從來沒有說要強迫大家參加。很遺憾地是院長收到有同仁反映，似乎是心不甘情不願地不得不參加，希望這位同仁不要有這種想法，也不需要做這種勉強自己的事情。

爲醫院的仁愛基金募款來支持關懷活動，絕對是自願自發，如果沒有這樣的心想支持或贊助，就不必勉強，院長在此再說一次：「希望大家踴躍參與，但絕不勉強。」其實迄今爲止，本院同仁有意參加的也許是半數左右的員工，所以不參加並沒關係，以後應該還有很多參與機會。院長希望全體同仁了解：關心病友和支持贊助活動是值得我們長期投入的工作，本院希望有好的開始，但這並不是唯一的一次活動，以後應該還有很多機會來參與。院長也希望大家是抱著歡喜的心情，自願投入社會服務和奉獻的活動，不會勉強也無法勉強任何人，因爲大家都是有自主性，可以自由選擇。

從十二月二十五日起，本院有一連串爲癌症病友服務的篩檢活動，爲了慶祝院慶，還有畫展和義賣，也歡迎所有同仁共同來欣賞優美的畫作（在美術館院區二樓展出）。

此外，舊曆年前本院還有忘年會，目前正努力籌備精采的節目。總之，爲了迎接新的一年，希望全體同仁都能懷著感恩惜福的心情，祈求我們自己和病友都健康平安、愉快如意！

最後，還是希望兩邊院區的工程進行順利，早日完工，提供給病友更好的環境，讓我們的醫療業務和品質日益進步。

敬祝大家平安、如意

關心您的院長　陳永興敬上

二〇〇三年十二月十六日

我在市立醫院工作四年，確實帶給員工很多不同的觀念，讓他們更積極、更活潑，不像過去那樣，總是想著多做多錯，寧可少做，反正有做沒做都能領同樣的錢，當醫院開始進步之後，也帶給他們很多鼓勵和信心，覺得自己並不輸給私人醫院，而且可以做更多社會工作，服務更多需要幫助的人。

第8章

專業不敵選票考驗

——台灣政治的困境

被提名不分區立委

我在高雄市服務八年期間，兩度被台聯提名為不分區立委候選人，但是兩次都不順利，這也是值得紀錄的。其實在台聯成立後第一次參與立委選舉時，他們就找過我，說要提名我做不分區的立委候選人，那一次我拒絕了，因為那時我才剛回去高雄接任衛生行政的工作，而且還去高醫念博士班，我就告訴他們我有博士班學生的身分，依規定不能當候選人，我不能接受提名，不過我會幫忙。那次，我也真的出面幫忙他們，去站台演講，那時李登輝總統很支持台聯，他也出來站台，結果台聯選得很不錯，有十多位選上。

第二次，三年後要再選了，黃主文主席來找我，第一句話就說選罷法已經改了，沒有學生身分的限制，所以我不能再用這個理由推辭，李登輝也說要叫我去做不分區立委第一名候選人，認為對台聯會有幫助。那時我想，黃主文做過內政部長兼中選會主委，他講的應該沒錯，我也沒再去查，事實上是選罷法確實要修改，行政院已經將草案送去立法院了，可是立法院還沒有最後修正通過。我想既然他這麼說了，我就答應。剛開始選委會審查也通過了，都已經公告，也印在選舉公報上面了，我也到處巡迴演講，拜託人家支持台聯。沒想到，差不多到了投票前一個禮拜，中選會突然說有人檢舉我有學生身分，不能擔任候選人，我才發現選罷法還沒修正通過。結果中選會就撤銷我的資格，我也沒辦法，但我還是到處演講，請大家要支持台聯。

發生這件事時，台聯有些人告訴我，說這可能是自己人搞的，我不敢想有這個可能，又不是我去討著要做不分區立委，一開始他們不要提名我就好了，所以我不太在意。後來選舉結束後，我就去訴願，我認為中選會取消我的資格是沒有道理的，我已經擔任過立法委員，為什麼我念了博士班卻不能當立委？我覺得這在邏輯上講不通，否則進修讀博士班豈不是變成了處罰？一個曾做過立委的人卻沒資格再做立委，只因為他多讀一些書，這太荒謬了，何況我讀博士班是在職進修，又不是專業學生，況且被提名時，我已經修完學分了，也不需去上課，我每天就是擔任衛生局局長，政府也是鼓勵公務員去進修，怎麼公務員去進修反而要被處罰，喪失憲法所保障的被選舉的資格？我覺得這個法理上有問題，所以我就去訴願，說中選會以具有學生身分的名義，取消我的候選資格是違憲。

沒想到訴願結果我贏了，行政院法規委員會覺得我講的有道理，他們裁定中選會應另為適當之處分，撤銷原處分，原處分就是撤銷我的資格，就是說不能撤銷我的資格，另為適當之處分，是應該公告我當選了。可是中選會遲遲不處理，而且在這過程中，竟然還有台聯裡面的人去鬧場，那麼誰在搞鬼就很明顯了。中選會要開會討論時，台聯主席黃主文手下的一個叫黃金郎的組織部長，就去中選會鬧，說已經公告別人當選了，怎麼能重新討論這個案子呢？根據我事後的了解，因為我是排名第一，台聯那次不分區有三名進去，第四名是桃園建

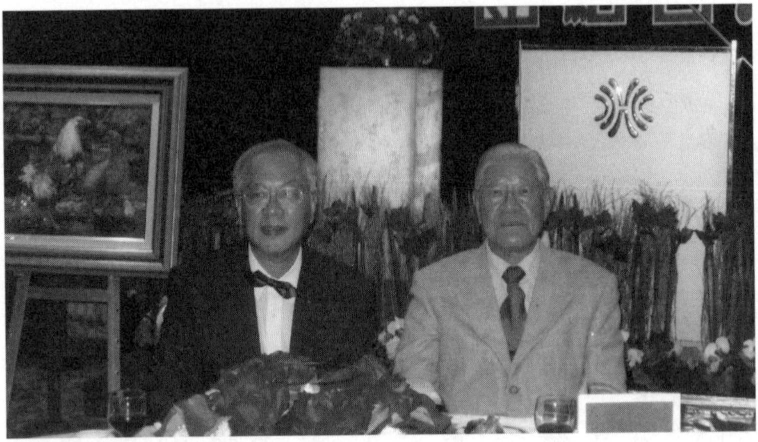

與李登輝總統（右一）合照。

築師公會的理事長，他是黃主文的人，他們擔心第四名是邊緣，不一定能當選，就想拉下我讓他穩當選，而結果正是如此。假使中選會重新討論，恢復我當選，那位第四名就落選了，所以那個組織部長才會去鬧場。

這件事情讓我很感慨，覺得台灣的政治實在太可悲了，本來我對民進黨已經失望，沒想到台聯也是這個樣子，真是可憐。過去對外，我都不講這件事，怕講了會讓人認為政黨全部都一樣，大家對國民黨早就已經看破了，民進黨又已讓人失望，新成立的台聯原本還讓人有些清新感，所以我只好忍了下來。到最後我也不再去追究了，因為法規委員會已經裁定我的訴願成立了，中選會不處理的話，我可以打官司，後來我想想就算了。第一，行政訴訟要花很多時間；第二，說實在的，我也不是很愛做立委，是因為他們來拜託我做不分區的，既然別人那麼想做，就讓他去做了。這是第一次被提名為不分區立委的一段風波和插曲。這件事情讓我很感慨，但是都已經是過去的事了，在此一提的用意是，台灣的政治圈裡，其實有很多人並不像我們所想的那樣是為了理想打拚的。

體會司法制度的荒謬

這次選舉還發生另一件也讓我很感慨的事。

因為台聯提名我為不分區立委，所以我也到各地幫台聯區域候選人助選。有一天，我要去嘉義為台聯候選人凌子楚助選之前，打電話給前嘉義市長陳麗貞的哥哥陳文獻，告訴他我要去為台聯候選人凌子楚助選。陳麗貞原本是張博雅的祕書，後來擔任環保局長，嘉義市長張博雅卸任後由她代理，後來才出馬競選市長。我和陳文獻是在學生時代辦刊物時就認識了，我念高醫時他是藥學系，後來變成很好的朋友，畢業後從黨外一路走到民進黨時代，大家一直有連絡。當年我去幫康寧祥助選，他則是在幫黃順興，黃順興是很老的一個黨外前輩，曾經當選過台東縣長，後來也做立法委員，很替農民講話，有一些社會主義的理想，年老時去了中國大陸。

陳文獻聽到我要去嘉義，就說要請我吃飯，說我被提名不分區立委第一名，要介紹幾個朋友讓我認識，當時他認為我一定會當選再進立法院，所以想順便祝福我一下。當天，一個朋友從高雄開車載我和陳英燦到嘉義，到嘉義後我先去凌子楚的總部，中午由陳文獻請客，席開兩桌，邀請幾位藥劑師公會的人以及一、兩位醫師一起吃飯。吃飯中，凌子楚來打招呼、遞名片，之後又繼續去跑他的行程。沒想到一吃完飯，就聽到有人去檢舉說我們賄選、買票，我和陳文獻一聽到這件事都認為太荒謬了。第一，來吃飯的人都是在藥界、社會上有身分的人，我們要怎麼買票，何況陳文獻和他妹妹都是民進黨員，怎麼會替凌子楚買票？他只是純粹想祝賀我，約一些醫藥界的朋友陪我吃飯而已。

結果當天出席的人都被檢調單位用很粗魯的方式帶去問話，檢調單位的人到他們家中，拘票一拿出來，半夜就把人帶去調查站，問訊完就轉送檢察官。陳文獻打電話給我，說那些朋友都被約談，他在電話中還在罵。最後才傳到我，我是正式接到傳票，只好出庭。表面上檢察官對我很客氣，其他人都是被帶到調查站，再轉到檢察官複訊後釋回。檢察官發傳票給我時，用證人身分傳我去地檢署，很客氣地問我，還拿椅子給我坐。我向檢察官解釋，我和陳文獻是認識很久的好朋友，他知道我要到嘉義，就說要請我吃飯，要祝福我當選不分區立委，沒有買票的想法，而且我是不分區立委候選人，也不能叫人家投給我，我說這個檢舉未免太荒唐了。問完回去之後，我以為沒事了，沒想到投票前又發生我的候選資格被取消的事情，整個心情糟透了，所以之後我就和朋友出國打球散心。沒想到出國期間，接到我太太打來的電話，說報紙刊出來我和陳文獻因賄選被正式起訴的消息，只起訴我們兩個，其他人變成證人。我接到起訴書後，真的覺得那位檢察官是天才，內容都是他自己編的故事，意思是說我和陳文獻事先預謀要替淩子楚買票，由我出面透過陳文獻去邀請那些人，再安排淩子楚來拜託大家。

在訴訟過程中，我發現台灣司法制度真的有很嚴重的問題。第一，起訴我的檢察官根本不蒞庭，起訴後一切和他無關，因為辦賄選可以領獎金，所以檢調單位就很想起訴你。出庭的是另一位蒞庭檢察官，不是偵辦的檢察官，蒞庭檢察官完全照起訴書在法庭上和你攻防。開庭後就傳證人，證人說他當時對檢察官並不是這樣講的，蒞庭檢察官就斥責說：若沒有講，起訴書怎麼會那樣寫，而且你還簽名。有些證人說，因為檢察官告訴我簽名就可以回去了，因為怕被留置整晚，所以就趕快簽名。有一位證人堅持說他從頭到尾根本沒有那樣講過，法官便調錄音帶來聽，結果他真的沒有那樣講，但筆錄上竟寫著他說如何又如何。透過錄音帶，發現在訊問過程中，檢調單位有時誤導，有時又恐嚇，讓被約談者產生很大壓力，而且對照筆錄結果發現，那位問案者根本是在自問自答，完全按照自己的意思就做成筆錄。因為這樣，只好重做筆錄，在法庭上按照錄音帶一句一句重新謄寫，出庭一次花了三小時。

之後法官問我有什麼意見，當庭我就說：起訴的檢察官不負責任，刻意扭曲，故意入人於罪，誤導人，浪費司法資源。我是一個醫師，在高雄擔任院長，可是每次為了要來嘉義出庭，一大早出門一整天，證人們也是一樣，而且每次開庭就三名法官、二十多個證人，可是起訴的檢察官卻不用出來辯護、對質，蒞庭檢察官又不是問案的檢察官，不知道當時實況如何，我無法了解這種制度，無法了解這種浪費人民的時間又冤枉人的事。我說：我們念醫學的人，若診斷錯誤，便是一條人命，不僅會被告還要賠償。但一個檢察官誤起訴，卻不需要負任何責任，甚至可以領獎金。當我獲判無罪時，就表示檢察官起訴錯誤，可是我們卻無法追究檢察官的責任。我又說：我要讀大學時，跟我爸爸說要念法律，我老爸說台灣社會無法無天，要怎麼念法律，念法律自己會氣死，我到今天才體會到他的話。雖然後來我念醫學，但是我對台灣的司法還是一直抱著一個期望，這也是後來為什麼我去做台權會的會長，想要維護人權，伸張正義。我去做二二八平反工作也是為了保障人權，但是我沒想到有一天，我自己也要站在法庭上蒙受不白之冤，還要為了維護自己的人權而受審，我實在是感慨萬千……。

司法人權與司法改革的重要

沒有經歷過這種司法過程的人，不能體會司法對人的傷害，我覺得檢調單位不能體會他們隨便抓人、起訴人，對一個人的傷害有多大。報紙一登，所有親戚朋友看到都會替我們擔心，但我們有口難言。還好，我對自己很有信心，告訴自己沒關係，一審時我就要求辦快一點，按照正常程序需要一年，一年的時間對一個人是多麼大的精神折磨。平常人不常接觸司法單位，到了調查站或法庭，嚇都嚇死了，以高植澎醫師的例子，他擔任澎湖縣長之前，在澎湖衛生所當主任，被起訴說他貪污勞保，他和兩名護士被起訴，結果兩名護士受不了這種壓力，一個自殺，一個得到癌症也死了，後來宣判三人無罪，但是兩名護士已經離世了。

結果，我們初審獲判無罪後，檢察官竟又上訴。再上訴時，更荒謬，因為陳麗貞認識嘉義地檢署的主任檢察官，她問主任檢察官說她哥哥的案子明明就沒有賄選的事，地方法院也判無罪，為什麼又上訴？主任檢察官說，這本來就沒什麼事，但是我們一定要上訴，我們若沒有上訴，就表示本來的檢察官不對。主任檢察官還向陳麗貞說，這本來無事，但為什麼會起訴，因為是在嘉義教書、參加建國黨的教授臧汀生被檢調問訊時，態度很不客氣，很搞怪，死台獨一個，到了調查站就對那邊的人大小聲，還說：「嘉義人都知道我是死台獨一個，別說陳永興有沒有來，我本來就挺台聯，凌子楚競選總部成立時，我還買了一萬多元的餐券，就算凌子楚請我一頓飯也不到一千元，那到底是誰向誰買票？」他的意思是說，就因為臧汀生對調查站的人口氣不佳，調查站的人很不爽，才會有這種結果。

所以我們又被起訴了，之後我們只好去高等法院，這次要去台南。陳文獻住台南，他和台南的檢察官也很熟，檢察官就說你們這個案子沒事啦！我趕快辦一辦，讓上訴快點結束。

明知道沒事，卻還要上訴，這不是很荒謬嗎？結果開庭那天，高院的檢察官對這件案子一點興趣也沒有，他一看就知道，反正初審已經判無罪了。所以當高院的法官問檢察官有沒有意見、要不要傳證人？檢察官說沒有意見，也不傳證人。開了兩次庭，第一次開庭兩個來，問你是誰，基本資料對一對，要不要傳證人，大家都不要傳。第二次要開辯論庭，他也不辯，說沒意見。當然又判無罪，我想判無罪就沒事了吧？結果，他們竟然又上訴到最高法院，這種制度真是浪費國家資源，難怪法院裡的案子每個都要拖很久，每個法官手上都有一堆案子，有的淨是這種無意義的案件。

我們若沒有親身經歷過，是不會了解這些過程對一般人的傷害有多大，像這樣一個案子拖下來就是兩年，真的很耗損精神。經過這件事情後，我真的很體諒被官司纏身的人，所以我都對律師朋友說，做律師不能只是從法令見解去幫助你的個案，心理上也要給個案支持及信心。像我看了國科會前副主委謝清志的書，他為了南科減震的案子也是花了兩、三年的時間，還被捉去裡面關很久，又被限制出境，之後打了一、兩年的官司，初審獲判無罪，檢察官還是繼續上訴，整個過程造成的傷害，對個人和家人來講都是極大的折磨。因為我本身是精神科醫師，比較能體會當事人受到的折磨及煎熬，我想，很多人遇到這種官司時，若沒有自己的信仰或是對自己沒有信心，加上對法律程序又不了解，抗壓性若不夠的話，真的就會崩潰。

司法與上帝

後來，這件事結束後，陳文獻跟我講，他要去查到底是誰檢舉我們，他覺得對我很歹勢，請人吃飯卻害人家惹了一身麻煩。後來，他查出來，說是民進黨蔡姓候選人做的，因為當時蔡和凌子楚同區競選，凌子楚參選對他產生威脅，但是我沒有辦法證實。陳文獻是根據當天出席的一位友人說的，可能蔡姓候選人的人馬無意中聽到這場飯局，想要趁機打凌子楚一槍吧？當時，報紙登出這件事，彭明敏教授也嚇了一跳，因為我們認識很久了，他很了解我，我在學生時代就很痛恨國民黨這種手法，我怎麼可能做這種事，我去花蓮選舉時也最恨買票，我會落選也是因為對手撒錢。所以，有一次彭先生問我怎麼會惹出這麼大的麻煩，我告訴他聽說是蔡某人那邊做的，彭先生就把蔡某叫去罵了一頓。有一天，我就收到蔡某寄來的一封信函副本，正本是寫給嘉義法務部調查站，裡頭的意思是說他沒有叫他的人做這件事，我想可能是他被彭先生念了之後，用這種方式想要向我澄清他絕對沒做這種事。

不過這件事中，有一件令我印象也很深的事。當時我收到起訴書後，就影印幾份寄給幾個律師朋友，包括李勝雄、蔡明華、林武順、李慶雄等等，想聽聽他們的意見。他們看了之後，都說這個檢察官太天才了，這個案子不可能判你有罪。其中反應最有趣的是李勝雄，他先問我要不要委任他，我若委任他，他就要去罵檢察官。同時他還寄了兩篇文章叫我要信上帝，勝雄很愛勸人信上帝，他的意思是連耶穌都會被他的門徒出賣，受到很大的委屈去背十字架了，安慰我現在受到這種打擊沒關係，只要相信有上帝，最後的真理正義還是會呈現，我覺得這真是很可愛的事情。

其實這次被台聯提名，對我來講是多重打擊，一方面因為學生身分的理由被取消候選資格，又發生被誣告賄選的官司，最重要的是後來發現這兩樁事件都是自己人搞的鬼，真是讓我對政治感慨良多，過去黨外時期我們被國民黨修理，現在連自己同黨或同志也相互殘殺，所以，我真的覺得自己實在不適合在這種生態內生存。

為全民健保尋活路

第三次立委選舉，台聯要提名不分區立委又來找我了，這次是黃昆輝主席來找我。因為那次立委選舉是單一選區兩票制，台聯已經處於很劣勢，因為單一選區的關係，幾乎沒有希望，區域的立委是不可能贏了，何況他們很多區域立委都被民進黨拉走，這個單一選區兩票制對小黨非常不利。所以黃昆輝來拜託我時，我是有一點替他們打抱不平，我這個人一向就比較會替弱勢者著想，喜歡和弱勢者站在一起，我也覺得這種制度性的設計是兩大黨在欺負小黨，對他們很不公平。我覺得國、民兩大黨把社會搞成這樣，應該要讓第三黨存在，或許還會存有一點不同的聲音，所以我就答應了。但是我也知道選不進去的機會很大，因為還有一個百分之五的門檻限制，何況台聯要找區域候選人都找不到，若是沒人要參選區域立委，票數本來就很難衝高，所以我答應他們時，其實已經有心理準備會落選，但是仍然想要傾全力替他們衝過那個百分之五的門檻，讓國會至少有第三種聲音存在，不是只有兩個政黨的聲音。當時我也決定，這次若是沒選上，我以後也不再管政治了。所以答應他們後，為了全力衝刺，也是一種破釜沉舟的決心，我就辭去凱旋醫院院長，打算未選上的話，也不會再回去當院長，我想若沒選上，就當作開啟人生的另一個階段，做一做自己想做的事。

辭職後，我就全心全意，就把自己當作在選區域立委一樣，只不過選區是全國就是了，每個縣市都去打拼。那時除了台灣社會需要第三黨存在之外，我還提出另外一個訴求，是醫界需要一個專業代表在國會裡處理健保的問題，因為我認為台灣整個醫界都被健保制度搞到毫無招架的餘地，整個醫療生態都遭到了扭曲。我提出一個政見是「設置醫療紓困基金」，這個構想有點像金融紓困基金，就是若是有銀行要倒了，政府就能去救它，其實我認為那樣不符合社會公義，銀行倒了，是少數人將之搞倒的，結果用眾人的錢來救，很不符合社會公義，但是我認為醫院若倒，絕對不是醫師或是院長搞倒的，是健保的給付不合理，是政府搞倒的，因為政府的政策就是要讓病人方便，所以不限制台灣病人看病的次數，導致病人毫無節制地隨便看，結果民眾繳的錢不夠用，健保局就只好減少給醫院的醫療給付，等於是放縱病人去求醫，然後壓縮醫院的生存空間。

健保不限制民眾的看病次數，就是因為當初是從公勞保轉化擴充為健保，公勞保時代就不敢設限，所以以前公勞保就一直在虧損，但是當時政府為了要照顧公教人員和勞工，就用人民的稅金來貼錢，本來那樣是不公平的，用全民的錢來貼公勞保，就是讓未納保的人去照顧納保的人。變成全民健保之後，理論上更應該要用全民的錢來補貼全民的健保呀！我認為如果一年內，國人總共繳了四千億的健保費要看病，結果花掉了五千億，而這一千億政府不能要醫療院所去承擔，應該要由政府負責解決，也就是拿大家的錢來救健保的財務缺口，這符合社會公平的原理，二千三百萬人要看病，用二千三百萬人的錢來補，怎麼不對？這比救銀行來講，更符合社會公平。

為了健保這個問題，在謝長廷擔任行政院院長時，我就曾去和他談過。那一年，醫界為此上街頭大遊行，那次是因為浮動點值，浮動到剩〇．七左右，所以健保局在年底時，就發通知給全台灣的醫療院所，說要將錢扣回來，因為他每個月預付的費用超過點值，認為發了太多給醫院，如今變成醫院欠健保局錢，要醫院歸還這筆錢。這下慘了，很多醫院都跳腳，因為薪水已經發出去，病人的診察也都做了，而健保局現在要向我要錢，哪來的錢？健保局說，你不拿出來沒關係，那就從新的年度裡扣，你也沒辦法啊！所以那次整個醫界都上了街頭，要求政府一個月內要答覆。那次醫界的主要訴求是取消總額，當然政府不會回應，媒體又醜化醫界，說他們愛錢，還說他們「提著LV皮包在街頭遊行」，意思是他們已經賺很多錢了，還要要求什麼。醫界說一個月內若沒有獲得回應，還要再度上街頭，其實他們也不敢，一個月到了，我記得很清楚，四月十九日遊行，到了五月十九日，糟糕了，醫界下不了台。我看到這樣也不是辦法，於是我在五月十七或五月十八日就傳真一封信進去行政院，要求和謝長廷院長見面，希望能約個時間和他談談健保的事。他馬上回我電話，所以五月二十日那天總統慶祝就職時，我去行政院見謝長廷，他還找了衛生署長侯勝茂、健保局總經理以及祕書長李應元一起來。

提出醫療紓困基金的構想

當時，我就對他們提了「醫療紓困基金」這個構想，我說浮動點值〇・七，醫院若還能做，那表示原來這個行業有三成的利潤，做一元收七毛都還可以活，我說這哪有可能？全台灣現在有什麼行業有三成的利潤呢？依我的經驗和判斷，只要低於〇・九，許多醫院已經發生虧損，這不是醫院自己造成的問題，而是制度造成的，那樣最終會拖垮整個醫療行業。我以自己為例，說我自認為是很有良心的醫師，可是連我都不想做醫師了，就知道這個制度對醫界的傷害有多大。謝長廷的女婿也是醫師，我說，你可以問問他目前這個制度合理嗎？今天你們執政，不覺得這件事很嚴重嗎？

當時我也分析給謝長廷聽，我說：「你做一個行政院長，口才又那麼好，我不信你沒辦法說服立法院。反過來，你若不用政府的錢貼補，那就要調高保費，要調高保費就要說服全民。」其實我認為要說服全民也沒有那麼困難啦！今天我若是衛生署長或是行政院長，讓我在電視上講幾次後，我就有辦法說服全民。我舉個很簡單的例子，我只要問全國的民眾，每個人都買車、開車，請問你一年替車子繳多少保險費？有的人一年繳二、三萬元，我說你一年替自己繳的保費比你的車還少，那到底是你的車重要？還是你自己比較重要？你替車繳保費是為了怕車子被撞要修理，而你替自己繳保費也是怕自己的身體出毛病要照顧，難道你的人命不值一台車嗎？你為了你的車都甘願一年繳二、三萬元的保費，為了你自己的健康和性命，繳一萬元就喊太多了。現在一般人的保費才六、七百元而已，我說我只要多收你一百元，就可以把健保辦得很好，把你的健康照顧得很好，你不要嗎？你想，晚上去吃頓飯，花五、六百元、一千元是常事，吃一頓飯的錢就可以照顧你一個月，這樣也不要？大家若不願提高保費，那只好用稅金來補貼了。這種事情，我認為一個主政者若肯負責任，要去說服大家並不是很困難的。至於完全繳不起保費的人，就用社會福利的經費來照顧，繳得起的人，一個月就多繳五十、一百元，沒那麼嚴重吧！只是大多數的人都是每天要吃牛排，卻只想繳陽春麵的錢。

至於健保是否有浪費的問題，有一派人在立法院反對調高保費，說先把浪費杜絕了，再來談提高保費。這個理論其實並不通，如果是這樣，請問教育經費、國防經費、經濟建設的經費有沒有浪費？什麼都在浪費啊！你怎麼不說國防經費要先斷絕浪費，不然就刪掉預算。台灣一年的教育經費是醫療經費的三十倍，其中補助學校的經費，什麼卓越計劃，一年給某卓越大學的經費就五百億之多，而各卓越醫院做的研究，比大學做得好的到處都是，你說台大醫院、榮總的研究論文會比大學少嗎？醫院評鑑比大學評鑑還早就開始做，可是評鑑最好的醫院，連一毛錢補助也沒有，完全沒有獎勵，評鑑不好卻要被修理。學校可不是這樣，評鑑好的有賞，評鑑差的也沒什麼懲罰，怎麼會差那麼多？就是因為教育部有錢而衛生署沒錢呀！我覺得我們的政府根本就不重視醫療領域，這對醫界是很不公平的。政府每一個部門難免都會有浪費，都要去控制，但是相對來看，健保的浪費和其他部門的浪費比起來應該算是小個案吧！

健保的浪費問題，健保局本身行政上的浪費其實很低，因為他所佔的比例很低，問題比較大的是在民眾，那是政府不去控制而形成的，在制度面上，一張健保卡，早上去台大看，下午去榮總看，做過什麼診查，一刷卡就知道了，可以控制的啊！為什麼不控制？同樣一個檢查，沒有理由早上去一次，下午又去一次，明天又去一次；拿藥也是，同樣的時間內，同樣的藥不應該重複給付，這也是一刷卡就可以知道的事，可是卻不做，那是政府在討好民眾，讓民眾去浪費。既然要討好民眾，那麼一年多編個三百億預算，把健保虧損填補起來，大家也都很滿意。對一個政府來講，三百億其實是小事情，每年浪費在國防、教育、經濟建設的經費，那才叫可怕！

與各部會辯論健保

還好我講的這些，謝長廷院長聽得下去，說我講得有理，可以考慮看看，於是他請吳榮義副院長召集各部會，想辦法先拿五百億出來做醫療紓困基金。之後我連去行政院三次和各部會首長開會，由副院長吳榮義主持，國防部、退輔會、主計長、財政部、衛生署、健保局等部會都來，吳榮義說院長交代要拿出五百億，各部會要把錢拿出來。結果衛生署長和健保局總經理兩人被罵到臭頭，各部會都在罵說：「你們是怎麼做的？做到財務虧損，還要大家替你們想辦法收拾善後。」

我印象最深的是，政務委員胡勝正對我說：「陳醫師，自由市場經濟本來就要有退場機制啊！醫院如果經營不善，就要被淘汰呀！」我說：「胡大委員，本來我很尊敬你，想說你是財經專家，但是你今天說的這些，我真的聽不下去了。這怎麼會是自由市場經濟，健保不是自由市場經濟，我看病人要收多少錢，我可以自己定價嗎？不行啊！政府有規定，台大看一個門診二百二十元，蘭嶼醫師看門診也是一個二百二十元，鄉下都市千篇一律統一價格，這個怎麼是自由市場經濟？若是自由市場經濟，我的技術好，我就收費高一點；我受過好的訓練，也可以收高一點；我在台北市開業，成本較高，房租較高，人事費用較高，我要收費高一點，可以嗎？政府規定全國統一價錢，連哪些項目才可以檢查，什麼藥物才可以開，都有規定，這怎麼是自由市場經濟呢？今天你若開放自由市場經濟，醫院做不下去而被淘汰，我們沒有話講，但是這明明是計劃經濟，不是自由市場經濟啊！」

當時的主計長也很兇呢！他說：「你們衛生署、健保局到底在搞什麼鬼，把健保搞成這樣，總統大選時搞不成，變成了大問題，誰執政誰倒楣。」我說：「主計長，你是在說什麼？健保本來就是總統大選的議題呀！美國大選時，健保也是議題，柯林頓時代就在辯論了，這次歐巴馬、希拉蕊也在辯健保問題。這個本來就是大問題啊！不是只有醫界的問題。」接著我問他，一年編多少錢救銀行，要你救個健保，有什麼大不了的事，一年花個幾百億又如何，幾百億對整個國家預算來講，根本就是小事一樁，連買武器的黑洞都不如。我一個人在那兒力戰各部會。

我記得第三次會議更好笑，他們叫李玉春來報告，她竟然說：「醫界的日子都還可以過啦！他們只是很會叫窮而已。」我說：「李大教授，妳若認為浮動點值低到〇・七，醫界還可以過得去，那麼從明天開始，全台灣的醫院都交給妳經營，妳給我們三成利潤就好。」接著我轉向吳榮義說：「不說全台灣的醫院給她經營，全台灣的企業也都可以給她去做，她有辦法賺三成的利潤，台灣的經濟會好到不能想像。」李玉春的為人客客氣氣的，但是我發現她的觀念有誤差，她認為醫界過得太好了，不需要給醫師那麼多的收入。就這樣搞了三次，可惜謝長廷後來就下台了，這件事無法再繼續。

專業不敵選票考驗

到了立委選舉時，我提出「醫療紓困基金」的具體構想，就是政府籌募一、二千億放著，不一定要用，當健保的點值浮動低於〇・九，就提出補貼，未低於〇・九，就不處理，這樣可以讓醫療永遠穩定地發展，照護品質也能兼顧得住，如此一年下來，算一算也許補貼二、三百億就夠了，這筆錢對政府來講，其實是小事一件啊！一年拿出二、三百億給全國二千三百萬人看病，看到每人都滿意，這種事為什麼不能做？我也是用這點訴求去說服醫界，說今天讓我進立法院，我來處理這件事，一個專業立委有他存在的價值，因為兩大黨都不去處理這個問題。我去各地醫師公會講這件事時，他們也都很支持。十一月十二日醫師節時，各地醫師公會都在開醫師節大會，民進黨就派蘇貞昌來替民進黨拉票，結果蘇貞昌一去也在講我的這套，國民黨叫詹啟賢去，也是講這一套。台聯這個小黨，每次都排在他們後面講，所以我每次都說：「本來我跟謝長廷講好要做了，但是輪到剛才那位擔任行政院長時，也沒有繼續再推動。至於國民黨所講，大家也不要再信了，過去講那麼多，他們根本不在乎這種事，你看馬英九到現在也沒為這件事講過半句話，他們根本不認為這是很重要的事……」

只是很可惜，那次的選舉，雖然我很拼，結果仍然證明台灣還是兩極化的對立，根本只有兩大黨，而沒有第三黨生存的空間。台聯兩次提名我為不分區立委候選人第一名，結果兩次都沒進去。第一次提名，最後應該能進去的，結果因為意外的插曲而作罷。第二次，我是知其不可而為之，去測試台灣的社會到底可不可以理性地去看這個問題，結果還是沒有如願，顯然在台灣，專業不敵選票的考驗，對我來說，過去在立法院的經驗，也證實了台灣的國會還是沒有專業問政的空間，要期待立法院提升問政品質，台灣未來還有很長的一段路要走。

這次選舉過後，我認為我在台灣的政治上，能做的差不多都做過了，包括第一次去花蓮的選舉，所以我就想以後我不再做這種事了，之後我就選擇回到北醫，回到教育。另一方面，我想到自己也將邁入六十歲的階段，是該想想六十歲之後，自己究竟要過什麼樣的生活了。

第9章

神的差派到臨

——接任羅東聖母醫院院長

回北醫任教

第二次被台聯提名不分區立委候選人時，其實我對於擔任立委或參與選舉已經沒什麼興趣了，但是「單一選區兩票制」這個制度，讓我覺得對小黨很不公平，台灣政黨兩極化的對立，讓第三黨失去生存的空間，這對台灣並不好，所以我才想站出來幫忙，看能不能幫台聯突破百分之五的門檻。但是儘管我破釜沉舟，盡力打拼，最後還是無法突破。選舉結束之後，我就不想在政治界或公務單位耗費我的時間，剛好台北醫學大學的醫學人文研究所有教職缺，我便離開高雄，二〇〇八年八月到北醫擔任專任教師，這些年來醫學人文的課程在醫學院裡受到重視，教育部一直主張醫學教育要有更多的人文素養，但是醫學人文領域的老師並不好找，長期以來我也一直很關心台灣的醫學教育，所以回到北醫的這一年來，我覺得滿愉快的。

我在研究所教醫學史和醫學倫理，但是教學過程中，我發現適當的教材並不多，尤其是台灣本土方面的資料更少，所以我想應該來寫一些教材，編幾本較好的醫學人文教科書，也可以提供給一般學校通識教育的老師及學生運用。這一年內，我除了在研究所教課以外，還計劃寫三本書，八月先出版第一本書《醫學和文學的對話》，我將台灣的醫師作家作品全部閱覽過後，選了其中二十四位醫師作家的作品，介紹他們的文章，讓大家了解台灣醫師的人文關懷。第二本是想重新編輯我寫的《台灣醫療發展史》，這本書的出版已經是十年前的事了，我希望能再補充一些新的資料，按照時代編排，加入傳染病史、專科醫療史，也收錄一些別人不想寫的東西，如二二八事件，讓台灣醫療史更加豐富完整。第三本則是醫學人物傳記，之前我出過一本《台灣醫界人物誌》，現在再選三十名，早期是選台灣的，現在是選世界的習醫者。其實很多外國醫師的事蹟讓我很感動，所以我在北醫還開一門課「醫界人物傳記選讀」，課程中我選出三十本傳記讓學生們閱讀，希望每個醫學生讀完這三十位醫師的傳記後，能從這些醫學前輩的經驗中，學習如何當一名好醫師。這方面的教學工作和編寫教科書是我在醫學人文研究所最有興趣要做的事。

這三本書我本來預計在兩年內完成，我到北醫後，幫忙學校設計了一個醫學課程的改革，設計出一個從一年級到七年級都有的人文課程，循序漸進，一年級生要先了解醫學史、醫學和文學、音樂、藝術等基本學科之後，再讓他們實地去做一些服務，從生命倫理開始，透過社會服務學習如何關心受苦的人。到了三、四年級時，讓他們學習醫學心理學、醫學社會學、醫學人類學，以及文化、政治、法律、經濟等層面是如何影響著醫療行為，到了五、六年級學生要臨床時，再談醫病關係、醫療倫理、臨終關懷或專業倫理等問題。從低年級一直到高年級，從廣泛認知再慢慢集中到自己的專業領域，從個人、社會到政治、經濟、法律、文化和人類。這個課程改革計劃，教育部已經通過，給了北醫大概四、五百萬的經費去編列一年級到七年級的教材。

這個案子通過之後，我們找了五、六位老師來編寫這些教材，原來預計於二〇一〇年將書編好，屆時我也六十歲，想退休了，去做一些自己想做的事。我想去花蓮門諾醫院服務，因為門諾在壽豐鄉蓋了一間老人醫院，將來要做老人照護的社區，我想去那邊和老人們一起生活、一起養老，沒想到宜蘭羅東的聖母醫院來請我去幫忙，我想這是神的呼召，就這樣再度在我生涯規劃之外，到了羅東聖母醫院服務。

決志受洗成為基督徒

二〇〇八年八月我正式受洗成為基督徒。高中時代，我住百達宿舍時，就對天主教會或宗教有一些接觸，不過，我從不覺得神父向我傳教，因為他從未叫我做天主教徒、做禮拜或者望彌撒，但是我從他的身上體會到，什麼是為人服務的精神。台灣並不是他的故鄉，一個外國人怎能一生都奉獻在這裡，沒名、沒利、沒地位，什麼都沒有，只有奉獻，若非他有信仰的力量支持，根本做不到。所以，我在高中時代就感受到信仰對一個人的影響很大，也知道人可以為了別人而活。我後來籌組山地服務團、選擇精神科，或是做人權運動、二二八平反運動等，其實都是受到這種精神的感召而去做。當時我不敢想說成為教徒，因為我覺得要徹底學習耶穌基督而生活，是一件非常不容易的事。

可是人生的過程很奇妙，經歷了將近三十年為台灣社會打拚，我自認為也很奉獻犧牲，有自己的理想，也堅持自己的原則，但也飽受挫折、對現實的台灣社會感到失望。最近這兩、三年，我經常讀《聖經》，思索道理，加上自己的反省，看台灣社會這些變化，再反觀自己走過的路，慢慢培養出來一些心得和領悟。覺得自己已到了一個年紀，不必再為了生活奔波，也不想再追求什麼，已經沒什麼值得我再去犧牲奉獻了，突然覺悟到，或許全然為上帝而工作，才應該是我人生最後階段的選擇，所以我決志受洗，正式成為基督徒，後半輩子要跟隨耶穌的腳步而生活。我受洗的時候，寫了自己的信仰告白，如下：

四十年前高中時代，我住在台南一中旁的天主教百達宿舍，認識了西班牙籍的袁國柱神父，從他身上我看到「爲人服務」、「犧牲奉獻」、「不求回報」、「爲主而活」是眞的可以實踐的生活方式。可是袁神父沒有要求我信天主教，他只在我心中播下了「跟隨耶穌基督的腳步」而活的種子。

進入大學後，我讀了《史懷哲自傳》，還有早期西方傳教士來台灣醫療傳道的感人事蹟，如馬雅各、馬偕、蘭大衛等等，這些跨越愛的國界，散佈現代科學文明和宗教福音的醫療工作者，成爲我立志學醫後要服務人群和弱勢病患的榜樣，我在學生時代曾組織山地服務隊，經常到原住民的部落從事醫療服務工作，畢業後我選擇了精神科，為被社會遺棄的病患人權而努力，我以為這些都是學醫者的天職，仍然不知這是「為主服務」的事工。

在我從事精神醫療工作的同時，我也關心台灣的政治受難者和社會上權益受損的婦女、勞工、原住民、殘障者，我擔任台灣人權促進會會長，也發起二二八公義和平運動為受冤屈者伸張正義，雖然我承擔了不少的壓力和打擊，但我認為自己所做的就如同耶穌說的：「你們照顧那最小的兄弟，就是做在我身上……」何況耶穌為世人背負了十字架，我所做的比不上耶穌的千萬分之一，所以我還是不敢自認為是一個基督徒。雖然我在台北工作時，就參加了義光教會的禮拜，經常與政治受難者聚會讀《聖經》，也受到高俊明牧師、許天賢牧師、盧俊義牧師、李勝雄長老等人的感召，但我還是沒有勇氣接受洗禮。

後來，我接受徵召到花蓮參選，在偏遠的山區和海角，接觸了更多的原住民和基層的民眾，了解台灣社會的苦痛，也看到花蓮的門諾醫院為解決偏遠地區民眾身、心、靈痛苦所做的奉獻，從薄柔蘭院長、黃勝雄院長、林武順長老和門諾醫院許多感人的同工當中，我可以體會「為主服務」的同工們所表現出來信仰的神奇力量。後來我回到高雄故鄉擔任衛生行政和醫院管理的工作，在推動改革的過程中，為了堅持理想原則不肯向惡勢力妥協，我付出流血代價，甚至面臨生命威脅時，我發現只有「跟隨耶穌的腳步而活」的呼喚，才能給我足夠的勇氣堅持下去，只有讀《聖經》和禱告不斷給我新的生命力量，當然在高雄眞愛教會的許震毅牧師、邱李眞守長老、吳英明長老等人熱心地傳道，也常讓我覺得感動。

今天我特別選擇回到台南接受洗禮，因這是我初受袁國柱神父信仰啓蒙的地方，請新樓醫院院牧許天賢牧師主持，因爲新樓醫院是西方醫療傳道者馬雅各醫師創立的第一家現代化醫院，而許牧師在美麗島事件受難後，多年來是我並肩作戰的戰友，又是台北義光教會時的牧師，請他見證我的信仰追求歷程，考驗我的準備是否已經可以受洗？從今以後我將是百分之百的基督徒，追隨耶穌基督的腳步而生活。

過去四十年來，我反省自己爲台灣的醫療、人權、文化、社會和政治已做了許多的努力，也飽受挫折和良心的煎熬，能夠支持我繼續堅持下去的力量，來自我相信創造萬物的上帝是愛，眞正的愛是不求回報，所有世上的一切最後仍將歸於上帝。耶穌基督爲人類背負了十字架，只有跟隨耶穌基督的腳步而活，才能得到眞正的活命和喜樂。我的人生剩餘的歲月，都是上帝所賞賜的，我的才能、聰明、智慧希望能成爲上帝的器皿，用在「爲主服務」的事工上面，人生的榮華富貴功名利祿都已非我所求，我只希望所剩寶貴的生命和時間爲主作工，爲最弱小的兄弟服事，這是我受洗的理由，也是我的信仰告白。

受洗之後，我每天讀《聖經》，心情很平靜，覺得自己整個人生觀和價值觀產生了很大的改變。過去的我很容易憤世嫉俗，對於社會上一些不公不義的事，非常不能容忍，經常認為非要改變不可，對於惡質的統治，總是急著想要去推翻和改革。有了宗教的信仰後，我更深刻體會到人的有限性以及赦免的意義，很多事情，不是一個人想怎麼樣就能怎麼樣，人沒有自己想像中那樣偉大；也因為人的渺小和軟弱，經常會有意無意地犯錯，世上根本沒有完美的人。體會了這一點，自己也變得更寬容，儘管台灣社會仍然經常發生一些讓人失望或是感到挫折的事，但是對我來講，這些都已不再是很大的問題，像陳水扁的案子、民進黨的問題，或是整個台灣社會的事，對我來講都沒造成很大的衝擊，我覺得自己的心境很平安，因為我很清楚知道自己要做什麼。現在的我只有很單一的想法，就是「奉獻」兩個字而已，其實台灣社會真正需要是最徹底的奉獻，甚至犧牲生命也在所不惜的那種奉獻。

如今的心境，我清晰地感覺到自己的人生已從繽紛的色彩轉換成了一種很單純的色調。過去的我有數算不完的夢想和理想，為了理想奮力去衝撞，去追求，最後我想尋求一處真正屬於自己的歸屬，靈魂的出路，我覺得人生的走向應該是要這樣的。少年時代，我的生活變化很大，也算是豐富多采；年屆六十，人生下半場，我選擇歸於寧靜和平淡，我只求為上帝工作，照顧弱小的兄弟就像服事耶穌基督一樣，我知道自己生命的意義和人生的使命。

神的差派到臨

很奇妙的是大約二〇〇九年四月間，我覺得上帝對我有了清楚的召喚，要我前往羅東聖母醫院服務。我以前和這間醫院完全沒有淵源，從來也沒想過會去羅東做事，不像門諾醫院，因為我在花蓮待過幾年，而且又和黃勝雄院長熟識，對門諾有一些特殊感情。當時有一位朋友在聖母醫院幫忙，負責健檢，他邀我去羅東玩，順便去參觀聖母醫院，因為我沒去過那兒，就答應他一起去看看，參觀後我覺得很感動。那天他帶我去參觀院史室，又給我一本他們天主教靈醫會的介紹，我才知道他們在當地已經五十七年了，而且也做過許多服務。靈醫會是義大利的天主教團體，他們在全世界各地做醫療的奉獻，原先他們在中國雲南做痲瘋病的服務，國共內戰時，共產黨不容許教會在中國，他們被趕出來就到了台灣，來台灣後只在兩個地方設醫院，一個是澎湖，設了一間痲瘋病醫院，另一間就是羅東聖母醫院。

他們在羅東除了醫院之外，過去也收容痲瘋病和結核病的病人，還設了一間專收智能不足和殘障的兒童中心，此外，還有老人照顧中心及聖母護校，他們甚至還設立蘭陽舞蹈團，在羅東真的做過很多奉獻服務。過去這裡有很多義大利來的神父和修女，一輩子都在這兒奉獻，到死都沒有回去，而且每個人都講台語，特別照顧原住民和窮苦的鄉下人，死後降葬在這裡，他們的事蹟深深感動著我。

聖母醫院過去都是由外國神父擔任院長，一直到三年前，因為外籍神父愈來愈少了，他們找不到適合的人，只好去拜託台大小兒心臟科退休教授呂鴻基，他本身是天主教徒，但是當時呂鴻基也已經七十五歲了，神父去拜託他到聖母醫院當院長時，他說他已經老了沒辦法了，神父就說：「我都已經八十多歲了，你若不來，我也不知該怎麼辦，和我比起來你還年輕啊。」沒辦法，呂鴻基只好答應，做到二〇〇九年九月，還是決定要退休。這件事情是那天我們去參觀院史室時，遇到一個也在那兒工作的台灣原住民神父，他說給我聽的。

那天我和他聊天，談起高中時住在天主教的百達宿舍，受到西班牙來的袁國柱神父照顧，後來我們還組一個山地服務團做原住民醫療服務，他居然告訴我說，他也知道這個山地服務團，或許我們這團在天主教會內小有名氣吧？臨走時，他突然冒出一句：「不然你來幫我們忙好嗎？」我問：「你們缺精神科醫師嗎？」他說：「不是不是，是請你來當院長啦！」他說呂院長九月要退休了，現在開始要找人，還不知道要找誰。他這樣一講，我也楞了一下，雖然我已經受洗，但是我是基督徒，而且從沒想過要到羅東工作。我想他或許只是隨便問問，就隨口回答他說：「我從來沒有想過這件事，不如我回去想想，祈禱看看是不是上帝的意思。」

回台北之後，我並沒有將這件事情放在心上，也沒特別多想。沒想到，大約過了一個月左右，一位自稱靈醫會會長的呂神父打電話給我，說想來台北醫學院拜訪我。我說：「不好啦！你年紀大了，有什麼事的話，我去看你好了。」他說：「好啊！」我就和他約時間去羅東拜訪他。我到達時，有三位神父在場，呂神父說聖母醫院經營上開始面臨一些困難，主要是隔壁的博愛醫院愈做愈大，威脅到聖母醫院的經營。這家博愛醫院的院長以前是聖母醫院的醫師，出來開業很成功，竟然就在聖母醫院左右兩邊蓋綜合醫院。博愛醫院運用企業經營方式，而且和地方上的黨政關係很好，因為它的老闆過去做過中央民意代表，財務也很好，所以醫院愈開愈大。而聖母醫院只照顧貧窮人、做巡迴醫療、照顧原住民、老人以及沒人要照顧的人，比較不注重企業化的經營。過去醫療資源少時，他們是蘭陽地區唯一一家最好的醫院，但是現在不是了，除了博愛醫院外，還有署立宜蘭醫院（陽明大學附屬醫院），所以面臨的生存競爭就愈來愈激烈；而那些外國神父也不懂得和健保局打交道，健保制度實施後，面臨很多很頭痛的問題，他們也無法解決。過去教會醫院都有教會系統的支援，但是現在天主教會認為比台灣還窮的第三世界國家太多了，沒道理再從義大利或其他地方募款來支援台灣，所以聖母醫院自己不想辦法站起來是不行的。

我和他們見面時，他們就說想聽聽我的意見，請教醫院的經營問題。我說我曾在公立醫院服務過，也做過衛生局長，也在立法院待過，對台灣的健保多少都有了解，對於醫院的經營，我在學校的醫管系上過一些課，也有實際的經驗，我就分析台灣幾個較大的醫療體系，財團法人醫院、公立醫院、教會醫院的性質和經營給他們聽。我是認為教會醫院有自己的使

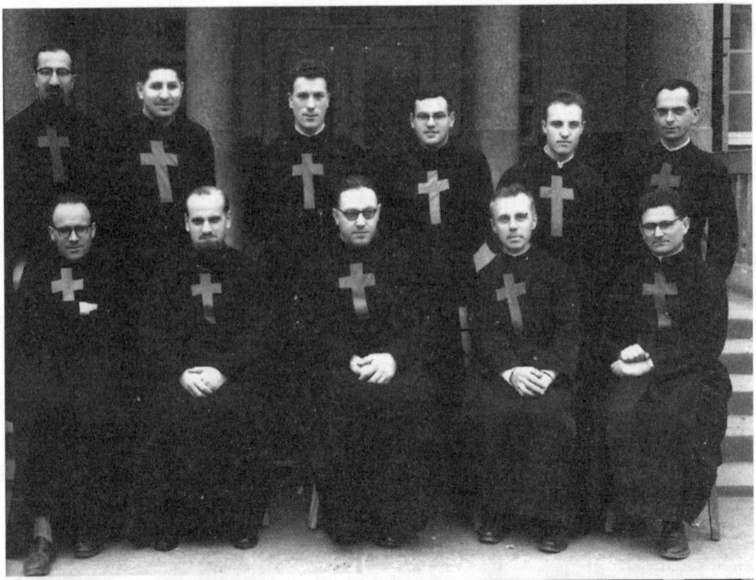

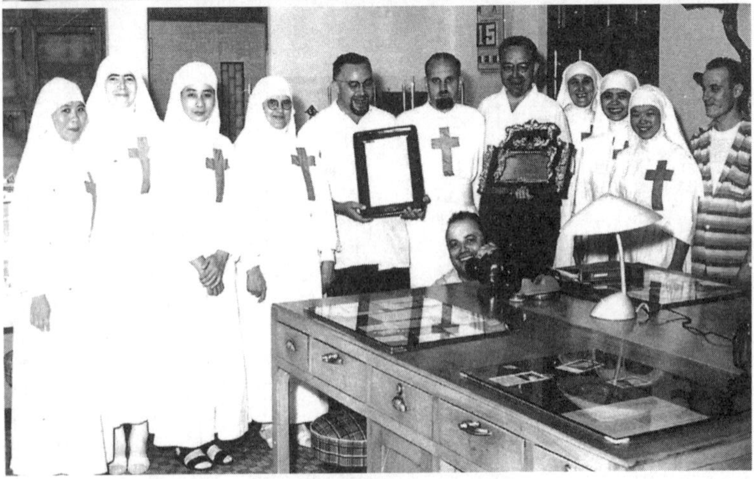

上、下：義大利神父與修女遠來台灣羅東創設聖母醫院服務民眾。

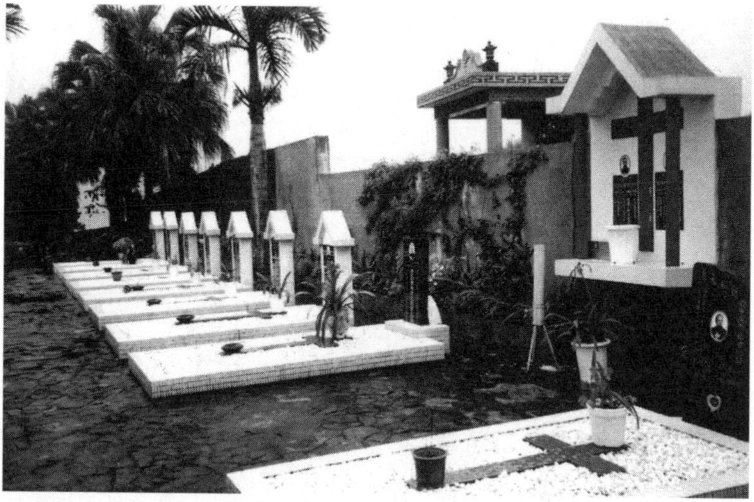

長眠於丸山的天主教公墓的靈醫會神父們。

命，但是在管理上或是財務層面也是要考慮，不能完全不具競爭力，那樣經營就會很困難，使命終究也無法達成。一般來講，教會醫院一方面可以申請健保給付，一方面可以對外募款尋求贊助，像馬偕醫院應該就有盈餘，不然他們怎麼有辦法申請設立醫學院？一開始學校招收學生那麼少，必定會虧損的，學校必須要有醫院支持才行。所以教會醫院若經營得好，不但能生存，而且有能力去做照顧弱勢者的工作。

我講了一些我的意見之後，他們就說呂院長九月要退休，他們在找院長的人選，當然他們不是只找我一個，也還會再找別人，希望我能做個因應目前困境的經營規劃，他們會提供醫院的資料、報表給我，下次再就這些實際的狀況向他們做個簡報。我說我是基督教徒，他們認為沒關係，反正信的都是同一個上帝啊！我說：「那好！請把資料給我，我回去研究看看，我不一定要做院長，但是只要對你們有幫助的，我很願意去做，因為你們已經替台灣奉獻那麼多了，照顧過那麼多病人，你們有困難時，我也很樂意幫忙。」

接任羅東聖母醫院院長

回來後，我就仔細研究聖母醫院的資料，之後再去調同等級的醫院，包括門諾醫院、高雄阮綜合醫院、小港醫院、聯合醫院的資料都拿來比較。我發現聖母醫院真的是「聖誕老公公」，它的病人比別人還多，但是向健保局申請下來的錢卻最少。他們就是服務、服務、服務，卻不懂得怎樣去向健保局申請錢，照道理說，健保局應該很感謝他們，只要看服務人數和住院人數，就知道它申請的錢很少，但是健保局就是欺侮老實人、善良人，對他們的核減反而最嚴厲，核減率竟然高達百分之十五，原來問題就出在這裡。

此外，我發現聖母醫院不只替社會做慈善事業，對它自己的員工也是在做慈善事業，和他們同等級、同樣病床數的醫院比起來，他們僱請的人數最多。神父說他們五十七年來不曾辭退過一個人，僱用的人如果沒有效用，就將人放著再另外聘請，結果人愈請愈多。我去和他們面談時，其中一個神父問我：「你能不能開除醫師？」他們真的很困擾，因為他們也知

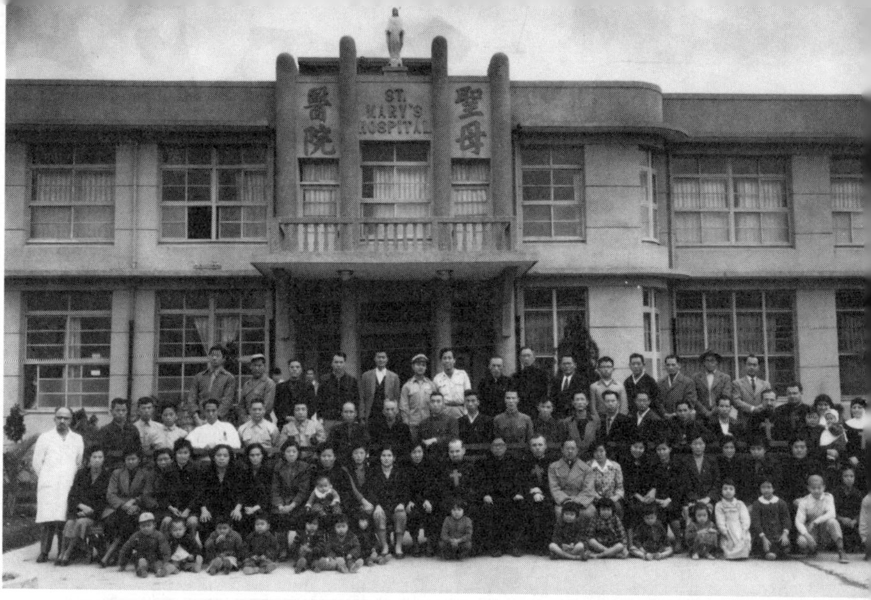

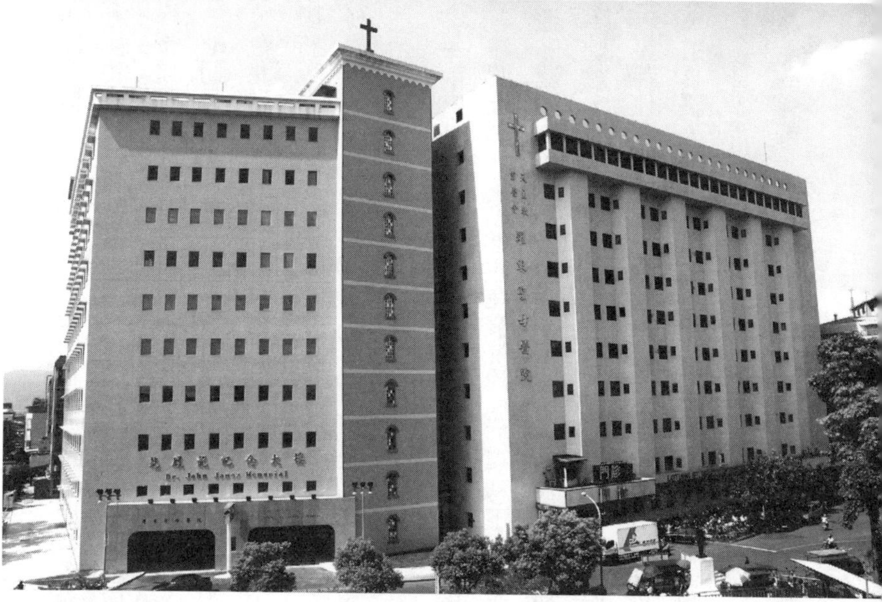

上：羅東聖母醫院舊照。

下：羅東聖母醫院現景。

道有的醫師不適任，又搞怪不聽話，不配合醫院，他們竟然不敢叫他走路，還問我若做院長後，敢不敢開除醫師？我說：「我知道神父們的心腸都很好，原則上我盡量不會這麼做，不過如果有的員工做出違反倫理的事情，或是他真的無法配合醫院的宗旨，除非這個人走了醫院就會倒，不然我當然要請他走啊！」他們又問：「萬一人走了，又請不到醫師怎麼辦？」我說：「不會吧！現在交通這麼方便，台北到這裡只要五十分鐘，怎麼會請不到醫師，我相信用我們的理想應該能感動醫師前來服務，而不是用錢和隔壁那間醫院做經費競賽、挖角等等，我們要吸引的是肯奉獻、願意服務的醫師。」但是我也知道過去外國醫師的那種奉獻，台灣人醫師是做不到的。

聖母醫院過去有一位從斯洛伐尼亞來的醫師，宜蘭人都叫他「Oki」，即「大醫師」的尊稱。他來台灣整整四十年，從來沒有離開羅東一步，就住在醫院的開刀房樓下，二十四小時待命，任何病患進來，就來開刀。他在羅東開了八萬多台手術，沒有一個病患在手術台上過世，這真創了台灣外科史的紀錄呢！聽說，病人的血若不夠，他就輸血給病人，那時沒健保，病人沒錢，他就替病人付錢。他一生都住在醫院內，到死為止都沒回去過，他過世時，羅東鎮上有四、五千人出來為他送葬，這真讓人感動啊！像這樣，台灣醫師怎麼做得到？這位「Oki」大醫師，中文名字叫范鳳龍，後來聖母醫院募款蓋了急重症大樓來紀念他。

我跟神父說，我們需要的是願意奉獻的醫師，若是願意奉獻的醫師，我們當然不能讓他走，但若不是，也不必留。我舉例說：「你們醫院被核減那麼厲害，只要看一下報表，也許就是幾個醫師的問題，這些醫師老是開不該開的藥，或是做不需要做的檢查，才會被核刪，這個我們要勸他，跟他溝通，如果他不改善，也許他拼命開藥是因為拿了藥廠的好處，可是卻造成了醫院的虧損。」我以前在高雄就發現過這種醫師，他的醫院被核刪很厲害，但是他個人卻沒損失，他明知開這種藥到了健保局一定會被剔除的，他還是照開，這就沒道理了。像這樣的醫師就一定要處理。後來，我還和他們討論到一些醫療傳道的工作，或是如何拓展醫院服務範圍等事宜。

過了一個月之後，神父們就通知我，希望我去幫忙，請我去接任院長的職務。我答應了，於是我跟北醫這邊說，醫學人文的教材，我會繼續寫，研究所的課我還是繼續教，但是我不看門診了，我要去羅東。二〇〇九年十月，我正式成為羅東聖母醫院的院長。在就職典禮時，許多高雄和台北的朋友和醫界同仁來觀禮，我發表了一篇就職感言，如下：

我首先要感謝天主教靈醫會，特別是聖嘉民，將近五百年前創立了靈醫會，還有許多靈醫會的神父、修士、修女們，還有今天的羅東聖母醫院。

我要感謝羅東聖母醫院過去所有的工作同仁們，他們按照靈醫會的宗旨，以病人爲基督，在蘭陽地區做了五十七年的貢獻，我要跟他們學習。

我要感謝所有蘭陽地區的父老民眾、病人及家屬，讓我們有機會學習耶穌基督來服事所有弱小兄弟、偏遠的民眾及原住民病患。

還要感謝今天所有的貴賓，有些是來送呂鴻基院長，有些則是來送我，因爲有很多朋友遠從高雄及台北送我到羅東聖母醫院。

我自醫學系畢業到現在，經常變換行程，有需要我服務的時候，我就改變行程，羅東這一站是我從來都沒有想到的一站，我的太太說：「您又要換工作啦！從高雄跑到羅東這麼遠的地方，在台灣的最前線。」我回答說：「我被靈醫會感動了，有感動就不遠，神父、修士、修女們從義大利來到台灣都不覺得遠，是比去天國還比較近的地方。從高雄到羅東，有愛，就不遠。」

我特別要感謝我媽媽、太太、女兒，在我一生中最重要的三個女人的支持，以前我在台北工作，每個禮拜回去高雄一次，現在我徵得她們的同意，每個月只回去一次，其餘時間我必須爲羅東聖母醫院同仁、病患及家屬奉獻服務。我對著太太說：「我這次到羅東聖母醫院去工作，大概就不會再換工作了。」她說：「眞的嗎？」我說：「眞的！」義大利的神父來羅東工作，一來就四十年及五十年都沒有回去，甚至很多都埋在這裡……（講到這裡，我不禁拭淚、全體觀禮人員鼓掌），所以從今天起，我就是羅東人。

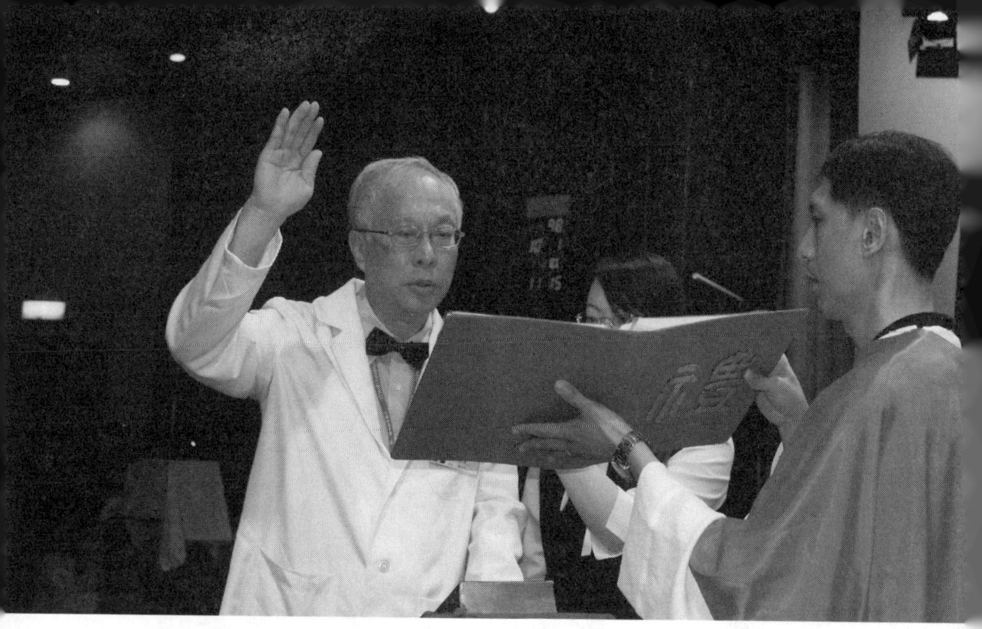
任羅東聖母醫院院長就職典禮。

我是教授醫學史的，台灣醫學史最重要的醫師是蔣渭水，他是宜蘭人，宜蘭有很多重要的人物，除了蔣渭水、郭雨新、林義雄、陳定南、陳五福及黃春明、藍蔭鼎，全台灣最好的舞蹈家、藝術家、作家及政治家都在宜蘭。我教台灣醫學史時，教學生如何效法這些前輩。而我今天來這裡，就是要自己去實踐這些前輩的精神。所以我來這裡是要奉獻，不一定要擔任院長。我當院長不是爲了享有權力，而是爲了學習這些外國來的神職人員，他們從世界各國、義大利，天主教、基督教所有到台灣犧牲奉獻的前輩。特別是范鳳龍大醫師，一年三百六十五天在醫院都沒有休假，開了八萬多台手術，他出殯的時候，羅東有五千人來送他。就像蔣渭水當年出殯的時候，全台灣也有五千人來送他。

今天我的就職典禮有這麼多人在這裡，比我的結婚典禮還盛大。我這輩子有兩次是由神父來幫我主持典禮，一次是在百達山地服務團時期，神父爲我主持婚禮，今天則是由洪總主教來幫我主持就職典禮。我希望當我告別時，也有五千人來這裡送我。

我把我所有從醫學上所學的、在宗教上受到的感動及被台灣歷史的呼召，全部在這個地方做奉獻。

我知道我要面臨很多困難，醫療生態環境的衝擊，這是個五十七年歷史的醫院，我們有很多要革新、要進步，我要跟我的同仁大家一起努力，我需要智慧、力量及勇氣，但是我想天主會賜福給我們羅東聖母醫院所有的工作同仁，也會繼續祝福蘭陽地區所有民眾的健康，我在這裡祈禱，天主賜福給每一位今天來參加這個見證的貴賓及同仁，謝謝大家。

就這樣，我在聖母醫院的人生新旅程正式開展。

第10章
為上帝工作

為上帝工作，見證天主的愛

接任聖母醫院院長，我認為是在為上帝做工，也是我人生最後階段的選擇。本來門諾醫院的黃勝雄院長曾對我說，我若去花蓮後，他就要退休回去美國。所以我接了聖母醫院院長一職之後，就只好告訴他，請他在花蓮多待幾年吧！高雄的朋友一聽到我要去羅東，馬上就說了一句：「又要換工作了！」其實也是，我畢業三十多年，總共換了十多個工作，不像我同學都是一個工作一直做到退休。不過，我想這次大概會像先前那些神父一樣，一直在那兒服務到老，做到不能做，倒在那裡為止吧！這可能就是我人生的最後一份工作。

現在我在羅東，女兒在高雄上學，太太要照顧她也不能離開高雄，我還是一個人兩邊跑，想回家時就回家。宜蘭到高雄，若從地圖上看，對角線是最遠的距離，不過，從羅東開車到台北大約一小時，再坐高鐵一個半小時，也才兩個半小時多而已，地理距離永遠不是問題，心理的距離比較重要。前門諾醫院院長薄柔蘭曾說：「台灣的醫師好像覺得到花蓮很遠，到美國比較近，沒有人要去花蓮，倒是很多人跑美國來。」這就是心理距離的問題。聖母醫院的神父們從義大利來台灣奉獻都不說遠，而且一來就四十年不回家，我從高雄到羅東怎麼敢說遠呢？所以我跟太太說：「有感動，就不覺得遠！」

其實現在宜蘭的居住環境很不錯，我發現住在羅東很舒適，這裡既有農村的風貌氣息，

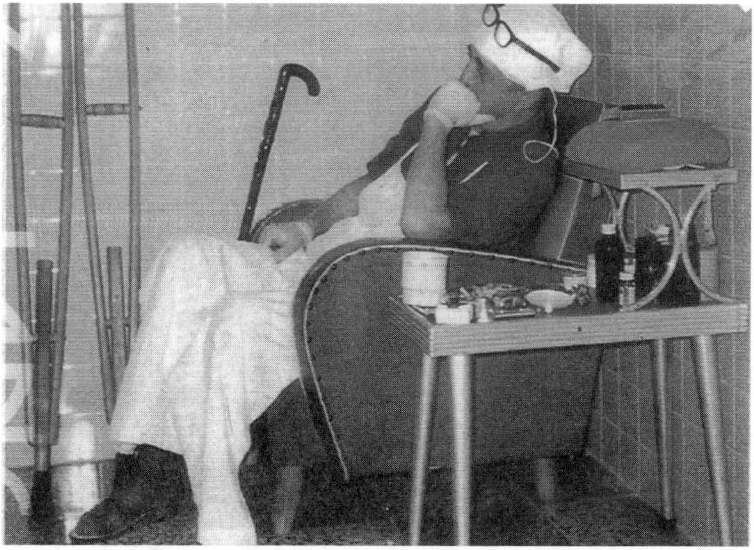

來自斯洛維尼亞的范鳳龍醫師，在聖母醫院奉獻一生，臨終前仍勉力為病患開刀。去世後葬在羅東，出殯時，羅東有五千人來送他。

又有現代化的設施，陳定南和游錫堃兩位縣長任內，共十六年的時間，已經將每條河流整治得很好，道路也做得很好，羅東的運動公園比大安森林公園還美，現在雪山隧道又已通車，要去台北參加活動也很方便。我想也許可以選擇在這兒，做到和靈醫會的義大利神父一樣，埋骨於台灣最美麗的綠色大地蘭陽平原，就像我寫了一篇〈愛上宜蘭的理由〉如下：

讀醫學院時代，就知道台灣醫學史上領導抗日運動最重要的醫師蔣渭水是宜蘭人，後來又有郭雨新、林義雄、陳定南等黨外民主運動的前輩，建立了蘭陽平原的堅持原則、追求理想的精神，令人嚮往。之後認識了陳五福醫師，知道他為盲人所做的貢獻，經常與醫學院的同學前來羅東拜訪他，參觀慕光盲人重建院，非常欽佩。之後又認識了出身宜蘭的小說家黃春明，每次聽他說故事都非常感動，也和他全家人成為三十多年來的好朋友，互相勉勵為台灣美麗的鄉土奉獻打拼。

羅東聖母醫院是天主教靈醫會的神父、修士、修女們，五十七年前來到蘭陽地區，照顧原住民和偏遠地區民眾的健康，一路默默奉獻出來的，遠從義大利來的神職人員變成羅東人、講台語、照顧台灣人，一輩子留在台灣，死了埋在這兒。有一位斯洛維尼亞來的范鳳龍醫師（羅東人稱他Oki醫師），住在醫院中將近四十年，一年三百六十五天，天天值班為病人服務，開了八萬台手術，救人無數，從來沒回故鄉，到死了就葬在羅東，這是比台灣人更愛台灣的人，蘭陽人多麼驕傲能有這樣的天主使者獻身於此。我深受感召，在人生活到六十歲前，毅然投入聖母醫院的工作行列，每天住在醫院為病患服務，效法學習外國神父和外籍醫師的完全奉獻。

愛上宜蘭可以有好山好水、好吃的食物、好空氣、好環境等等太多的理由，但我覺得最重要的理由是，有優秀的人才和美麗善良的心靈吸引我。

和聖母醫院同仁共勉

來羅東聖母醫院工作後，我每天一大早就進醫院，忙到很晚才休息，為了醫院的制度改革和醫療服務品質而努力，我不斷鼓勵院內同仁要發揮聖母的慈愛和靈醫會創會者聖嘉民的精神，學習神父、修女、修士的奉獻服務，為蘭陽地區羅東鄉親的健康來打拼，現在我還是幾乎每一、兩週就寫信給全院同仁，認真地投入這項為天主作工的服事當中。這兒附載幾封信件，留下我對這項工作的期許，用以時常提醒自己，也和同仁們一起努力。

提升品質，再接再厲

給聖母醫院同仁的第1封信

敬愛的聖母醫院全體同仁：

大家好，辛苦了。剛結束緊張忙碌的醫院評鑑工作，大家一定很累也稍稍喘了一口氣。希望大家在心情較爲放鬆的此刻，不要忘了持續提升服務品質的工作，在評鑑當中我們發現了許多缺失，許多細微而被忽略的地方，如果我們不立即採取有效的改善，可能就會被擱置而不了了之。還有一些較重大的制度方面、管理方面、教學方面需要做調整和根本改變的，我們也希望院方能立即採取具體措施加以落實，只有持續不斷地努力、再接再厲、精益求精，我們的醫院才能眞正成爲「身、心、靈全人照顧」的最佳社區醫院。

我眞的很榮幸，有機會陪同大家共同渡過醫院評鑑的考驗，從許多同仁的表現，我深深感動，我覺得大家都有榮譽感和使命感，對醫院充滿了向心力，這眞的是聖母醫院美好的傳統，也是天主賜給醫院最大的恩典。但我也深深盼望每一天都像是在接受評鑑的考驗，大家努力把最好的工作態度呈現出來，不要隨便、不要馬虎、不要敷衍，不要忘了醫療品質的維護，關係病人的生命和民眾的健康，我們一定要以最敬業的態度，貫徹聖嘉民的精神，落實在每天的日常工作中。我不希望評鑑過後，醫院的清潔、醫師的查房、病歷的書寫、護理的照顧、檢驗的報告、櫃檯的服務……所有的一切都怠惰散漫下來，如果這樣就枉費醫院評鑑的意義，也讓我們愧對天主！

很快地，我就要和大家在一起工作，我很歡迎所有同仁隨時告訴我，有什麼可以幫忙醫院做得更好的地方？我樂於向大家學習，也決意奉獻自己的心力，爲聖母醫院做最大的貢獻。但是美好的事工需要一流的團隊，一流的團隊需要每位同仁的參與，所以我需要大家同心協力來建設聖母醫院的未來。這幾天，我在台北要去拜訪健保局和衛生署，希望能爲聖母醫院爭取更多的資源和生存空間，在醫療生態極爲困難的環境下，我們一定要有危機意識和追求進步的改變，請大家共同爲醫院的將來祈禱！

最後，祝您平安如意。願天主保佑您！

院長室顧問　陳永興敬上
二〇〇九年九月十日

給聖母醫院同仁的第3封信

敬愛的聖母醫院同仁：

大家平安，今天是我就職一週的日子，首先我要感謝許多同仁和貴賓在十月一日參加了我和呂前院長的交接典禮，在當天許多的令人感動的祝福和勉勵，讓我更加覺得責任重大，不敢辜負大家的期望，我祈禱天主能引導我和各位同仁，協力爲聖母醫院的病患提供最好的服務。

這幾天，我在醫院中的每個角落走動，也參加許多院內的會議，更沒想到迎接了蘭陽地區多年來罕見的大雨和淹水，幸好我們醫院沒有受到重大的災害，我很感謝同仁們堅守崗位，即使淹水也沒影響正常醫療作業的進行，當然我希望總務單位趕緊把會積水和滲水的地方做徹底改善，以免將來每逢大雨又要受苦，我也希望同仁們給清潔人員的辛苦說聲「多謝」。

每天我還是很早就醒來，偶爾會去急診室和護理站看看大家在忙碌的工作，晚上我也會看看夜診的情形，還有巡視一下病房，有時會幫忙關掉不必開的燈，大家也許很難想像，醫院每個月的電費將近三百萬，水費也是比去年增加很多支出，我希望總務跟工程單位提出有效的節能省電措施，也拜託全院同仁隨手養成關冷氣、關燈的習慣，如果一個月能省下三十萬，每年就有三百萬的節省，可讓我們多做很多的服務。

醫院的硬體環境整體來說是不錯的，但環境的清潔和美化要靠大家來維持，我希望每個單位保持自己的環境整潔和衛生，醫院應該是最乾淨的地方，也要避免感染和污染，有時花點心思就能佈置得人性化和溫馨，請各位主管用心營造溫暖舒適的環境，讓病患得到最親切的服務，所有同仁請不要忘了聖嘉民的十誡，不是掛在嘴上，是要實際行動，把病人當作耶穌基督來侍奉。我已從高雄運來珍藏的藝術品，「德蕾莎」修女的銅雕，會擺在大廳給同仁和病患欣賞，並將大廳屏風移除，讓視野廣闊不要有壓迫感。院長室有美麗的畫作，歡迎同仁來參觀，院長室大門永遠爲大家打開，隨時可來坐坐！

這幾天除了公文的批示，最重要的是擬定了明年度的目標和工作計劃，我已開過管理中心和院長室及董事會的會議取得共識，待院務會議討論通過，會立刻讓全院同仁知

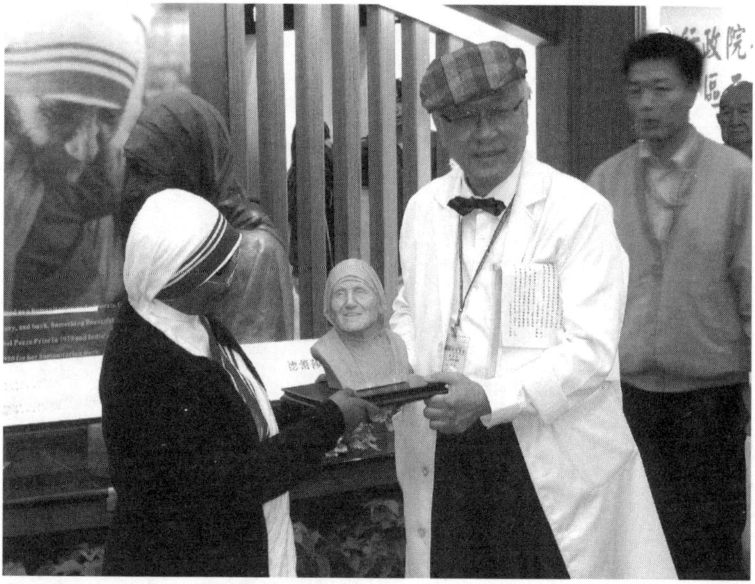
陳永興院長捐贈德蕾莎修女雕像給聖母醫院。

道，並請各單位主管據以編列明年度預算和工作計劃。我也參加了護理主管會議及主持了醫學教育委員會；我全程觀看了心導管室的實際臨床操作，也請了專家來和我們工程室檢討開刀房的重建計劃；我觀摩了急診室的化災演習，也經常夜間探視急診病人；我主持募款委員會擬訂了明年度募款計劃；我在健檢中心會見過一些議員和鄉民代表，也接待了幾批外縣市來訪的朋友；我也認識了不少病患家屬並傾聽他們的抱怨和申訴，我也收到一些不具名的投書，聽到一些不是正確的耳語，但最讓我緊張的是必須在早禱時分享信仰心路歷程。總之，我是賣命地在工作，爲了聖母醫院，爲了天主，我知道必須忍受身、心、靈的煎熬，但願我的體力可以承受，我已經在醫院接受流感疫苗注射，請同仁也及早接受注射，我還去羅東國小運動，希望能早些恢復正常的睡眠。

下週起，我希望能到各單位和更多同仁面對面討論問題，聽聽大家的意見，有五十七年歷史的醫院當然累積了許多問題，但我不怕解決問題，我需要的是同仁們坦誠無私，爲了醫院的將來共同面對問題，尋求共識提出解決方案，一步一步地讓醫院進步再進步，我有信心和大家一齊讓聖母醫院發光發熱！我想捐一些書給圖書館，相信大家一定有不少書可以捐出來，我也想捐一些畫，看醫院的什麼地方需要？我更要請同仁提供朋友或可能捐款給醫院的對象名單，我們的募款中心將寄通訊給這些朋友和對象，甚至必要時會去拜訪。我想醫院的同仁有一千一百多人，如果大家都動起來，努力宣傳聖母醫院的優點，介紹親友來讓我們醫院服務，我們的醫院很快就會有明顯的進步！

我累了，今天先寫到此，祝您睡得香甜，主與您同在。

院長　陳永興敬上

二〇〇九年十月八日

給聖母醫院同仁的第8封信，醫師節與全院同仁共勉

提升照顧病人的品質是我們的天職

敬愛的同仁：

大家平安，今天是醫師節，讓我們先爲全院的醫師同仁祝賀，也向醫師同仁說聲：「辛苦了！謝謝您們爲病人提供優質的服務。」

聖母醫院是天主教靈醫會設立的醫院，靈醫會祖聖嘉民體恤病人的痛苦，提出大家都耳熟能詳的聖嘉民病人十誡，要我們以服事基督的精神爲病人提供最好的照顧。我不知道大家是否每天都記得提醒自己：「不要忘記給病人最好的服務是我們的天職。」

我這星期連續幾天與全院護理同仁座談，除了勉勵大家努力提升照顧病人的品質之外，也聽聽大家對醫院的現況與未來發展有什麼建議，我發現護理同仁爲了我們的病人和醫院做了很多服務，當然也有不少委屈和心聲，我都很坦誠地和大家做充分溝通，也感謝大家的辛苦，並且一定會從制度面努力朝合理的方向來改善。

在此我特別要再懇請所有主治醫師，每天上班第一件事，就是要先到病房看病人，我希望主治醫師每天八點以前要進醫院開始查房，住院病人整個晚上和前一天發生什麼狀況一定要了解並給予處理，對陪病的家屬要說明病情，並告知進一步要做的治療計

劃；每天下班以前再探視一下病人，了解病人的狀況，交代值班人員如何處理照顧病人；如果這樣的照護服務做不到，我想我們愧對聖嘉民的病人十誡，也愧對聖母醫院的使命和任務。所以我在醫師節的今天，特別在此和所有醫師同仁共勉，相信我們能在天主的感召之下做出最好的事奉！

上週六下午，我們全院員工運動會，分成八隊進行了不同項目的競賽，我全程參與深受感動，我看到參與的同仁都發揮了最高的團隊精神，互相合作、不分彼此、團結在一起爭取榮譽，所以本來要頒發一名精神總錦標，我決定給參與的八隊通通得獎，鼓勵所有同仁再接再厲全力以赴，我看到許多同仁認眞投入的態度深深感動，這就是聖母醫院應有的敬業熱忱。我想向同仁報告：雲林虎尾的聖若瑟醫院宋維村院長，已經請我把運動會方案寄給他們，他們也想效法我們舉辦員工運動會，可見我們同仁的熱情已經傳播到西部台灣，請大家繼續加油！

當然很可惜的是有一些同仁必須值班、看診，不能親自參加運動會，我們要向這些同仁表示敬意和謝意。另外，有些同仁可能不喜歡運動，所以沒事也沒來參加，特別是醫師同仁來運動的不多，這是很值得注意的。我們要鼓勵醫師同仁多運動，因爲每天忙著照顧病人的健康，自己的健康往往忽略了，萬一醫師自己的健康受損，病人要由誰照顧呢？所以在醫師節的今天，我特別請全院同仁，除了向醫師同仁賀節，也要提醒大家多注意自己的身體，請多運動、少熬夜！

最後，我要請所有同仁分享健檢中心和醫學美容中心的優惠員工專案，爲了慶祝健檢中心成立一週年，還有醫學美容中心下個月要開幕，我們給員工和眷屬提供了最優待的服務，請大家注意健檢中心的公告，也歡迎大家去洽詢優惠細節。我也感謝醫療同仁配合優惠專案的支援和奉獻，這次優惠專案也涵蓋所有靈醫會的其他單位同仁，請大家告訴大家這個好消息！

我很希望有優秀的醫師再投入我們的行列，所以全院同仁如有認識的好醫師（小兒科、腎臟科、家醫科、一般外科、婦產科等），願意來聖母醫院服務，請大家推薦，我們很歡迎優秀醫師來共同投入，讓我們爲提升照顧病人的品質繼續努力！

最後，祝您平安、天主賜福如春雨

關心您的院長　陳永興

二〇〇九年十一月十二日

給聖母醫院同仁的第12封信

要有危機意識與感恩回饋

敬愛的同仁：

大家平安，這眞是忙碌的一週，醫院內、外都發生了許多令人感動的事，值得向同仁報告與分享。

首先是恭喜宜蘭人，選舉結果給宜蘭鄉親一個新的期待，期待已久的童玩節應該又要回復舉辦了，希望宜蘭人能重拾光榮感再造新時代。其次要向全院同仁及宜蘭鄉親報告：聖母醫院的醫學美容中心開幕了，美麗來自善良的心靈，來自健康的身體，來自奉獻的喜悅，但願我們的醫學美容中心提供大家身、心、靈最佳品質的服務，請大家給整形外科熊震宇主任及皮膚科邱坤偉主任加油，也感謝健康管理中心的簡承盈董事長、徐快君經理所率領團隊，爲醫院提供了溫馨、舒適、健美的最佳空間，祝福所有醫美團隊工作同仁精益求精。

其次要向大家報告，十二月八日是我們老院長呂道南神父的生日，在牧靈部同仁安排下，我們幫呂神父唱生日歌、切蛋糕、獻花，還給他醫院自製的聖誕卡，他雖然身體欠安不能說話，但從他的眼神和表情和動作，看得出來他的高興和感動，我希望同仁都能常去聖嘉民長照中心探望幾位年老的神父和修士；像柏修士最近身體也不太好，我星期三帶幾位南部來的媒體朋友去參觀聖嘉民家園，和柏修士聊天，他很努力在做復健；還有謝神父前一陣子也住進病房，爲了心臟不舒服而苦惱，他發現醫院大廳有德蕾莎修女的銅雕非常高興，又看到我們印製了醫院的聖誕卡，上面有靈醫會早期的照片，他很感動，也說很多以前的笑話給我聽。我想許多神父、修士、修女以前都爲了靈醫會和聖母醫院做了許多貢獻，現在年紀大了，也開始有身體的病痛，我請健康管理中心要開始爲他們每年安排健檢，也請醫護同仁多關心神父、修士、修女，給這些長期奉獻的前輩最大的溫馨回饋。

這星期開了醫療審議委員會和全院的預算會議，還有全院的教育研究活動和評鑑的整合會議，這些都很重要。醫審會討論了醫療糾紛的個案，我已再三提醒醫護同仁要敬業、熱誠地服務病人，每天探視病人巡視病房，要親切向家屬說明病情，值班一定要隨叫隨到，切勿在病人面前批評同事的處置，甚至院長還親自和郭約瑟主任將最近醫糾的病案，做了分析和醫療倫理的檢討，在全院病人安全課程上課，這都是希望減少醫療糾紛，保護醫護同仁和病人，希望大家能了解院長的苦心，因爲每一次醫療糾紛，不只同仁痛苦、病人家屬痛苦、醫院的社工人員、牧靈人員、院長、副院長也都跟著痛苦，對一所標示「聖嘉民十誡」的天主教醫院來說，發生醫療糾紛是我們要深刻反省檢討的。

在全院預算會議中，我要先感謝許多單位主管的努力，盡量做到開源節流，但也有少數單位似乎無法配合全院的新年度工作計劃，仍提出大幅度降低收入的業務預算，或是大量增加人力的需求，此外，醫院爲了汰舊換新的硬體設備和儀器購買也使年度預算無法平衡，我請管理中心和幾位副院長和單位主管再做一次檢討，因爲十二月底以前我們一定要把明年度預算提交董事會。我想不論誰當院長，一定不希望看到醫院的預算是紅字虧損的，我們一定要努力使醫院財務達到平衡，請全院同仁關心代禱，讓聖母醫院明年度的財政改善，大家一齊努力開源節流。

昨天晚上我第二度到署宜（陽大）醫院演講，我很感動陽大的醫護同仁（特別是主管）幾乎全員到齊，從傍晚六點聽到七點二十分，而且反應熱烈、意猶未盡。事實上，大家都知道他們的醫院目前規模還沒有聖母醫院大，可是從他們年輕醫師的積極認眞態度，還有他們許多同仁都在進修或擔任教職，加上陽明大學充沛的人力、財力做爲後盾，將來署宜（陽大）醫院發展的潛力不可小看，加上宜蘭市人口及地利之便，我們可以預見他們的前景是值得期待和樂觀。從這樣的角度反省我們聖母醫院，從過去在蘭陽地區一枝獨秀的盛況，目前在羅東地區已有隔壁博愛醫院的壯大併立，將來整個蘭陽地區三家大醫院的發展前景，我們所有同仁如果不戒愼警惕，建立自己的特色和做好醫療品質和服務口碑，我們豈不要被時代的腳步淘汰？我相信聖母同仁都有歷史使命與榮譽感，是否大家能更加努力勇往邁進，這也是院長三個月來日夜苦思的最大課題，但願大家都有危機意識，全力加快革新的腳步，願天主保祐聖母院所有同仁，也希望蘭陽地區的民眾健康在各大醫院努力之下，獲得更好的照顧。

祝福您平安、喜樂

關心您的院長　陳永興
二〇〇九年十二月十一日

給聖母醫院同仁的第13封信

「我生來貧窮……但錢有什麼益處？」

各位敬愛的同仁：

凌晨四點半，我又在院內停車場散步沉思，夜間的聖母醫院點點燈火伴著暗夜的蘭陽天空，潮濕的地面迎接著東北季風、伴隨著雨氣，看著聖嘉民懷抱病人和聖母慈祥的雕像，再進入大廳望著德蕾莎修女和范鳳龍醫師守護著病患，聖誕樹閃爍著小燈泡透露出耶穌基督誕生的訊息，我走進辦公室爲你們提筆寫信。

翻開范鳳龍醫師的小傳：「我不尋找錢財，也不要讚美，也不要別人來感激我。我生來貧窮，我要繼續生活在貧窮中。當然，即使在台灣，若我要賺錢，我可以去別的醫院工作，但錢有什麼益處？我相信，我至今不缺上智天主的照顧。」「在醫院裡我只是個工人，我不能想著假期，我的生命獻給在這裡的病人。將來我只有一個願望，走那一大步到永恆去時，我的幸福是開刀病人治好了，能健康的回家去。」每次重讀范醫師傳記，我的眼淚總是不禁掉下來……。

這星期，醫院有北醫的醫科學生二百多名來醫院參訪，除了院區的介紹，還帶他們到聖嘉民啓智中心、長照中心、慕光盲人重建院……在院內史蹟館，院長簡報時一定會提到范鳳龍醫師，還有許多神父、修士及修女們的奉獻，希望讓年輕的醫學生將來學習靈醫會的前輩，願意爲偏遠地區民眾健康奉獻服務。除了學生，我們有幾位來自台北的貴賓，特別讓我感動的有位虔誠佛教徒曾黃女士，她捐獻慈濟許多，但她說靈醫會修女五十年前照顧過她，她一直終生感激，那天我們安排義大利來的一位九十多歲修女和她見面，她激動地擁抱修女表達感恩，並捐贈修女會紅包，也捐贈靈醫會大家庭。她希望以後除了慈濟之外也捐款給聖母醫院，這是神父、修女們五十年前遺留下來的愛，愛是永不止息的。

我要向院內有參加歲末愛心義賣活動的同仁表達感激，週三早上在醫院大門口由我

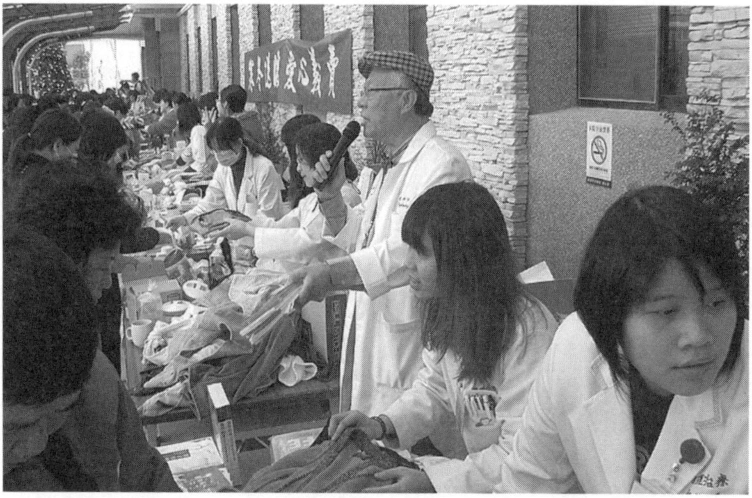

聖母醫院寒冬送暖舉辦愛心義賣活動。義賣所得，全數捐贈神愛兒童之家。

們同仁提供的攤位，許多民眾和病友都熱烈響應，我們同仁捐出的義賣品都很受歡迎，雖然我們賣得很便宜，但積少成多，大家的愛心募得十二萬元全數捐給神愛兒童之家，做爲關心單親兒童的基金會，每年醫院都有歲末義賣活動，這是聖母精神，也是歲末平安夜前夕感恩奉獻的具體行動，看到有些清潔工作同仁，甚至有坐輪椅的病友也來參與，我深深受感動，院長自己也捐了不少東西順利賣出，更高興的是賣了將近五百張醫院印製的聖誕卡片，我們希望將愛心和福音傳播到台灣社會各角落，雖然只是十元的卡片，寄出去的關懷卻是無法計數，感謝同仁的熱心參與。

今天院長要向董事會提交醫院的明年度預算計劃和院內主管人事調整報告，希望董事會能同意後向同仁公告，爲了醫院的收支能夠平衡，我們開過許多次檢討會，也再三懇請各單位主管和同仁開源節流，我希望明年醫院的財務改善，能給全院同仁都有獎勵金，這是很大的挑戰，但院長只能全力以赴並祈禱天主保祐。院內主管的異動只是做部分調整，希望讓年輕的世代也有機會承擔行政責任的歷練，培養醫院的中堅幹部，因爲我們的醫院已有五十七年歷史，需要年輕的醫師更多活力和創意投入，我要感謝許多長期擔任行政職務的同仁付出時間和心力，也希望這些寶貴經驗傳承下來，對於新擔任主管的同仁，也請大家多鼓勵和支持，這是犧牲奉獻的付出，醫院的行政工作繁雜瑣碎非常煩人，只有抱著爲同仁服務、爲病患服務的心情才能承擔，願天主賜智慧和勇氣給新的行政主管同仁。

天已漸亮，想再去運動公園走路，繼續想醫院未來怎樣發展，先停筆，祝大家夢中有愛，夢中有醫院美好的未來。

願天主賜平安

關心您的院長　陳永興

二〇〇九年十二月十八日

給聖母醫院同仁的第18封信

來去找聖母

敬愛的同仁：

感謝大家，看到那麼多同仁來聽黃春明先生的演講，我相信許多同仁都深受感動，聽他用羅東囝子的語調念童詩，〈龜山島〉、〈濁水溪〉、〈放風箏〉、〈九彎十八拐〉……把宜蘭人的出外懷鄉之情表達得淋漓盡致，看他充滿創意的撕畫，環保節約的廣告紙再利用，創造出令人驚喜的圖畫，我想所有同仁都受到很大的啓示。院長最感動的是，他說到許多宜蘭鄉下人、原住民甚至台北縣礦坑工作的窮苦人家，過去生了重病，沒有錢付醫藥費，拖了又拖遲遲不敢就醫，最後實在拖不下去了，就會說：「只好來去找聖母……」「聖母」兩個字，不只是「聖母醫院」的簡稱，更代表著生病的、痛苦的孩子要找「母親」，「聖母」是偉大的「母親」，慈愛的「聖母」會帶給受苦的孩子安慰，會爲了病患解除病痛，可見「聖母」兩個字在宜蘭人、甚至台灣人心目中所代表的意義，是多麼令人仰慕。聽黃春明老師說到這一段歷史，我的眼淚不禁濕潤了眼眶，不知「聖母」的同仁有無同樣的感動？

聖母醫院的歷史有許多讓人感動的記憶，這些記憶存在我們「聖母」同仁的心中，

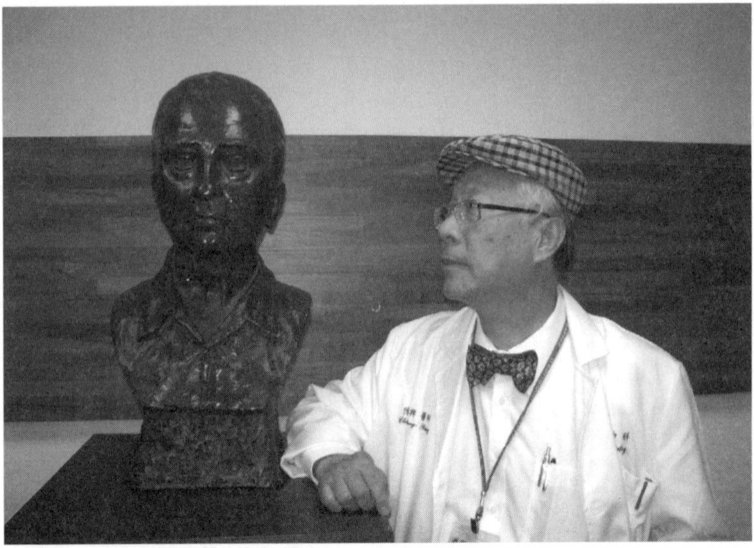
在「Oki」范鳳龍醫師紀念像前留影。

也存在羅東人、宜蘭鄉親的心中，更存在台灣醫療發展的歷史長河之中。院長是在各大醫學院講授「台灣醫學史」的少數教授之一，所以來到聖母醫院之後，就一直希望能爲聖母醫院留下歷史，也創造歷史，今年是我們的「Oki」醫師（范鳳龍醫師）逝世二十週年，因此，本院決定在十月十日（星期日晚上）舉辦「Oki」醫師的追思紀念活動，在此之前，我們要做一些口述歷史的工作，請對口述歷史有興趣的同仁報名參加，我們有請北醫醫學人文研究所蔡篤堅教授來指導，二月二日（星期二）中午十二點三十分至一點三十分，要講「口述歷史研究方法學」，之後要徵求有興趣的同仁，展開對本院資深員工或老病人的採訪工作，希望能爲「Oki」醫師出版一本新的傳記。接下去要展開靈醫會六十週年的出版工作，我們打算出版一系列有關靈醫會的神父、修士、修女及老員工同仁的口述歷史叢書，在六十週年的時候爲靈醫會來台的歷史留下見證。

同時，院長也開始要推動慶祝聖母醫院六十週年的老人醫療大樓興建計劃，院長本來希望在六十週年時動工，但董事會說院長既然這麼熱心，可不可以努力看看能否在六十週年時完工？這是要院長拼老命的請求？如果這是來自天主的呼召，院長又怎能不全力以赴呢？所以請各位同仁代爲祈禱，讓聖母醫院老人醫療大樓的興建事工能順利推展，院長特別懇請全院同仁做好醫療品質，照顧每一個來到「聖母」的病患，給病患最好的服務，告訴病患和家屬，爲了羅東和宜蘭長輩未來的醫療需求，我們「聖母」要準備籌建最好的老人醫療設施，提供給蘭陽地區老人家最好的醫療照顧，請大家給「聖母」更多的支持和鼓勵！

爲了募款，院長已到中廣和宜蘭有線電視台接受採訪，星期三又有記者會（在友愛百貨公司），爲了元月三十日至三十一日（星期六、日）兩天，在友愛百貨公司有宜蘭地區多家企業公司和飯店、農會、媒體、公家單位，要聯合爲本院籌建老人醫療大樓募款義賣活動宣傳，院長特別呼籲全院所有同仁，在本週六及週日兩天能攜家帶眷或邀請親朋好友，前往友愛百貨公司捧場，這兩天除了有個贊助攤位的義賣，也有許多表演活動，包括本院募款中心同仁也會到現場協助，懇請全院同仁義助一臂之力！讓「聖母」同仁展現團結的力量！

祝天主保佑您全家平安、如意

關心您的院長　陳永興
二〇一〇年元月二十五日

給聖母醫院同仁的第22封信

世事虛幻，唯主是望

「耶和華啊，求您教我曉得我身之終，我的壽數幾何，叫我知道我的生命不長。您使我的年日，窄如手掌，我一生的年數，在您面前，如同無有，各人最穩妥的時候，眞是全然虛幻。」（詩篇第三十九篇，第四節、第五節）

敬愛的聖母醫院同仁：

大家平安，這封信是院長心情低落、痛失良師益友、內心感概萬分不捨的日子裡，

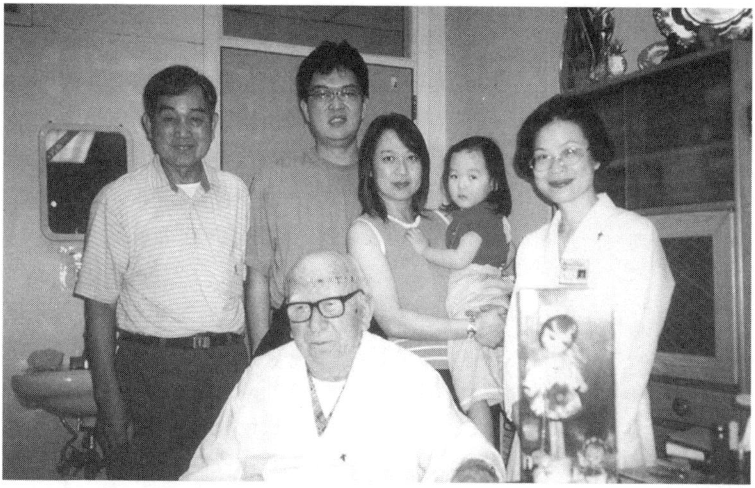

像聖誕老公公幽默親切的馬仁光修士（前排）與病患和家屬合照。

給大家寫的哀傷信。

記得去年十月院長來醫院就職後，第一次辦的員工健行活動，合辦單位是誠泰文教基金會。基金會的董事長林誠一先生，是宜蘭出身的大律師和成功的金融家，林誠一先生是台大法律系的大前輩（與司法院前院長翁岳生同學），曾擔任台北三信合作社理事主席、誠泰銀行董事長、開發金控董事長，最重要的是林董事長熱心社會公益，默默奉獻台灣的民主運動數十年，幫助無數的民主運動前輩（包括流亡海外的彭明敏教授返台選總統……），曾與院長並肩作戰，經歷漫長艱困的戒嚴時期。林董事長退休後返回宜蘭故鄉，得知院長來聖母醫院工作非常高興，曾來院多次勉勵打氣，期許院長能爲宜蘭羅東鄉親奉獻。今年舊曆年初五，院長還去林董事長家拜年，他精神很好，還說要再辦健行活動，他每天早上登山健行，體力不輸年輕人，還想爲社會做有意義的奉獻，院長還請他來醫院做體檢。沒想到言猶在耳，二月二十七日（星期六）早上，林董事長與朋友相約登山，竟然就心肌梗塞倒下，被送往署宜陽大醫院急救，院長接到電話得知他心跳已停止，內心不斷爲他祈禱，後來又被轉往台北榮總，院長趕去探視已知無法挽回，就這樣突然地失去了多年的良師益友，迄今仍無法想像怎麼這麼快就離去，就如同詩篇所記載，眞的全然虛幻。

三月一日，我們醫院來了新的腫瘤科兼安寧病房主任鍾昌宏醫師，他是台灣第一位到美國受良好訓練，返台開辦馬偕安寧病房的創始醫師，後來又爲花蓮門諾醫院開設腫瘤治療中心和安寧病房，我們請他來聖母醫院服務，相信會帶給本院同仁和病患在臨終關懷照護上更好的品質。也期望同仁們在鍾主任帶領下，努力體驗生死學的重要，學習如何面對死亡和生命，我們每個人都應該知道生命不長，在耶和華面前如同無有，如何謙卑地珍惜善用每一個存活的日子，及時行善行公義，但願天主賜福給每一位同仁和病患。

今天牧靈部同仁爲馬仁光修士慶生，馬修士過去爲聖母醫院的病患做了很大的奉獻，他和范鳳龍醫師（Oki）是內、外科兩位服務最多病人的醫師，很多老病人都受過他們的照顧。如今馬修士已打過美好的仗，躺在呼吸照護病房讓我們同仁照顧，想起聖母醫院過去許多靈醫會的神父、修士、修女、醫師、護理同仁的奉獻，如今棒子交到我們每一位同仁手上，但願同仁們不要忘了聖母醫院的聖嘉民精神，「事奉病人如事奉基督」。緬懷前人的貢獻，院長也希望口述歷史的工作小組，努力收集資料採訪老員工同仁，準備爲靈醫會來台六十年的紀念專輯出版一系列叢書。最後，也請各位同仁爲呂若瑟神父祈禱，呂神父明天在台大醫院接受心臟手術，希望天主保佑，讓呂神父早日康復回到醫院來。

祝福大家健康、努力活下去

關心您的院長　陳永興

二〇一〇年年三月三日

給聖母醫院同仁的第28封信

新的挑戰正要開始

敬愛的同仁：

大家平安，五月八日（母親節、護士節和勞動節）的音樂會精采嗎？有時聽到優美的音樂演奏，不禁會想爲什麼演奏家的雙手那麼神奇？飛躍的音符在快速跳動的指尖和鍵盤上交織成悅耳動聽的樂曲，一首又一首令人陶醉在鋼琴馬拉松的聯彈之中；還有迷人的薩克斯風搭配長笛的樂音，傾訴著內心浪漫的情愛，多可惜沒有來欣賞的同仁，錯過一場令人回味無窮的「聖母心、音樂情」晚會！但沒關係，還有下一場，請大家七月院慶時拭目以待！

停車場後門出口暫時封閉，請同仁見諒。大家一定看到我們正在拆除舊的洗衣房和倉庫，準備把外頭的員工停車場和這一塊拆除的空間連接起來，做爲興建新的老人醫療大樓的預定用地，週末、週日兩天，看著拆房子的工人和機具動工，院長內心百感交集。這是聖母醫院另一個發展的里程碑，舊的房舍拆除代表新的建築將要開始。我們爲了迎接聖母醫院六十週年的到來，爲了照顧台灣社會更多老人慢性疾病的醫療需求，爲了要解決日益擁擠的停車問題，院長就任就提出新年度的工作計劃——興建老人醫療大樓與地下停車場，這個構想獲得董事會同意，終於開始付諸行動。這是新挑戰的開始，表示今後兩年後我們要籌募四億建設經費，院長才來八個月，忙著建立醫院內部的新制度，忙著減少健保的核減，忙著尋找優秀的醫師來院服務，現在又要開始忙著募款的事……。所以在這裡要懇請全體同仁爲聖母醫院禱告，我們相信天主會有美好的安排，天主知道我們做的一切是爲天主作工，天主必會賜福。同時，院長也要拜託所有同仁堅守工作崗位，更敬業更盡力爲病患服務，只有大家做好醫療服務工作，院長才能安心放心地去尋找更多社會資源來協助醫院未來的發展。

施工期間一定會帶給同仁些許的不便，請大家要多包涵忍耐，就像開刀房整修期間也讓外科、麻醉科同仁有些不方便，但現在新的開刀房已完工，非常舒適美觀的空間，相信大家會覺得工作起來更舒服更滿意了，帶給病人服務品質也相對提升了許多。現在員工餐廳的整修也正加緊趕工當中，非常美觀漂亮的義大利餐廳即將啓用，屆時有最好的餐飲服務，相信會讓同仁耳目一新。

院長在此還要特別感謝外科、家醫科、內科幾位醫師的熱力協助，支援急診的業務，由於這個月急診人力較爲欠缺，我們請幾位醫師在小夜班時間急診較忙時提供支援。一方面也希望提升急診服務品質、提高住院率和急診開刀的服務，另一方面讓內、外、家醫科醫師與急診醫護同仁增加互動交流機會，增加照會共同照顧病人的聯繫，相信對整個聖母醫院的團隊合作會有助益。這兩個星期院長常去急診走動，觀察急診的作業流程，確實要感謝所有急診工作同仁和支援的醫師，大家站在第一線很辛苦地搶救病人，院長要代表聖母醫院向大家說：「辛苦了！感謝您們！」同時院長也要提請大家務必注意交通安全，昨天在急診室有一位聖母護專同學因交通事故被送到醫院時，已來不及救治，看到同學們和師長的傷心不捨，院長內心也深感難過惋惜。特別請騎機車的同仁要更加小心，速度不要太快，更要記得戴安全帽，上個月本院也有退休的老員工因為機車意外事故而喪生，但願大家記得安全第一，不要著急，也祈求天主保佑大家平安。

最後，祝您身、心、靈平安、健康

關心您的院長　陳永興敬上
二〇一〇年年五月十八日

給聖母醫院同仁的第30封信

迎接聖母醫院五十八週年院慶

敬愛的聖母醫院同仁：

大家好，時間過得眞快，院長就職已滿九個月，相信大家都感覺到醫院在這幾個月內的改變。事實上，這個月我們要迎接聖母醫院五十八週年的院慶（七月十四日），五十八年來的聖母醫院的改變也是令人驚奇的一段歷史，許多院內的老同仁一定忘不了醫院一步一步發展走過的足跡，在羅東蘭陽地區，許多鄉親提到聖母醫院也有說不完的故事和感動，院長在這一期要出刊的靈醫會訊寫了一篇感言，在此先和同仁分享：

羅東聖母醫院五十八週年院慶感言

聖母醫院在羅東服務五十八年了，多少羅東人宜蘭鄉親在這裡出生，自小看病到大，多少偏遠的山區海濱貧困村落中，都看到聖母醫院的山巡醫療車、醫護人員、神父修士的身影，在照顧著醫療資源欠缺的民眾健康的需求。蘭陽人口中的「來去找『聖母』」，意味著在生病痛苦時要尋求庇護、安慰、照顧、治療的希望處所，也是讓蘭陽民眾可以安心、放心，寄託信心的地方。這是我們聖母醫院所有同仁長久努力建立的口碑，更是早期義大利靈醫會的神父、修士、修女犧牲奉獻的精神遺留下來的影響。我們在歡度院慶的時刻，應該珍惜聖母慈愛的精神，繼續發揚靈醫會聖嘉民以病人為基督的服事精神。

五十八年的歷史也不短了，許多靈醫會的前輩在這兒做了很好的奉獻，像二十年前過世的范鳳龍（Oki）大醫師，他在聖母醫院的八萬多台手術紀錄大概是全台灣，甚至是全世界外科史上的奇蹟，迄今仍常被羅東宜蘭人懷念提起；今年剛過世的馬仁光修士在聖母醫院服務了將近四十五年，他像聖誕老公公幽默親切、慈祥風趣，從小孩子看到老人，許多病人喜歡找他看病；像蘭陽青年會（舞蹈團）的秘克琳神父，長期默默奉獻於文化藝術工作，爲了蘭陽地區、甚至全台灣，培養了許多優秀的舞者揚名於國際，也協助了宜蘭童玩節的舉辦，深受民眾的歡迎；像呂若瑟神父、謝樂廷神父長期照顧智能不足、肢體殘障、多重障礙的兒童，也照顧孤寡獨居缺乏照顧的老人；許許多多感人的故事在蘭陽羅東散佈著天主的愛，靈醫會的工作把天主的愛落實在這塊土地和人民的心中。

五十八年來，聖母醫院從最簡陋的平房、診所，一步步發展到如今已是六百多床的區域教學醫院，硬體空間擴展成爲三棟大樓，尤其紀念范鳳龍醫師的急重症大樓於三年前落成，增添許多新的設備，如核磁共振儀、電腦斷層攝影機、各式各樣超音波、檢驗儀器，又有非常溫馨寬敞的安寧病房，現代化的加護病房、開刀房、洗腎室、產房、小兒科病房、復健設施、心導管室、呼吸照護病房、門診大樓等，可說是非常完善的一所現代化醫院，如今員工總數也超過一千一百人，提供了非常親切體貼的醫療服務照護品質，相信羅東人和宜蘭鄉親都目睹了聖母醫院一路走來步步艱辛的足跡。目前聖母醫院最迫切需要改善的是停車場擁擠的問題，爲了民眾就醫方便，地下停車場興建無法避免，加上人口老化帶來更多老人醫療需求和照顧的問題，聖母醫院未來需要再興建老人醫療大樓，以提供完善的長期照護和老人醫療服務，這是聖母醫院要準備邁入六十週年前應全力以赴的目標。

值此紀念五十八週年院慶前夕，院長特別提出本院珍貴的奉獻精神與未來發展的願景，期能與全院同仁共勉，並盼望獲得台灣社會更多的支持鼓勵，讓聖母醫院百尺竿頭更進一步。

* * *

爲了迎接五十八週年院慶，董事會也決定七月八日至七月十四日是我們院慶的「聖召週」，有許多活動院長室已發出通告，請同仁上網查看，並鼓勵同仁積極參與，我們的董事會特別安排多位神父講解靈醫會的精神、歷史和使命，希望能讓更多年輕人獲得感動和聖召，能影響更多人加入靈醫會的工作行列。醫院也特別在七月十四日晚上要舉辦院慶晚會和醫療傳愛音樂會，精采節目正加緊準備中，當天傍晚五點在大禮堂有院慶彌撒，洪山川總主教將來主持，請大家踴躍參加；七點開始是院慶晚會和音樂會，請大家邀請病友、家屬、親朋好友前來欣賞，可事先到本院一樓服務檯免費索票，憑券入場並送精美紀念品，敬請期待。

在慶祝五十八週年院慶的同時，我們也開始籌備策劃聖母醫院六十週年的事宜，除了在院內成立口述歷史工作小組，準備撰寫靈醫會在羅東六十年來的工作紀錄，也希望留下前輩爲宜蘭鄉親奉獻的點點滴滴，在此也呼籲院內同仁如有過去值得紀念的照片、文物、資料可以提供給工作小組召集人陳仁勇副院長，我們將在圖書館設立專區，將來重新整理院史室時陳列展示出來。另外，爲了六十週年的紀念，我們已展開籌備老人醫療復健大樓的計劃，建築師已幫我們設計當中，院長在此特別請同仁爲此計劃祈禱，我們希望天主賜福，感動台灣社會大眾給予聖母醫院溫暖的鼓勵，因爲建築經費約需五億，在未來幾年院長必須四處募款，請同仁爲此艱難的美好事工代爲禱告。

夏天到了，天氣炎熱又常流汗，容易感冒，院長也流鼻水、咳嗽了一星期，請大家多注意身體健康。

祝您平安、如意

關心您的院長　陳永興敬上

二〇一〇年七月一日

來到聖母醫院後，我的作息和從前一樣規律，白天忙碌於醫院的工作，夜裡讀讀書，也時常給同仁寫信，寫著寫著好像也變成了一種習慣。我不是將寫信當作是「政策的宣導」，而是就像把所有同仁當作家人，當作弟兄姊妹一樣，時常用真摯的誠心，和他們分享我內心所思所想，其中包括我對醫院事務及前途的思考和計劃，我對同仁們對新院務的反應以及意見的關注等等，對於大家的配合和奉獻，也常藉此表達我的感謝之意，當然我也時常和大家分享我的生活和心情。或許認定這裡是我人生最後的歸屬站，於是我的身體和我的心靈似乎也就這樣定著在這兒了。

人生六十才開始，為主工作不嫌遲

我的人生上半場，六十歲以前的所做所為，已經在本書做了完整的交代。不管過去是轟轟烈烈或多采多姿，或者是變化多端、艱辛坎坷、飽受挫折，如今都已像《聖經》腓立比書第三章第十三、十四節所寫：「我只有一件事，就是忘記背後，努力面前的，向著標竿直跑……」

現在的我，還是關心著台灣社會發生的種種大事，但心中卻已充滿平安喜樂，滿懷感恩地在上帝面前，努力為主工作。只求天主能保佑我的健康，讓我能夠在餘生所剩無幾的歲月中，每天在天主的引導下，為那些受苦的弱小兄弟服事，讓我能學習效法耶穌基督，以天主的愛來服務眾人，我願做天邊海角、窮鄉僻壤的微弱燈光，照亮那暗夜中呻吟求助的老弱病苦。但願上帝的祝福，透過我和聖母醫院同仁的工作，傳達給更多需要照顧、需要平安的病患和家屬，讓我們共同來見證天主的愛。我相信，人生六十才開始，為主作工不嫌遲！

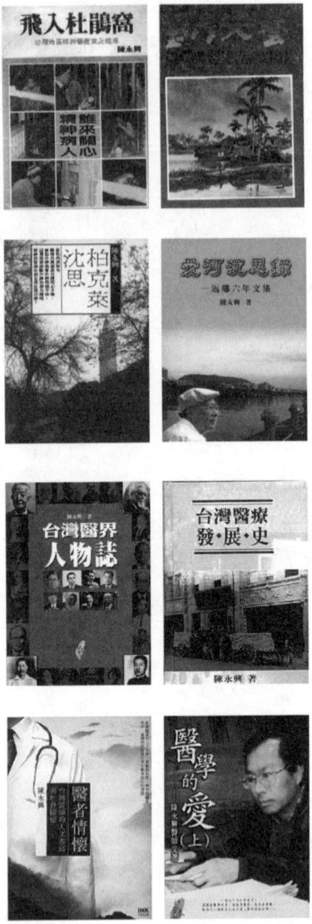

陳永興作品書影。

第11章

真愛永遠沒有看破的一天（新版補記）

改善聖母醫院的營運

到聖母醫院後，第一年最打拼的事是想要趕快改善它的營運狀況。

這所醫院已經快要六十年，員工年紀比較偏高，六十年前宜蘭的交通不方便，偏遠地區的民眾就醫很困難。經過六十年來，台灣的醫療環境以及各方面已經有很多進步和變遷，現在宜蘭縣境內的醫療設施已不見得缺乏，像是聖母醫院隔壁就有一家擁有上千病床的博愛醫院，溪北也有署立陽明醫院，醫療生態已經有很大的不同。

於是我發現醫院若是不能持續進步，也是會被淘汰的。同時，因為過去的院長都是外國神父擔任，這些遠從義大利來的神父基本上的心態是奉獻和服務，比較缺乏管理和成本的觀念。尤其是他們不太了解台灣的健保制度，所以在我接任院長之前，他們已經連續虧損了好幾年。因為靈醫會不是只有聖母醫院，還有其他社會服務機構，像是啟智中心、蘭陽舞蹈團、老人長照中心等等附屬機構需要支持，所以醫院的財務平衡更顯重要。

第一年我很努力想要讓財務收支平衡。

經過了解之後，我發現最大的一個問題就是健保給付的核刪率太高，相對其他同等級的區域醫院來講，被刪減得比較多。我認為這是一個可以立即改善的地方。於是我帶著相關資料去健保局拜訪，將資料秀給他們看，比方說，我們和其他區域級醫院比較，我們的病人不比其他醫院少，不管是門診或者住院病人，可是我們申請的錢比他們少，我們又被刪減得比較多。這種情形和同等級大約六百床規模的醫院比較起來也是一樣。我對健保局的人說：這些外國人幫我們看比較多病人，又申請比較少錢，其實已經是「聖誕老公公」了，卻又被核刪更多，這實在很不合理。過去他們或許比較疏於管理，今後我們會多注意，但是也請你們在核刪時給我們一點空間。健保局也很善意回應，從我去的那一年開始，每一年我們的核刪率就從百分之十、十一降到百分之三。

當然，我們要將核刪率降低，我們內部的管理也要配合改善，例如，要求醫師的病例要寫完整，檢查及開藥方面也要多注意，有適應症才做檢查或者開藥等等，就這樣我們第一年就能做到不虧損了。

當財務改善之後，一方面我們繼續汰換更新設備，另一方面招募更多人才。因為我發現我們實在很需要年輕的醫師，我去的時候有的醫師已經在醫院服務三十年了，年歲較大實在很辛苦，所以一直很努力招募新醫師。

同時我也做了一個很大的改革。幾乎從副院長開始到各科主任，我通通換年輕醫師去擔任。原先的主任大多擔任二、三十年了，不是他們不好，但確實是比較缺乏一點衝勁，需要更積極一點的態度，讓年輕醫師擔任主管會更努力。

我覺得我去這家醫院的使命除了延續奉獻、服務精神之外，還要讓醫院現代化。在我服務的五到六年之中，我應該培養新的接棒團隊。畢竟我已經六十歲了，不可能一直擔任下去。必須考慮由四、五十歲的年輕醫師來接棒，所以必須要讓他們有幾年時間學習管理和行政經驗，也要培養整個團隊的默契。於是我做了這樣的變革。

籌建親老醫療大樓

到了第二年時，我留意到一個奇特的現象。因為我每天大約七點就到醫院，發現每天一大清早，醫院大廳就有很多老人家等著要掛號、看病。其實鄉下老人家病人很多，可是有一個很困擾的問題，那就是很多老人家因為行動不便，就坐著輪椅甚至是坐著電動車來，他們要進電梯那實在是個很大的問題。像我們這種傳統的電梯，一部電梯只要擠進兩輛輪椅就很難迴轉，何況我們還有其他病人。我們一天有將近二千個病人，所以一大早就有很多輪椅在那兒排隊準備進電梯。我看了這種情景就想到，我們傳統醫院建築其實都沒有考慮到老人家就醫的方便性。我們的社會一向是比較重視小孩子，過去孩子也生育比較多，因此婦產科、小兒科都是熱門的科，所以台灣有婦幼醫院、兒童醫院，可是沒有老人醫院。如今社會型態改變、人口平均餘命增加了，現在反而變成少子化，老人家愈來愈多，特別是在鄉下這種現象更加明顯。很多年輕人到都市去求學、工作，留在鄉下的都是老人家。我又想到我們醫院的復健科在五樓，門診和復建區都在五樓，而需要做復健的一定都是行動不方便的人，雖然五樓總面積有二、三百坪，可是每天來做復健的有二、三百個老人家。這樣實在是不對。看到太多老人家就醫的不方便，所以我去做一項老人就醫不方便的調查。結果發現很多老人家就醫不只看一科，有時心臟有問題，有時要看糖尿病或者關節炎，他若是到大醫院來，那會很慘，醫院那麼大，做檢查在這一棟，門診又在另一棟大樓，又要做超音波又要照X光，他可能必須在醫院裡面繞來繞去、上上下下。有些醫院，若是要看另一科恐怕又得重新再掛一次號、重新排隊，如此一來可能耗掉一整天的時間。後來我在那一年的重陽節和幾個老人福利團體一起召開記者會，報告這次調查結果，會中有一位女士站起來說：她的母親住在新竹，到台大就醫，老人家又不會使用網際網路和電話語音，所以得大清早五點半起來坐車到台北來掛好號等就診，看好診時已經中午了，但是醫師開出一大堆檢驗單，就得等到下午開診再一科科檢查好又回去看診，等看好門診、領到藥已經天黑了，家人擔心不已，想說一大早出門看病怎麼天黑了還沒回家。這充分顯示我們的老人家在就醫時確實很不方便。特別是在交通很不便利的鄉下，身邊又沒有年輕人可以陪同去看病。那時我就想說是不是來蓋一棟新的醫療大樓，這新的大樓是完全親老的一個環境，提供老人家就醫的便利和舒適。

而事實上這也是台灣目前所需注意的問題。雖然目前台灣六十五歲以上的老人只佔百分之十一，但是這已經是二百五十萬老人了，其中大約有三分之一的老人家是行動不方便的，可能是失能、失智或者是多重疾病者。這些老人家已經用去百分之二十五的健保資源。接下來很快地台灣老人家的人口比例就會佔到百分之二十，屆時就會有四、五百萬的老年人口。

老人家本來就比較容易生病或者有慢性病，需要常常就醫以及照顧，這些都會是很大的問題，長期照護這一領域也是台灣目前遭遇到很嚴重的現實問題。現在台灣的年輕人無法自己照顧老人，所以很多家庭就會請外勞來照顧，台灣現在大概有二十萬以上的外勞。可是現在東南亞的國家，每年GDP的成長率都超過百分之六、七，所以不到十年內他們的經濟可能不比台灣差，屆時我們將很難再請到廉價的看護勞工。到那時我們台灣這些老人家怎麼辦？要叫台灣的年輕人去照顧，依我看是不太可能。現在台灣的大醫院大多缺乏護士，目前一個護士的平均薪資大約是四萬五到五萬之間，可是台彎的護理科系畢業生還是不願意執業，他們覺得太辛苦了。可是照顧老人比照顧一般病人恐怕更辛苦，而且照護員的待遇又沒有護理人員好，這種情形之下，你要台灣年輕人去做照顧老人的工作，我看是很困難很困難。

所以我跟我們的神父說來蓋一棟老人醫療大樓，特別關心老人就醫問題的改善，另外我們要開始提供服務給需要長期照護的老人。神父他們一開始當然是認為這個提議很好，問題是錢從哪裡來？因為過去醫院長期虧損，目前才剛剛平衡也沒有餘款，又根據我們初步估算，大約需要五千坪的空間，總經費大約需要六億元才足夠，這麼龐大的經費要從哪裡來？現在和過去不一樣，已經不能再去向羅馬教廷要求補助了，天主教會的人大都認為台灣經濟狀況已經很好，不需要再援助了，還有許多更需要他們幫助的國家，像是第三世界的國家等等，他們不可能再撥款給台灣，所以我們必須自己想辦法。我跟神父說：沒關係，我們來想辦法募款。我們的神父比較保守，他們大都認為募款是很困難的事，反而是我鼓勵他們要有信心。我的想法很簡單，第一，《聖經》上也有這樣的教誨，它說如果你要做的事情是符合上帝的旨意，其實你就不需要去擔心，上帝自有安排。第二點，我用慈濟作例子。告訴神父：你看，我們台灣社會還是很有潛力的。同樣是宗教團體，佛教團體就可以募到那麼多款，高雄的佛光山、台北的法鼓山、中部的中台禪寺等等都可以募到很多款，為什麼我們不行？何況我們靈醫會在宜蘭已經六十年，做了很多服務和奉獻，那麼多神父埋骨在這兒，不收醫藥費用照顧過那麼多窮苦的病患。只要讓台灣民眾知道這些事，並且訴求現在我們需要更多經費來做更多的事，需要他們的回饋，我相信是有可能成功的。

後來他們還是沒有把握，就從羅馬教廷派了三個財務專家到台灣來「面試」我，面談中首先他們就說：第一，不可以去借錢。第二，不可以蓋到一半蓋不下去卻要我們來善後。第三才問起我的計劃內容，預定幾年完成？每年進度如何？募款對象是誰？等等。要我具體報告這些事情。我說，我保證不去貸款，反正貸款也要董事會同意蓋章。第二，我有信心如果已經蓋了必定會完成，絕對不會蓋不下去，道理很簡單，就是款項募夠了再開始動工，就沒有蓋不下去的問題。第三項，我想用五年的時間來募款，預計一年募款一億到一億二千萬，每個月以一千萬為目標。至於募款的方法、對象等等，我說這方面我有經驗，募款對我來講可以說是很習慣的，從學生時代辦山地服務團，參與台灣人權會之類的公益團體、出版《台灣文藝》，甚至參加競選等等，都是靠募款來活動的。所以這一點我是可以做得到的。最後他們同意將我的計劃帶回教廷去，最後就批准我們，讓我們去執行。

辦文化藝術活動募款

於是接下來的兩年中，我很努力地四處去募款。我的募款有幾個方法，首先是我辦很多音樂會，比方說我就在我們院裡頭辦一個紀念「Oki」范鳳龍醫師的音樂會。一開始聽到我要賣門票時，我的員工都嚇壞了，他們說：「院長，過去我們辦免費的音樂會時，台下的觀眾比台上演出者還要少，你現在竟然還要賣門票？」我鼓勵他們說：「你想想看，我們自己就有一千多個員工，我們的大禮堂才四百多個位子，一個人買一張票就爆滿了，更何況我們還有眷屬和親友。每個醫師一人買兩張票，夫婦一起來，真的無法出席就送給病人說一起來紀念「Oki」醫師，一定有人願意來。只要我們自己願意奉獻，我不相信宜蘭人不會

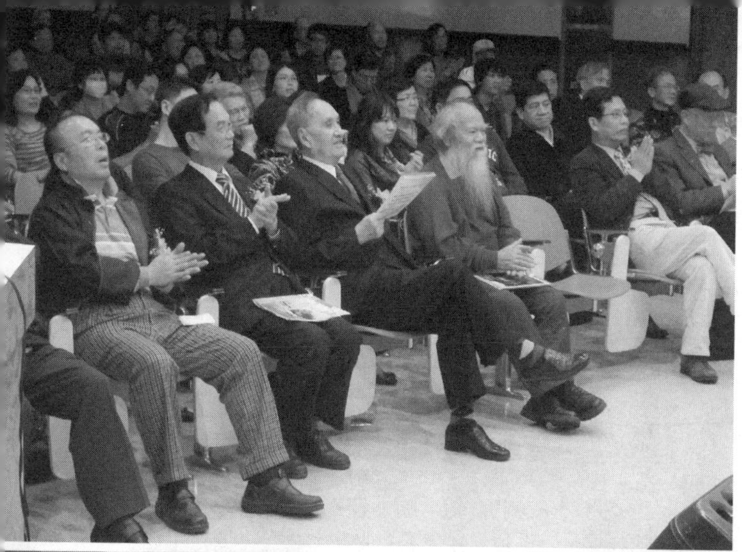

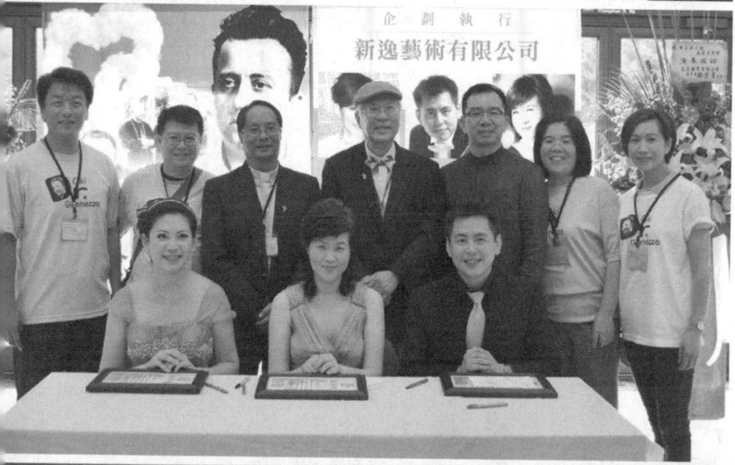

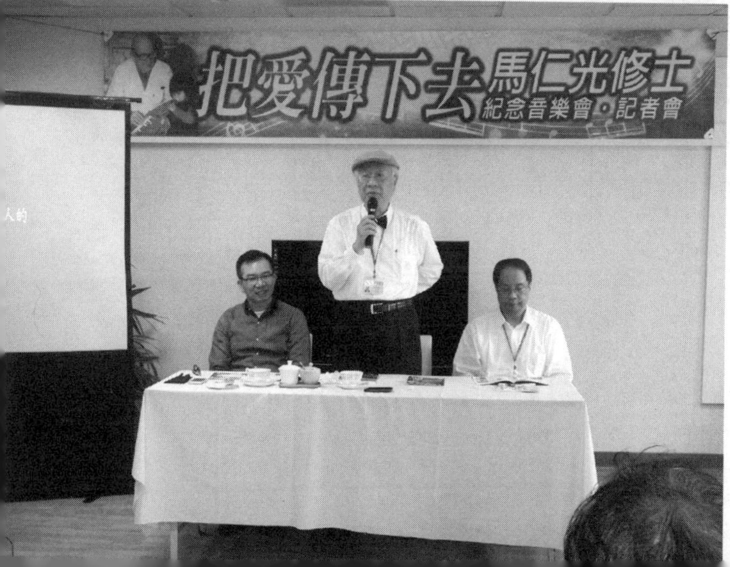

上：二〇一一年四月九日，彭明敏文教基金會唱台灣歌說臺灣史活動。

中：二〇一二年十月十四日於國家音樂廳舉辦Oki音樂會。

下：舉辦音樂會募款興建老人醫療大樓。

回饋。」結果我們真的做了，第一場音樂會也爆滿了，很多人坐在地上聽。那是當然，因為四百個座位，我賣了一千多張票。有了這個經驗，他們就開始有信心了。第二年我就把「Oki」紀念音樂會辦到宜蘭演藝廳去了，有七百多個座位，第三年我就把音樂會辦到台北國家音樂廳了，二千多個座位。我們辦的不只「Oki」紀念音樂會，到現在平均每兩個月會辦一場音樂會，有的音樂會在院內，有的就在宜蘭文化中心，有時就到台北。透過音樂會確實是很好的一個募款方法，辦音樂會就會有一些音樂家來，我們因此結交到很多友好的音樂團體，他們會義務來幫忙，包括台灣弦樂團、彭明敏文教基金會、蔣渭水基金會、陳文成紀念基金會等等公益團體帶來的音樂會。尤其是音樂本身就是一個大家都很容易就可以親近、接受的藝術。

第二個就是辦畫展。我把醫院裡頭在做健康檢查的樓層加以裝修成展示空間，本來健檢中心就佈置得比較溫馨漂亮，服務的對象也都是健康的人士，很適合當作畫廊使用。每一、兩個月我們就辦一次畫展或攝影展，很多畫家、攝影家來展出作品，展出期間就辦義賣，許多人喜歡畫作就付費當作捐款給醫院，我們也開出捐款收據給對方。透過美術作品的欣賞，讓人覺得這是溫馨又有意義的活動，效果也很好，所以我們也曾在台北辦藝術品的義賣會。

第三個方法就是我必須到處去演講，比方說扶輪社、獅子會以及一些社會公益團體等等，去了就會得到一些迴響。或者到各地教會演講，宣揚這個老人醫療大樓的需要，也會獲得很多奉獻。

第四個就是我們有很多很好的出版品，像是一些小冊子，介紹靈醫會和聖母醫院過去所做的服務，神父、醫師們對病患的醫療和照顧等感人事蹟種種，也幫「Oki」醫師出了一本他個人的傳記，又整理了二十四個神父、修士、修女的故事，出版成兩本書。當人家來拜訪或者我們出去演講時就傳播出去，很多人可能因此受到感動而主動奉獻。

吳念真短片宣傳的威力

後來我們又想到可以拍一支短片，透過大眾傳播的力量來宣傳。後來就找了吳念真導演幫忙。吳念真和我是幾十年的老朋友，我在台北市立療養院當住院醫師時，他是那邊的圖書館員，晚上一起住在宿舍裡。打從那時認識起就一直有聯繫，維持很好的交情，後來我辦雜誌或者到花蓮競選時他都來幫忙。另外吳念真和羅東聖母醫院也有一段因緣。吳念真的父親是礦工，他家以前住在九份，瑞芳那一帶的礦工若是生病幾乎都是送到聖母醫院，以前台灣的東北角除了礦工醫院之外沒有什麼好的醫院，聖母醫院是最好的後送醫院，特別是大部分的礦工家庭經濟都不是很好，他們都知道若去聖母醫院，即使沒有錢，醫院也會照顧你。吳念真說他小時候曾陪同他的父親到聖母醫院看病或者探望他父親的朋友，很自然地他對聖母醫院也有一份感情。所以當我們向他開口時，他很爽快地就答應要幫我們拍一支短片。後來他親自到聖母醫院取景、採訪，拍攝了兩天，回去很快就剪接成兩支短片，各三十秒。還有一支四至五分鐘的片子，有時候我若去扶輪社等社團演講就可以播放。

短片拍好後自然就要到電視上去播送，這又需要另一筆經費。起先吳念真就告訴我，拍短片不是問題，對他來講是駕輕就熟的事，而且也不會收我們的錢，但是要到電視上播出那才是困難點。要上電視必須還時段買廣告，那著實需要一大筆經費，當然，我不可能動用院內的錢，那怎麼辦呢？就動動腦筋想想宜蘭境內有什麼大的企業或廠商可以來支持這個廣告？後來我想到杏輝藥廠。杏輝是台灣很大也很有名的藥廠之一，特別是他們很願意投資在研發新藥上，加上杏輝藥廠的董事長李志文是高醫藥學系畢業的校友，是比我年長的學長，我想他們應該會願意伸出援手。所以我打電話約他見面，電話一接上，他就說：「你來聖母醫院兩年了，怎麼都沒想到要來找我？我早就想說你應該要來找我了，那趕快來、趕快來。」我就趕快去見他。那天他帶我去一家日式料理店用餐，開門見山就問我：你來找我是要我幫什麼忙？就直說吧！我放吳念真的短片給他看，然後說我想在電視上播出這支短片，我們算過在不同時段插播一個月，大約需要三百萬，如果杏輝願意贊助，我們會在片尾秀出「杏輝藥廠關心您的健康！」的短語，那對杏輝的形象也有所益處，何況藥廠和醫院原本就是在照顧病人的健康。其實這也是我找杏輝的原因，否則宜蘭還有幾家大企業，像是金車食品、阿瘦皮鞋以及國際聞名的潛水衣製造廠薛長興企業，他們的潛水衣是全世界銷售量最大的。因為杏輝的性質和我們比較相近，所以我找上他們。杏輝的李志文董事長很慷慨，他只說一句話：「好啦，三百萬我們來出啦！趕快來吃飯。這個事情你就叫你們的公關和我們的廣告經理連絡就好，他們就會去處理。」因為藥廠本身每年就有編列預算做廣告，有專人處理這些事務。後來這支短片真的就在他的支持之下播出了。

吳念真在電視上的廣告效果實在是非常好，很多小額捐款不斷捐進來。我們自己很努力、想盡辦法募款的情況下，平均一個月大概就真的只有一千萬，但是那支廣告播出後，一個月的募款金額就暴增到二千五百萬左右。當然這支廣告不只在電視上播出，我們也去找了首都客運播放，每天往返台北、宜蘭的人很多，大多數的人都會在客運車上看到那支廣告。我們也找了幾個扶輪社支持，在台北幾個公共空間播放。總之吳念真的這支短片確實幫了很大的忙。

范瑋琪「平安鳥」的超級魅力

我發現神的旨意很奇妙，如果你要做的事符合上帝的意旨，祂真的自有安排。有一天我在台北搭捷運時，遇到一個年輕人向我打招呼，仔細一看原來是我在花蓮競選時來幫忙認識的賈漢生。滾石唱片對花蓮門諾醫院的募款活動一直幫忙很多，當時他就在滾石唱片公司工作。十多年不見了，一見面談得很開心，所以我要下車時，他又跟著我下車回到我台北家繼續聊天。他問起我現在在忙什麼事，我說我在忙著為聖母醫院募款，要籌建老人醫療大樓等等。他那時已經離開滾石到另一家唱片公司工作，他說或許可以幫一點忙，說：「我們公司有一位歌手『范范』范瑋琪，是一個基督徒，以前也幫過癌症病童做過公益廣告，我來和她談談看，看她願不願意也幫忙羅東聖母醫院拍一支公益廣告。」

後來有一天他約了范范和她的先生綽號叫「黑人」的陳建州與我在台北一起吃飯，同時也邀請了耕莘文教院的丁神父。席間我向他們說起羅東聖母醫院的故事，也講起我要去就職就是被那些遠從義大利來這兒奉獻一輩子的神父們所感動。所以我要從高雄來羅東工作時，太太問我為什麼要去那麼遠的地方？我脫口回答：「有感動，就不覺得遠。」范范聽了我這段故事也很感動，說：「那我來為您們做一首歌，歌名就叫做『感動就不遠』」。果真回去後沒多久，她就把歌曲寫好，就是後來發表的那支單曲〈感動就不遠〉。這首新歌要發表時，他們來聖母醫院拍攝MV。唱片公司有自己的製作團隊，導演帶著攝影師等人前來，沒想到那個導演正好也是羅東人，對聖母醫院當然也很了解，後來就幫我們拍了一支約四至五分鐘的影片。范范的歌後來出版成CD，其中還收錄一首歌是范范另外又寫的〈平安鳥〉。范范小時候和阿嬤感情很好，阿嬤過世前告訴她：「當妳想念阿嬤時，就會有一隻鳥兒飛到妳身邊，妳若看到那隻平安鳥，那就是阿嬤回到妳身邊。」她把對阿嬤的懷念和回憶寫成這首歌曲，所以這首也是和老人家有關、很溫馨的一首歌。這支公益廣告出來之後，又得要登上電視，同樣的問題又出現了，就是經費問題。後來透過人家介紹找到璞園建設公司，是幾個年輕建築師合夥組成的公司，我去拜訪他們就放范范那支片子給他們看，他們也很感動，就贊助我們那支廣告的費用。我們利用春節前後比較多人願意捐款時期推出，這次范范擔任我們的公益代言人，募款效果也是很好。

之後范范又有一個主意，就說要設計一隻「平安鳥」搭配這片CD推出，後來她親自設計了一隻「平安鳥」。那其實是一隻很可愛的鳥兒造型撲滿，讓大家認養帶回去存錢，存滿了就送回來把錢捐給聖母醫院做為老人醫療大樓的建造基金。這些年輕人真的很有創意，她們發表歌曲又搭配這隻鳥兒，然後也製作了一件T恤，在各個相關場合就可以做義賣或者認養的活動推廣。很多人喜歡這隻平安鳥，他們將鳥兒認養回去以後又發生很多很有趣的事。有的人將這隻鳥兒帶到一〇一大樓上拍照，就說平安鳥飛到一〇一大樓；有人說平安鳥飛到澎湖，有人的平安鳥飛到綠島等等。有的人還幫平安鳥裝飾，貼滿亮晶晶的水晶，有的人幫它打扮得很漂亮。他們將這些照片都貼到臉書上，就這樣我們的臉書上幾乎整整有一年的時間不斷有平安鳥的消息，不時有新的畫面出來，就又掀起一波訊息和討論。結果愈來愈多人要來認養這隻平安鳥，導致我們的平安鳥根本來不及製作，每一批二千隻、三千隻一推出，

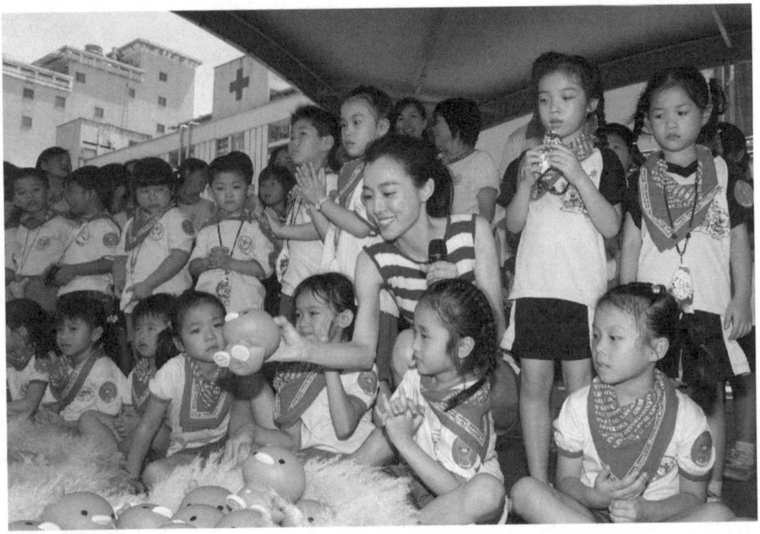

一下子就被認養完了。最後，范范要在台北小巨蛋舉辦個人演唱會時，她就號召粉絲們說：「平安鳥要回巢了。」希望認養平安鳥的人在演唱會那天都要把平安鳥帶回來。結果那一天我們在演唱會場外，從下午兩點開始安排了一個「平安鳥回巢」活動，共有十組工作人員在那兒數銅幣、開立捐款收據，平安鳥那麼多，十台數幣機根本來不及數，數到幾乎要昏頭。這些數幣機還是蔡英文捐給我們的，她代表民進黨出馬競選總統時，曾發起一個「三隻小豬」的認養募款活動。有一次她來羅東聖母醫院參觀時看到我們的平安鳥，說：「你們這隻平安鳥比我的三隻小豬還要厲害耶，我的小豬回來後就被宰殺了，你們的平安鳥還可以讓人家帶回去繼續養。」因為我們的平安鳥底部有個開口，錢就從這兒倒出來不必像小豬撲滿必

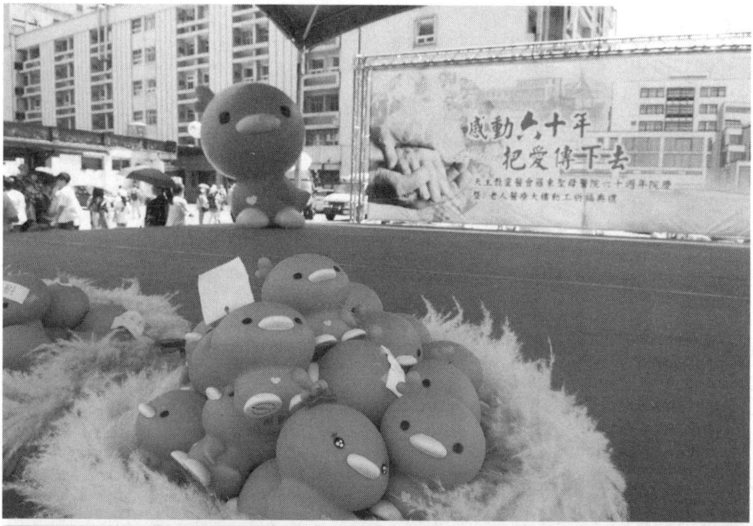

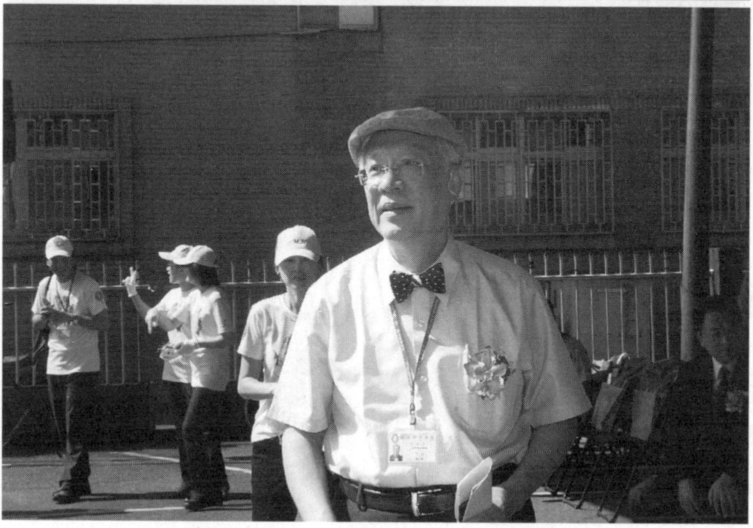

上、右：二〇一二年七月十四日平安鳥回巢活動暨聖母醫院六十週年慶。

下：陳永興攝於聖母醫院六十週年慶。

須剖開才能取錢，如此便可持續保存，而且沒有環保問題。

於是我們又推出第二隻不同顏色的平安鳥，第一隻平安鳥是藍色的，代表男生，我們叫他「叮叮」，第二隻是粉紅色的女生，我們叫她「咚咚」，兩隻成一對。只要認養人將平安鳥帶回來，我們就送他另一隻不同顏色的平安鳥，兩隻都帶回來就另送一隻小的平安鳥。有的人拿了第一隻馬上就想要另一隻，來不及存錢怎麼辦？他就把三張千元大鈔塞進鳥兒肚子拿給我們。如此下去，帶來很多有趣的故事。平安鳥為我們串聯了很多朋友，尤其是年輕人，我覺得這真是很美好，它讓年輕人也注意到老人議題，進而去關心老人家。

各界踴躍奉獻

在募款過程中，我們也遇到一些很有心的企業家。有一次，TVBS電視台製作了一系列節目介紹百年來在台奉獻的外籍人士，其中一集就是採訪羅東聖母醫院，由我和院裡一位李智神父一起接受採訪。這集節目播出後，有一位企業家打電話來說他看了節目覺得很感動，想來醫院參觀，約第二天來拜訪我們。他來，我本想帶他參觀醫院，他說醫院不用看了，他自己就有醫院，倒是想看看我們的老人醫療大樓，於是我帶他參觀。看完之後，他問我募款情形，我說我募了兩年，目前大概募了二億五千萬，大概還缺一半的經費。他說那剩下的二億五千萬就由他們來捐好了。「這麼好！」大概一般人聽到這個建議一定是這麼想，然後馬上接受，但是我拒絕了。他也驚訝我這樣反應，我解釋說：「我的想法很簡單，我們若是需要募款，我就會到處去演講、到處接受採訪、上電台、上電視，之後就有很多的報導和訊息，大家才會注意到台灣的老人問題，老人的醫療需求與照護需要。所以我寧可再多花一點時間，再努力一點，我若是能找到二萬五千人，一個人捐給我一萬，那也是二億五千萬，但是會多二萬五千個人關心這個問題，其中的意義和效果不同。你給我二億五千萬，的確會解決我羅東聖母醫院的需要，可是沒有解決台灣的問題，只要是偏遠地區或者農業縣市，老人的問題還是很需要被注意，所以我要努力讓台灣更多的人去關心這個事情。」他聽了也覺得很有道理，就轉而問我他可以幫什麼忙？我說：「你的企業那麼大，全台灣有那麼多員工，只要鼓勵你的員工都來認養平安鳥或者多關心這個議題、幫忙宣傳，或是到各地醫院或老人長照機構去做志工協助老人家，這樣奉獻就很大了。」他說這個沒問題，很簡單。

他回去之後就要求他宜蘭分公司的員工來我們醫院做志工，這就解決我們醫院一個很大的人力問題。因為我們有獨居老人送餐的服務，製作餐點由我們的中央廚房來做不是問題，難是難在要到府去送餐，宜蘭那麼大，有些老人家住得很偏遠，一趟路程來回要一個鐘頭，一個人只能送兩、三個地方，所以他們員工能來幫忙實在很好。另外，因為他的公司很大，到處會辦員工訓練或者聯誼活動，他就邀請我去演講這個主題，演講完幾千隻的平安鳥就這樣被認養出去了。此外，他們各地分公司每年都會舉辦園遊會，那一年台北總公司的園遊會全部所得都捐給我們。這樣一來，他的企業內部所有員工幾乎都知道羅東聖母醫院要蓋老人醫療大樓，以及其他各地的老人問題和需要，大家要持續關心這個事情。我覺得這樣效果真的很好，何況這位企業家和旗下幾個子公司還是給了我們捐款，雖然金額不是原來那麼大，但也給了我們極大的幫助。最後一點最有意思的是，這位企業家旗下也有水泥公司，所以二〇一四年老人醫療大樓開始動工時，我寫信向他請求贊助水泥，他也是一口就答應，免費供應老人醫療大樓所需要的水泥。由這例子讓我們看到台灣的企業界領袖不是全部都唯利是圖，也是有很有愛心、關心社會、願意奉獻的人。

除了企業家之外，還有更多讓人意想不到的一般民眾，他們的熱心奉獻也很讓人感動。有一天有個女士到醫院來說要找我，我接見她，是個看起來很平凡的婦人家。她說她從國外回來，在網路上看到聖母醫院要蓋老人醫療大樓的消息，想來參觀。我帶她去看老人醫療大樓的預定地並參觀整個聖母醫院。參觀後她表示很感動，她非常謙虛、很低調地說：「您們這個計劃很好很大，我只能盡一點小小微薄的力量，請務必接受我的心意。但是我這老人出門也不敢帶著現金，不知道可不可以請您的司機載我去銀行提錢？」我沒多想就請我的司機陪她去。過一會兒，司機到了銀行打電話回來給我，他嚇壞了說：「院長，你知道嗎？這個婦人轉了六百萬到我們的戶頭去了。這樣到底對不對？可不可以？」一聽，換我嚇倒了，趕緊請司機將她載回來。我說這麼大一筆捐款，非常意外也非常謝謝。她還是一直很謙卑地說：「沒有、沒有，很抱歉，我的力量很小，沒辦法再盡更大的力量。」我問她收據要載明誰的大名以便報稅等等，她說不用，她的孩子們都在美國不需要在台灣報稅，她甚至不願意我們將她的大名刊出徵信。而且不僅這樣，後來她就出國去了，第二年回來台灣時她又來看看我們的進展，又捐了一次款，依舊一貫的謙虛低調。像這樣的熱心人士，令人意想不到，也很感動。

其實台灣各地還有很多像這樣的平凡小市民，他們點點滴滴的力量匯集起來還是很驚人的。例如，也有在郵局工作的人、開牛肉麵店的老闆、在市場賣菜的小販主動替我們募款。就這樣在各界人士關懷、宣傳、奉獻之下，經過兩年之後，我竟然募到了五億，提前達成目標。款項募集到之後，第三年起我們就動土開始動工，二〇一四年初已經進行了地下室工程。

這是我去羅東聖母醫院第二、第三年主要在做的事工，也得到社會各界很大的迴響。甚至於後來有很多教會醫院的院長都來找我，希望我也幫他們募款。所以我也曾去教會醫院協會的院長會議做一個報告，分享我的募款經驗和一些心得。我認為我們取之社會、用之社會，而且不只我們需要，台灣還有很多地方也需要社會資源的挹注，所以如果其他公益團體、教會醫院有所需要，我也很樂意幫忙，把我們的資源和他們分享。

獲醫療奉獻獎，傳承奉獻的精神

二〇一三年的十月，我接獲立法院厚生基金會的通知，說我被推薦，獲得第二十三屆醫療奉獻獎，這個獎是由衛生福利部、立法院厚生基金會、醫師公會全國聯合會、聯合報社共同舉辦，推選全台灣從事醫療工作服務社會和病患而受肯定的醫護人員，給予表揚提倡醫療奉獻精神的最高榮譽獎項。我得獎的理由是「長期關心原住民醫療服務、維護精神病患人權和福利、成立台灣第一座醫療史博物館、推動公立醫院合併改革、籌建台灣第一座老人親善醫療大樓」等理由，在二〇一三年十月十八日的聯合報醫藥版，也刊出了有關醫療奉獻獎得主的採訪報導，記者用「醫人、醫心、醫社會」做為標題，簡略描述了我從事醫療服務工作的心路歷程。

事實上，我自己過去在高雄市衛生局長任內，以及擔任高雄市立凱旋醫院、市立聯合醫院院長期間，甚至擔任立法委員期間，就有要頒發醫療奉獻獎給我的推薦，但我總是婉拒和推辭，因為我覺得擔任公職為民眾服務或擔任民意代表為病患爭取權益，本來就是份內該做的事，何況我從學生時代從事原住民的醫療服務，也是受到外國神父的感召，覺得外國人都可以為台灣原住民奉獻，我們為自己的同胞或鄉土奉獻也是義不容辭的事。這次我在擔任羅東聖母醫院院長的任期中，獲得推薦頒發醫療奉獻獎，我想了一下決定接受表揚，其實是我覺得這也是代表羅東聖母醫院所有同仁的奉獻精神傳承，因為過去這家醫院已經有很多外國神父、修士、外籍醫師得過醫療奉獻獎，這些外籍神職人員和醫護人員在台灣奉獻一輩子而受肯定，是值得令人學習效法的榜樣。而我是第一個本土的醫師代表羅東聖母醫院去領獎，不就是告訴全院一千二百個同仁，我們已經從外國人手中接棒，把照顧台灣人民和偏遠地區同胞的責任承擔起來了，我希望羅東聖母醫院的同仁，甚至台灣本土的醫護人員，也開始有信心，更有責任把醫療奉獻的愛傳播出去，也傳承下去！

在醫療奉獻獎的頒獎典禮中，我也分享了自己從事醫療服務工作的心得，也聽到其他得獎者分享他們的經驗傳承，有九十歲還在醫療崗位上奉獻的醫師，也有在台東山區翻山越嶺的外國修女照顧著小孩和老人家的健康，也有前往非洲服務的台灣年輕醫師，確實讓人感受到台灣醫界充滿了溫馨的愛，如果台灣社會各行各業都有更多像醫療奉獻獎得主的故事，我相信台灣社會可以更美好！

在老人醫療大樓籌建募款工作告一段落後，我又比較有時間去思考可以再為台灣社會做些什麼事情。

籌辦《民報》

其實在我心裡頭一直有個夢想，想要辦一份報紙，這個理想早在大學時代就萌芽了。那個時候為了辦學生刊物，搞到被記兩支大過差一點被退學，就是因為台灣社會沒有言論自由，連學生的稿件都要事先送審，當時我就很反抗這個制度，所以後來也幫很多黨外人士辦過黨外雜誌。大學時成天在想：「若有一天可以辦一份真正的報紙，不知道有多好？」可以在上面不受限制暢所欲言，把心聲講出來，這在戒嚴時期報禁黨禁之下是不可能的事，也是我從學生時代就想做的事。

雖說辦報紙是我學生時代以來的夢想，但是台灣社會也是出現幾次辦報紙但是不成功的例子，像是《首都早報》。我和康寧祥先生很熟也幫他辦過《八十年代》、《台灣政論》，所以我知道他為了辦《首都早報》非常辛苦，最後做了一年因為財務困難就結束了。因為這些例子，所以我也早就打消心中想要辦報的念頭。何況最近幾年又看到呂秀蓮辦了《玉山周報》，最後也因為財務困難而停刊。

其實解嚴後已經沒有報禁，誰都可以辦報紙，問題是報紙要經營下去很困難，一方面是整個社會發展，喜歡閱讀的人愈來愈少，大家喜歡看影像、畫面或者聽聲音，所以看電視的人愈來愈多，而且現在電腦資訊的流通那麼發達，閱報人數愈來愈少這是全世界的趨勢。何況台灣的報紙經過解嚴之後，市場競爭結果造成只有很大的財團才有能力經營，支撐那麼多記者、編輯的薪資和發行的經費。所以像我這樣一個中產階級的醫師，怎麼可能有能力辦報紙？簡直也只能停留在夢想階段。

可是為什麼這一年來我又燃起辦報的念頭？其實我六十歲到聖母醫院就職時，說要專心替上帝做工不再牽涉政治，實際上也真的沒參與什麼政治活動。不過我還是會關心台灣社會的發展，我發現台灣社會現在會這麼亂，媒體是一大根源，我們的媒體品質實在太低落了。表面上很自由，幾乎任何的言論都可以在媒體上出現，可是如果仔細去看這些言論的內容就會非常失望，裡頭淨是緋聞八卦、風花雪夜等讓人連看都不想看的消息，即使是討論時事、政論節目，我覺得素質也是很低落，沒辦法給民眾一個很好的報導和分析，一種可以導向解決問題的輿論，反而處處見到各自背後那些政治勢力或者利益財團的操控痕跡。這些都無助於解決台灣目前所遭遇的困境。

尤其是我看到很多大學生串聯起來反對媒體壟斷的運動時，更加強想要辦報的決心。很多人解讀這個運動時，第一個是認為學生是憂慮中國資金入侵，進而操控和壟斷台灣的媒體。事實上這個現象已經在台灣社會發生了。第二個是認為學生反對財團壟斷媒體。一旦財團壟斷媒體，那麼一般人民的利益就會被忽略，弱勢的聲音甚至就會被掩蓋掉。但是除此之外，我個人還有一個看法，我認為這些大學生其實也在抗議台灣沒有品質好的媒體、沒有他們可以看的東西。他們認為媒體每天灌輸中國價值或者某些特定集團的價值觀念，他們不想接受但是又沒有他們可以看的東西。這些在在挑起我的反省，想起我們從學生時代就一直努力，畢業後也參與很多政治改革、社會運動，好不容易打破戒嚴，政黨也輪替了，甚至於台灣已經被認為是具有充分自由的國度，可是我深深覺得台灣目前的處境恐怕比戒嚴時期來得更壞，危機可能更加嚴峻。

而和我同一世代，當年一起打拼的一些比較有理想的知識分子，現在大部分都已經選擇放棄了，有的人認為已經替台灣做過貢獻了；有的人認為年紀已大、力不從心了；有人認為應該換年輕人去努力了；有人認為已經有反對黨存在，就是反對黨的責任了。可是我覺得我們這樣好像也不能給年輕人一個好的交代，事實上我們能夠做的事情還很多，不是年紀大了就不能做事了。我反省自己，把現在的自己和學生時代相較，難道我會比學生時代沒力氣嗎？不可能。不論是在社會上累積的資源，所擁有的社會地位、身分或者經濟狀況，在在都比學生時代更有氣力啊！怎麼大家反而覺得無力感、想要放棄呢？我對朋友講，以前辦刊物會被禁，寫篇文章要被記過，甚至會被抓去關時，我們都想做也都在做，現在沒有人限制了，沒有外在恐懼了，我們反而不做了。這樣不對，所以我去找以前那些朋友，鼓吹我們再

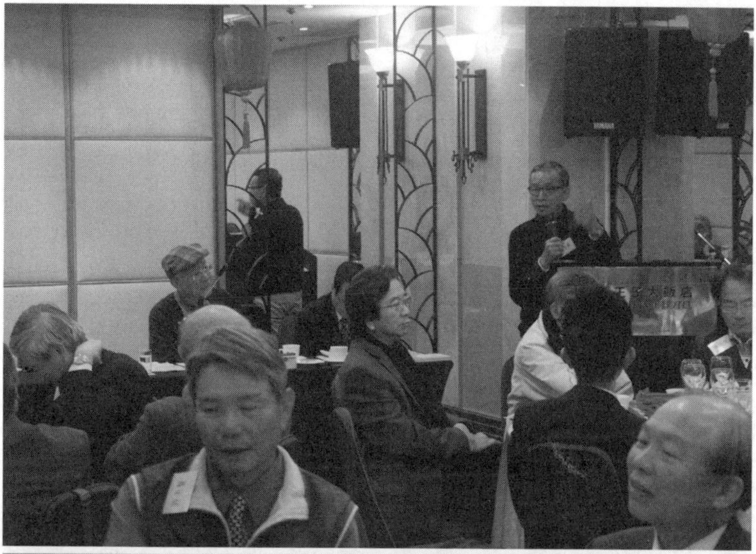

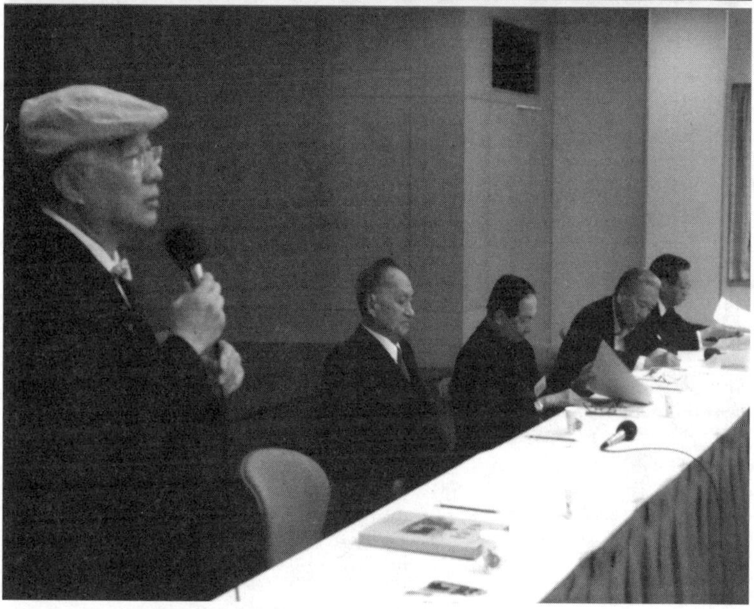

上：二〇一三年二月二十三日民報發起人第一次籌備會。

下：二〇一三年三月二十三日民報發起人第二次籌備會。

來辦一份報紙吧！他們說為什麼？我說不然我們要去拿槍嗎？我若要你們拿槍恐怕你們就真的拿不起來了。拿筆還是比較輕吧！報紙本來就是一個比較好的平台，它可以提供一個很好的議題討論空間，我們把我們的想法、價值觀、想要反映的民眾的心聲，在這裡充分地討論，我想這是對台灣社會貢獻的一個好方法。

我認為現在在政治圈裡頭的人花太多時間在選舉上了，他們忽略平時對社會大眾的教育或者關心弱勢團體、社運團體在關心的事情。這些社運團體、弱勢團體就算走上街頭也只是一天的新聞而已，第二天、第三天就不會再有人去追蹤討論了，這是電子媒體的特質也是缺陷，結果問題還是沒有解決。所以我覺得文字媒體還是有它的價值，它可以比較深入、長久地去討論一些議題。而且我想辦的報紙並不是一個搶新聞的媒體，電子媒體搶新聞速度最快了，十分鐘前發生的事情，十分鐘後電視畫面或者跑馬燈訊息就出來了。我想要辦的是一個討論議題的媒體，這樣還是文字媒體比較有實踐理念的可能。

既然要辦報紙，首先我還是去邀我的醫師朋友，我認為大部分的醫師其實也很苦悶，他們對台灣的社會還有自己的看法，但是現在醫師在我們的社會中已經沒有發言權了，幾乎所有的媒體都有很重的反醫情結。我鼓勵他們，看看日治時代的蔣渭水辦了《台灣民報》，台灣人第一份報紙也是醫師辦出來的啊！戰後吳基福也是利用醫師公會的力量辦了《台灣時報》，那是最早有醫藥版的報紙。醫師若是關心民眾的健康，那就有很多相關議題值得討論了，例如環保意識、食品的安全、老人的照護、健保制度等等。我想台灣的醫師在這方面至少可以做一點貢獻。所以一開始我就在北中南舉辦說明會，邀請這些醫師朋友來聽。

不過幾乎所有的朋友接到消息第一個反應都是：「毋通啦，穩死的。」「這麼老了又辦這個，你會傾家蕩產啦！」我就說服大家：年紀是大了，不過有沒有鬥志和年紀沒有關係，我覺得我還是跟年輕的時候一樣，一點都沒有放棄我的熱情和理想，而且我覺得我們現在比年輕的時候更有力氣，年輕時代做不到的事現在可以做到，那為什麼不做？何況我們當醫師的都知道每個人都是「穩死」的，既然「穩死」，那就看你怎麼死法。一種是生病躺在病床上，最後醫師也沒辦法解決你的問題，那就「穩死」，這種事我們每天都在處理，不稀奇；另一種是你現在還很健康，但是每天看台灣的媒體，然後被活活氣死。我實在不甘願就這樣躺在病床上死去，也不甘願活活被氣死而毫無作為，所以我寧願選擇另外一種死法，就是「戰鬥而死」。既然媒體不好，我們就來辦媒體啊！我們認為媒體的品質不夠，我們就來提升它，我們若覺得年輕人迷失了，那我們就提出好的東西鼓勵他們。最後很多朋友還是被我說服了。畢竟做醫師的都不能見死不救，台灣正像一個病人，就算知道她可能會死，但是你能放棄她嗎？你能眼睜睜要她去等死嗎？做醫師的絕對不會這樣做。我就是這樣認為，即使台灣的問題很嚴重，大家又那麼灰心悲觀、充滿挫折，但還是不能放棄。還沒奮鬥過就選擇放棄，等於是選擇投降等死，人家還沒打你，你自己就死了，我想台灣人不至於這麼沒用，這麼沒勇氣。我認為我們就是要想盡所有辦法、盡所有力量去為台灣打拼，直到最後一分一秒。

四個主軸，讓台灣更美好

何況我不覺得必定「穩死」。辦報沒那麼困難，我一直這樣認為，我們有許多朋友從年輕到老，一輩子的夢想就是要把台灣建立成一個新而獨立的國家，充滿公義的和諧社會，那個夢想會比辦報紙容易嗎？要建立一個國家有多麼困難？可是我們都不放棄了，那辦個報紙能有多困難？我覺得是大家不肯投入或者不想用心去看到底困難在哪裡？能不能解決？所以我就是抱著這種信心、決心以及我的「不甘願死」的心，到處去遊說。甚至於我也到海外去演講宣傳，日本、美國等地都去了。因為我們希望辦一份沒有報老闆、沒有財團壟斷的報紙，所以我們需要很多小股東，讓一般人可以參與。

於是我從二〇一三年年中開始，這八、九個月來都一直在為這個事情努力。當然，在這段期間遇到很多人基於善意試圖勸退我，也有人擔心我的身體不堪負荷。當然，我自己也知道目前我在聖母醫院的工作還不能放下，醫療大樓的工程也在進行，又要承擔辦報紙這個事工實在是很累，不過我還是咬緊牙根撐下來了，終於在二〇一四年四月間把公司組織完成了，也成立了董事會，開始試運轉，所以網路上也可以看到試刊的電子報，尤其在太陽花學運時，我們《民報》的同仁第一時間和學生進入議場，即時傳出照片和報導，又刊出許多反映台灣人民心聲的評論，頗受讀者肯定，每天上網點閱人數都超過二十萬人次，讓我對《民報》的未來更有信心。

基本上這份《民報》的內容是以政治、經濟、社會、文化等四個主軸，其他的八卦消息我們就不做了。我們很重視議題的討論以及創造議題，因為這才是報紙最重要的功能。另外，這份報紙會特別重視文化層面，因為現在台灣的報紙幾乎沒有以前的那種副刊了，也不討論文學藝術的東西，所以我們的報紙會有很多好書的介紹或者人物、藝文的消息和文章。另外，我很希望這份報紙能在國際事務方面多一些報導，因為我認為台灣很需要國際化，國際觀很重要。以前的媒體似乎認為「國際」就是「美國」，但是現在台灣和東南亞的關係，甚至歐洲、非洲各方面的議題等等都應該去關心。讓台灣人的視野更寬廣一點，這也是很要緊的地方。再另一方面就是針對中國的報導和批判，我認為台灣現在的媒體太討好中國，使大家都有一種迷思，好像覺得那個地方才是台灣經濟希望之所在。其實我認為中國內部的問題很多，並非如大家所想像的那樣。一個國家有錢，但是人權毫無保障，貧富差距那樣懸殊，特別是人的品質以及文化的破壞，環保問題更是很多。我很希望讓台灣人能認清中國的本質，這樣將來要做自己的選擇時就能更清楚，知道怎樣走自己的路。

所以我想我們至少努力三到五年，如果這份報紙能受到肯定，看的人愈來愈多時，最後我還是要發行紙本。雖然說紙本的媒體有在下降的趨勢，但是我認為關心台灣問題的人肯看，這個媒體就有存在的價值和意義，所以我認為也不需要去衝那個發行量，去標榜它是多少萬人在看的報紙，它只要是一個小而美的報紙，讓真正關心台灣的人都會去看、會在上面提出他們的看法、討論許多真正需要取得共識的議題的話，那麼也就足夠了。所以它有點介於報紙和雜誌之間的刊物，立場上也不會分藍綠，而是希望能就台灣社會一些很需要取得共識的議題能真正進行深入分析和討論，最終形成一個大部分人能認同的共識，然後解決問題。

一般報紙在生存策略上都是著眼於廣告收入，那麼這份《民報》該怎麼辦呢？我們討論過這個問題，本來是要成立基金會，最後決議成立公司，其中最大的意義就是為了讓更多人一起共同關心和參與。我們設立這份報紙的初衷既是希望很多人來參與的報紙，那就還是組織公司，由大大小小股東一起投入，哪怕他投資的是很少的錢，但他會有參與感。所以我們雖然是辦一份報紙，事實上也可以算是一場社會運動，《民報》可以成為一種媒介，也可以是一個平台。至於生存維繫辦法，雖然我們不以營利為出發，但主其事者必須要努力讓它在三、五年內達成收支平衡，那就可以永續生存，影響力才會強大。我們估算過一份報紙若是能有六萬個訂戶，它就有能力生存下去，過去《自立晚報》就是個例子。六萬人雖然不是小數目，但也不是天文數字啊！何況目前台灣只剩一家《聯合晚報》，若是我們能辦出像《自立晚報》那樣具有本土色彩、為民喉舌的報紙，我相信希望是很大的。但我真的不知道我們能努力多久，若是能長期永續維持下去，最後還是要年輕人來接棒，所以我也希望更多年輕人能來參與。當然我也不知道最後是不是能成功，但是總是要盡最大的力量、做最大的努力。反正在我還沒病倒在病床上以前，都還是可以做，永不放棄為台灣打拼的理想！

二〇一四年四月十五日《民報》就正式創刊了，在日治時代蔣渭水前輩等人創辦了《台灣民報》，就是一九二三年四月十五日創刊，經過九十一年，我們選擇同樣日子也代表台灣知識分子永不死心的傳承。為了追求台灣人的理想，建立公義、民主、自由的新國家，民報就是代表台灣人民心聲的報紙。目前讀者的反應是正面的，也獲得許多社運團體、弱勢團體迴響，因為《民報》是和受苦的台灣人民站在一起的報紙，我相信台灣社會當中，良心還在的台灣人，心不願死的台灣人還是有的，我常常說：「心若不願死，就得拼下去！」「心若不願死，就堅持到底！」「真愛永遠沒有看破的一天！」為了台灣，我還是會堅持下去！

訪談後記一

愛，驅動無懼的實踐

曾秋美

第一次聯絡陳醫師是二〇〇一年爲了邀請他出席一場研討會，也是那一次才見到陳醫師的廬山眞面目，他給我的第一印象是：「怎麼那麼年輕哪？」因爲先前看過一些資料，也常常聽到周遭師長談及他的豐功偉業，讓我一直將他歸類在「德高望重」級的長輩，沒想到他是出道太早，成就太多。當然，當時的我也不知道他將是我人生轉捩點上的一位天使。

之後再一次連絡，是爲了請他爲《杜聰明與我——杜淑純女士訪談錄》寫序，正是這本書和陳醫師牽引了我和一城的姻緣，因爲一城對我說的第一句話裡就包含這兩者。再後一次和陳醫師見面，就是去送喜帖及請求他爲我們的婚禮作見證。我相信陳醫師和我們夫婦之間有著一種特殊的緣分。

二〇〇八年下旬陳醫師連絡一城，希望我們幫忙整理他的口述回憶，一聽到這消息，誠如一城說的：「讓他開口，是我們的榮幸！」能親炙這樣擁有豐沛人生閱歷的長輩，聆聽他的生命經驗，豈不令人振奮？於是我未顧及新手媽媽的慌亂，匆匆就答應了。貪心的我們，還想像著要將他的回憶錄整理成厚厚一本，還是陳太太有先見之明，直說太厚讀者會看不完，先為我們預備了下台階的梯子。

二〇〇九年初我們開展口述訪談，首次訪談前，陳醫師先給我們一份他受洗時所寫〈我的信仰歷程——接受洗禮的告白〉，裡頭說：「我的人生剩餘的歲月，都是上帝所賞賜的，我的才能、聰明希望能成為上帝的器皿，用在為主服務的事工上面，人生的榮華富貴、功名利祿都已非我所求，我只希望所剩寶貴的生命和時間為主做工，為最弱小的兄弟服事。」這段話當場令我熱淚盈眶，感動不已。我想，他是希望藉著這本回憶錄，回顧過去的人生經驗，在心理上做一個階段性的整理，然後邁向一個新的人生。於是，我就更不能、也不願退卻這項工作，希望能好好紀錄他決志歸主的心路歷程。

之後我們便定期在陳醫師家見面，訪談時，陳醫師有條不紊地敘述，從不多說廢話，讓我們在整理時減省很多氣力，只是太「ㄍㄧㄥ」的他，回憶中雖有許多溫馨的畫面，卻少有批評和不滿，更沒有怨懟和憤怒的情緒，這算來是一種口述訪談的缺憾，卻也反映了邁入六十歲的他的眞實心境——平安，寧靜。

陳醫師的人生經歷豐富多采，他那求學時期以來廣結交遊的人脈情緣，投身波瀾壯闊的台灣政治社會運動、南北參政的實戰經驗，以及堅持理想永不退卻的精神，在在使人驚嘆和佩服，但是最令人感動的還是，他那隱藏在高壯外表裡的那顆極爲柔軟的愛心，我相信因爲這樣深沉廣闊的愛，才能驅動那些堅強無懼的實踐。

只可惜，不自量力的我未能安排好奶粉尿布堆的混亂，完成不了當初的「雄心壯志」，更細膩地追索紀錄陳醫師精采的生命歷程。在此要特別感謝郭苓娟和黃欣茹兩位小姐幫忙聽打逐字稿，也謝謝莊紫蓉老師和王韶君小姐整理部分初稿，沒有她們相助，本書更無法如期完工。而在趕稿中，肚子裡的小寶寶也來湊熱鬧，感謝陳醫師體諒我整天「暈車」加上「宿醉」的不適，在最後階段親自出手編錄了他的文章和信件，添補許多的缺漏。最後也要謝謝陳太太細心幫忙校正原稿，以及志勤小姐辛苦的聯繫和校對修稿。

幸好，陳醫師的人生下半場才剛開幕，猶仍精采可期。願主賜福陳醫師身體健康「呷百二」，屆時必再有來者爲他寫一本眞正的人生回憶錄。於此就先以這本薄冊，祝福陳醫師六十大壽生日快樂！

二〇一〇年七月六日

願信仰公義之愛普照台灣

黃一城

沒有說不的義務

夜深，翻開秋美整理好的稿子再三閱讀。喔！勾起許多回憶。

初接到陳醫師的交託讓我們感到既惶恐但備感榮幸，惶恐的是一位里程碑般的典範人物，竟把他的前半生口述交由我們訪談整理——在他決志受洗信仰上帝後，他希望自此與昨日之我做個整理與了結，邁向受洗後的重生之途！

我們夫妻兢兢業業，時常討論，生怕有負傳主與許多我們所敬重長輩的期許。

在台灣，陳永興醫師所走過的路，所堅持的道，立下的里程碑與社會實踐能力，兼具有傳承與開創的雙重性質（historically and creatively dual character）：陳醫師傳承了台灣醫界自日治時期以來服務民眾、照顧弱勢、引領社會風氣的身體力行風格；一路行來，陳醫師早在一九八〇年代即著手調查台灣精神病患實際處境，起而行解決問題。稍晚，並以社會精神醫學的思維治療台灣人壓抑近四十年的社會集體憂鬱情緒、精神恐慌症。陳永興、李勝雄、鄭南榕，分為醫師、虔誠教徒／律師、行動哲學家三位一體，於一九八七年進行「二二八公義和平運動」，讓整個社會從威權不仁的精神虐待中逐步地痊癒，國家與社會緩漸正常化。且當其時，排山倒海的巨大壓力蜂擁來自政府、社會以及人們心中互相警戒的小警總，唯公義與愛是讓陳醫師堅持到底，毫不退縮的精神價值與支撐。

平凡人的實事求是典範

從這本口述中，我們可以看到一個在非正常社會中正常成長的平凡人，逐漸地認識自我，建構社會觀，尋找認同價值與實踐核心信念。從平凡到不知不覺中立下一個後輩如我等望之崇仰、親之如沐春風的典範與標竿。這是每個生而為人之家庭教育、社會教育、國家認同中最重要的核心價值（core value）。

陳醫師出身醫界，深知台灣醫師於傳統民眾心中之特殊性，源自日治時期開始，由蔣渭水、賴和、李應章等諸位前輩在日本殖民統治下的自覺、覺醒，進而社會實踐，悲憫並服務工農大眾。陳醫師深知台灣醫師百年來於民眾心中所樹立的特殊職業性與感知，是建築於兩個殖民政權不義統治下，醫師的往昔優越是建構在整個台灣民族被外來政權殖民統治、民眾無奈的悲情土壤之上。這是陳醫師這位平凡人的不平凡之處：他洞燭歷史縱深的燈火闌珊處與企圖超越這悲情歷史循環，建構屬於我們自己的主體性。

上帝的呼召

陳醫師六十歲決志受洗，成爲一位虔誠的教徒，並力行「上帝爲人洗腳」精神，大步豪邁地邁向重生之途。我，一位曾被啓蒙（enlightenment）、照顧、關照的後生，謹以敬虔的心情，喜悅而期待望著陳醫師再邁向世俗的、精神層面的、信仰上的新境界。

感謝上帝，戰後留下陳醫師這樣一群具有日治時期秀異特質的醫師們，可以讓我們這一輩經由不知不覺的身教而潛移默化。我堅信：陳醫師不僅是他那世代的典範「蔣渭水」，更會是超越時空、現實名利考量的「使徒保羅」！

二〇一〇年七月五日　仲夏夜

INK PUBLISHING
文學叢書 401

堅持到底

真愛永遠沒有看破的一天

作　　者　陳永興
總 編 輯　初安民
紀錄整理　曾秋美　黃一城
特約編輯　敏　麗
美術編輯　林麗華
校　　對　敏　麗　陳永興

發 行 人　張書銘
出　　版　INK印刻文學生活雜誌出版有限公司
新北市中和區建一路249號8樓
電話：02-22281626
傳眞：02-22281598
e-mail：ink.book@msa.hinet.net
網　　址　舒讀網http：//www.sudu.cc

法律顧問　漢廷法律事務所
劉大正律師
總 代 理　成陽出版股份有限公司
電話：03-3589000（代表號）
傳眞：03-3556521
郵政劃撥　19000691 成陽出版股份有限公司
印　　刷　海王印刷事業股份有限公司

港澳總經銷　泛華發行代理有限公司
地　　址　香港筲箕灣東旺道3號星島新聞集團大廈3樓
電　　話　(852) 2798 2220
傳　　眞　(852) 2796 5471
網　　址　www.gccd.com.hk

出版日期　2014年5月　初版
ISBN　978-986-5823-79-5

定　價　450元

國家圖書館出版品預行編目資料

堅持的力量：眞愛永遠沒有看破的一天
／陳永興著 --初版,
--新北市中和區：INK印刻文學，
2014.05　面；　公分.（印刻文學；401）
1.陳永興 2.醫師 3.臺灣傳記
ISBN 978-986-5823-79-5（平裝）
410.9933　　103008524